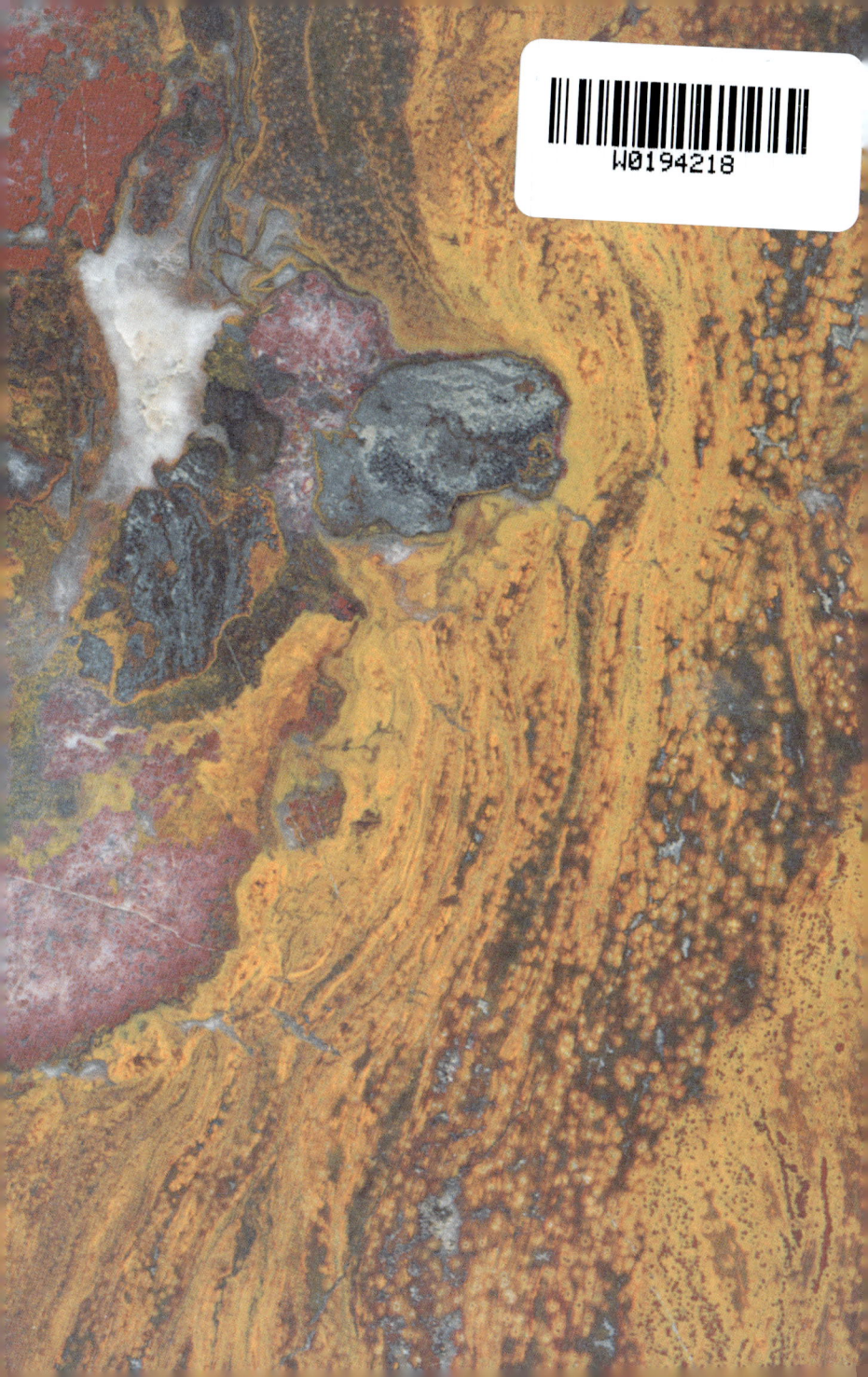

KOSMOSnaturführer

Edelsteine
und Mineralien

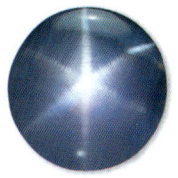

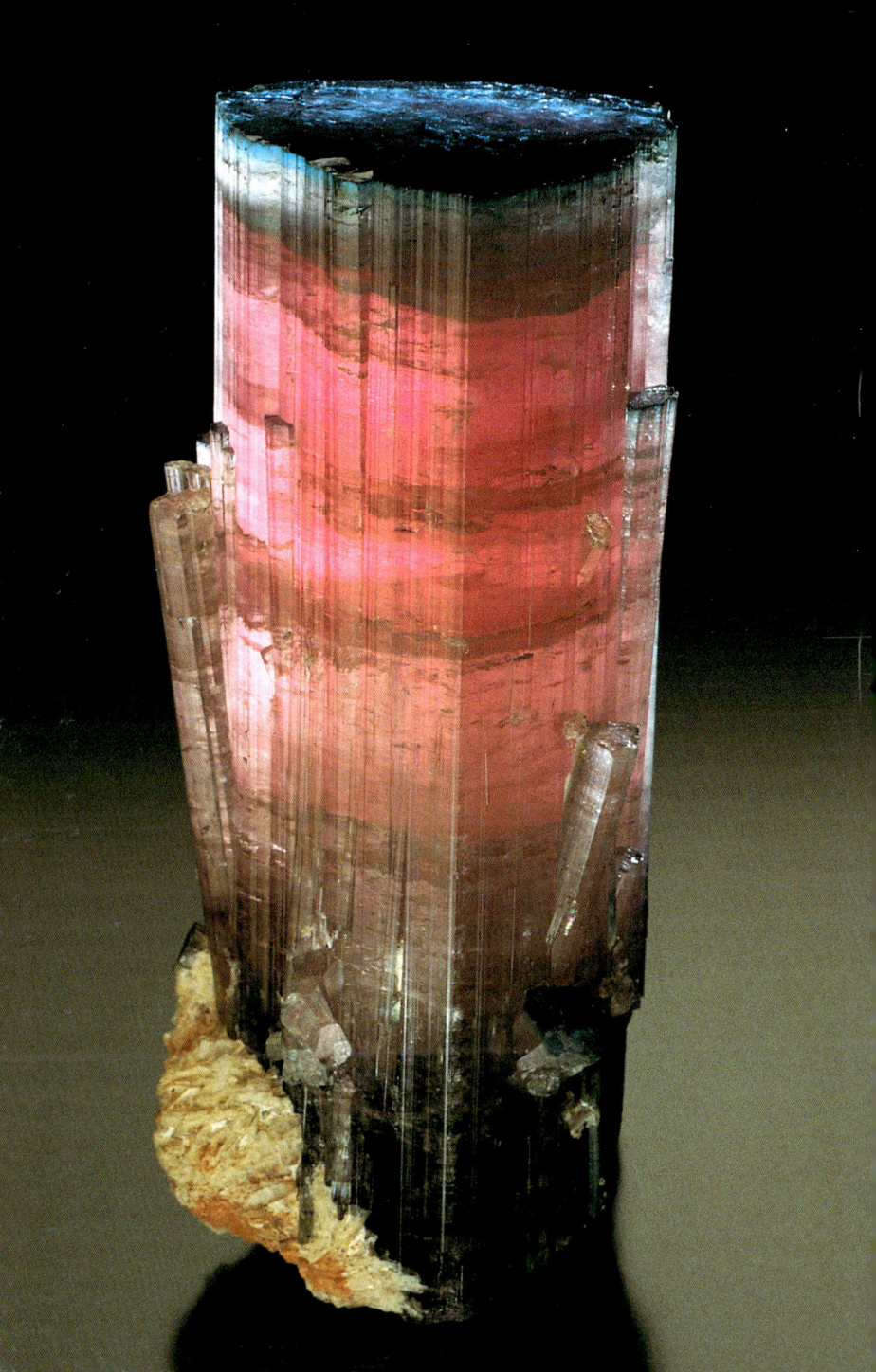

Josef Paul Kreperat

Edelsteine
und Mineralien

Heilkräfte
Anwendung
Eigenschaften

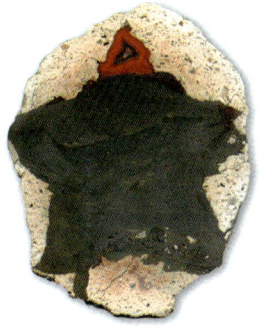

Aus dem Tschechischen übertragen
von Hilda Nováková

KOSMOS

Aus dem Tschechischen übertragen von Hilda Nováková.
Originaltitel: „Kameny a jejich léčivá síla", hergestellt bei Granit, Prag, Tschechische Republik
© Granit, s. r. o., 2003
© Josef Paul Kreperat, 2003
© für die Fotografien: Studio Granit, Jeff Scovil, Petr Zajíček und Jiří Bursík, 2003
Mit 335 Farbfotos und einer Zeichnung: Studio Granit (270); Jeff Scovil (42): zwei kleine
Motive des Umschlags und Seiten 1, 2, 6, 23, 26u., 27u., 29u., 31o., 33o., 35o.r., 37, 39o., 43,
45, 46u., 46o., 47o.r., 49o., 50, 51, 53, 61, 65u., 66o., 67, 70, 72, 84, 110, 113, 115, 118, 120o.,
121o.r., 122u., 135o., 141o., 147, 153, 155, 157o., 159o.; Petr Zajíček (23): Seiten 21u., 59u.,
69, 85u.l., 93u., 129, 133u., 136, 140u., 143o., 154u., 160, 169, 171, 173, 174, 175o., 175u.,
176o., 176u., 177, 181u., 183u.; Jiří Bursík: Hauptmotiv des Umschlags

Umschlaggestaltung von eStudio Calamar (Hauptmotiv – Heilobjekte aus verschiedenen
Steinen; Antimonit, xx 28 mm, Baia Sprie, Rumänien, o.; Spessartin, 15,5 ct, Pakistan, l.)
Vorsatz: Eisenquarz, Anschliff 40 mm, Hořovice, Tschechische Republik
Seite 1: Asterischer Saphir, 14,4 ct, Sri Lanka; S. 2: Turmalin - Elbait, 112 mm, Tourmaline
Queen Mine, Pala, Kalifornien, USA; S. 3: Sternachat, 75 mm, St. Egidien, Deutschland;
S. 5: Amethyst mit Achatmitte, Anschliff 95 mm, Brasilien; S. 6: Goshenit mit Spessartin,
Galilea, Minas Gerais, Brasilien; S. 7: Edelopal im Goldring, Australien; S. 194: Orbikular-
jaspis, Anschliff 85 mm, Madagaskar; S. 219: Malachit, Anschliff 90 mm, Kongo; S. 222:
Achat, Anschliff 50 mm, Železnice, Tschechische Republik

Bibliografische Information Der Deutschen Nationalbibliothek
Die Deutsche Nationalbibliothek verzeichnet diese Publikation in der Deutschen
Nationalbibliografie; detaillierte bibliografische Daten sind im Internet über
http://dnb.ddb.de abrufbar.

Bücher · Kalender · DVD/CD-ROM
Experimentierkästen ·
Kinder- und Erwachsenenspiele

Natur · Garten · Essen & Trinken
Astronomie · Hunde & Heimtiere
Pferde & Reiten · Tauchen
Angeln & Jagd · Golf
Kinderbücher

Informationen senden
wir Ihnen gerne zu

Postfach 10 60 11
70049 Stuttgart
TELEFON +49 (0)711-2191-0
FAX +49 (0)711-2191-422
WEB www.kosmos.de
E-MAIL info@kosmos.de

KOSMOS

Gedruckt auf chlorfrei gebleichtem Papier
Unveränderter Nachdruck
Für die deutschsprachige Ausgabe:
© 2003, 2007, Franckh-Kosmos Verlags-GmbH & Co. KG, Stuttgart
Alle Rechte vorbehalten
ISBN 978-3-440-09230-9
Lektorat: Oliver Chr. Weber, Annegret Kuhn
Produktion: Lilo Pabel
Grundlayout: Studio Granit
Printed in Czech Republic / Imprimé en République tchèque

Inhalt

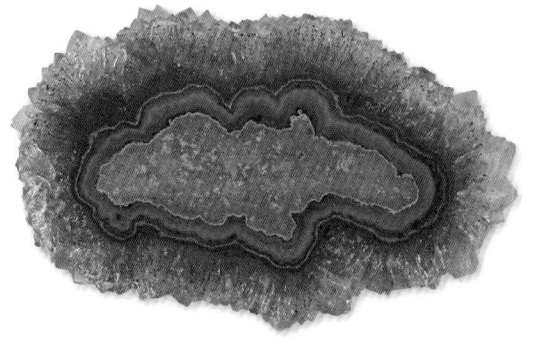

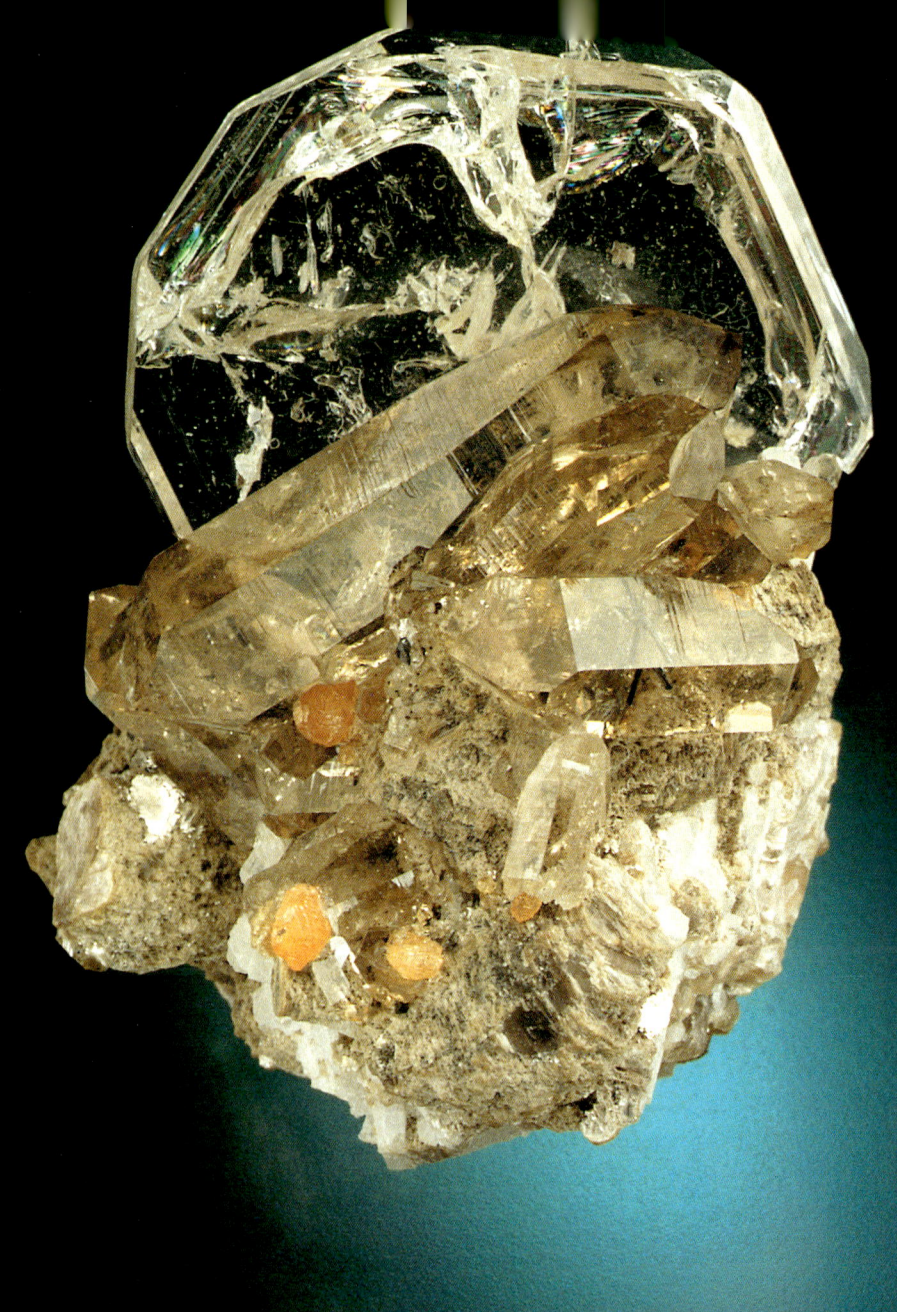

Zu diesem Buch

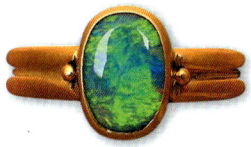

Die altindische Lehre über die Chakren erobert heutzutage außerordentlich rasch auch weite Gebiete des nordamerikanischen und europäischen Kontinents. Diese Lehre war und ist in unterschiedlichen Versionen und unter verschiedenen Bezeichnungen in fast allen Ländern des Fernen Ostens, besonders in China, Tibet und Japan, verbreitet. Immer mehr Menschen durchbrechen die tief verwurzelten Blockaden des gewohnten einfachen Denkens über Gesundheit, Heilmethoden und Krankheitsvorbeugung und widmen sich aktiv dieser über Jahrhunderte bewährten Methode.

Wenn der Mensch gesund werden, die Gesundheit in ihrem Wesentlichen erlangen will, genügt es nicht, nur die Steine bei sich zu tragen. Es ist notwendig, zugleich und ohne Zögern den Weg der inneren Reinigung anzutreten – sich nicht nur passiv auf die reinigende Kraft der Steine und auf ihren unmittelbaren Einfluss zu verlassen, sondern den ersten Schritt in das eigene Ich zu wagen. Sich der Reinigung der Gefühle, der Seele und der Sinne zu unterziehen, alles Schlechte im Denken und Handeln abzulegen und sich auf den Weg des Mitgefühls und der Liebe zu begeben. Gesund können wir mit Hilfe der Steine nur dann werden, wenn wir uns in diesem von allen Abhängigkeiten und allem Verlangen befreiten Zustand der Reinheit und des inneren Friedens befinden.

Dieses Buch widme ich in Liebe meinen Kindern Katy und Philipp. Ich habe es mit dem Wunsch und in der Hoffnung geschrieben, all denen Erleichterung zu bringen, die sich quälen, die von Krankheiten geplagt sind und Hilfe brauchen. Der Inhalt soll keine genaue Anleitung sein, sondern als Hilfsmittel und Ratgeber dienen. So viel Verschiedenartigkeit ein Stein einschließt, so mannigfaltig sind auch wir Menschen. Jeder von uns und jedermanns Körper reagiert unterschiedlich auf denselben Stein. Bei der Auswahl der Steine sollte vor allem unsere Intuition und Sensibilität entscheidend sein.

Und noch etwas: Der Weg zur Heilung durch Steine soll keinesfalls als Ersatz für die klassische Schulmedizin aufgefasst werden. Die Steine wirken auf einer anderen Basis. Durch sie regen wir den Organismus zur eigenen Heilaktivität an. Wenn im Buch auf eine konkrete Körperreaktion hingewiesen wird, handelt es sich zwar um eine wiederholte Erfahrung der Heiler, die auch allgemein Gültigkeit hat, die aber nicht unbedingt jedem von uns helfen muss.

Josef Paul Kreperat

Mineralogische Eigenschaften der Steine

Steine, die zur Herstellung von Juwelen und Ziergegenständen Verwendung fanden, wurden früher in Edelsteine und Halbedelsteine bzw. Schmucksteine eingeteilt. Die Grenzen zwischen diesen Kategorien waren nicht eindeutig, manche Steine konnte man nur schwer einordnen. Als Edelsteine wurden vor allem seltene Mineralien angesehen, besonders schöne oder solche, die härter als Quarz sind. Heutzutage wächst die Zahl der unterschiedlichen Edelsteine ständig und wird immer unübersichtlicher. Viele neu entdeckte Steine entsprechen nicht der ursprünglichen Ordnung – sie sind zwar selten und bemerkenswert durch Aussehen und Farbe, haben aber nicht die notwendige Härte. Anstelle der alten Einordnung wird im Folgenden die allgemeine Bezeichnung Edelstein verwendet.

So wie alle Mineralien zeichnen sich die Edelsteine durch ihre spezifischen **physikalischen Eigenschaften** aus. Es sind dies die Härte, Dichte, Farbe, Glanz, Bruch, Spaltbarkeit, Kristallform und chemische Zusammensetzung. Diese Eigenschaften sind für die Einordnung und die Echtheit der Edelsteine bestimmend. Dies ist wichtig zur Unterscheidung der echten Steine von den synthetischen oder von Nachahmungen, die durch Erhitzen, Färben oder Bestrahlung anderer Mineralien entstehen.

Den **chemischen Verbindungen** nach werden die Steine in neun Klassen eingeordnet: 1. Elemente, 2. Sulfide, 3. Halogenide, 4. Oxide, 5. Carbonate, 6. Sulfate und ähnliche Verbindungen, 7. Phosphate und ähnliche Verbindungen, 8. Silikate, 9. organische Substanzen.

Die **Härteskala** (nach Mohs) hat zehn Stufen und ist nach Mineralien von zunehmender Härte geordnet: 1. Talk, 2. Gips, 3. Calcit, 4. Fluorit, 5. Apatit, 6. Feldspat, 7. Quarz, 8. Topas, 9. Korund, 10. Diamant.

Kristallografisch werden die Steine in sieben **Kristallsysteme** eingeordnet: 1. kubisch, 2. tetragonal, 3. hexagonal, 4. trigonal/rhomboedrisch, 5. orthorhombisch, 6. monoklin, 7. triklin.

Nach der **Farbe** werden die Steine in drei Gruppen aufgeteilt: 1. farblos, 2. farbig (Eigenfarbe durch chemische Bestandteile des Minerals), 3. gefärbt (durch beigemengte Spurenelemente).

Steine in der Geschichte

Das Streben nach Heilung mit Hilfe der Edelsteine ist, wie andere Heilpraktiken auch, ebenso alt wie die Menschheit selbst. Von Ausgrabungen und aus alten Schriften sind Heilpraktiken aus dem alten Ägypten, dem Altertum und dem Mittelalter bekannt. Zudem erfahren wir mehr und mehr über die verbreitete Nutzung von Steinen in den Heilpraktiken der Indianer und weiterer von der Zivilisation unberührter Stämme auf der Welt. All das, was von uns studiert und beschrieben wird, was wir erst entdecken, war und ist für die Kinder der Natur eine selbstverständliche und alltägliche Tatsache. Wir gehen behutsam mit Pflanzen um, wir sprechen zu ihnen und fördern damit ihr gesundes Wachstum. Das gilt nicht nur im Pflanzenreich, sondern auch für alles andere auf dieser Erde. Lieder, Gebete und Rituale der Naturvölker sind nicht nur als menschliche Ausdrucksweisen zu verstehen, sie sind auch eine gezielte Bejahung der Naturgesetze, von denen wir, die so genannten Zivilisierten, uns entfremdet haben.

Die Edelsteine faszinierten den Menschen schon immer, erst als Schmuck, Amulette oder heilige Steine. Bei den Mayas wurde den Toten ein Stück Jadeit in den Mund gelegt, in der Grabstätte Tutanchamuns wurden Türkise und Amazonite gefunden, die bei den alten Ägyptern und in Mesopotamien besonders geschätzt waren. Im Alten Testament werden die Brustschilde der Richter erwähnt, auf denen an ganz bestimmten Stellen Edelsteine eingesetzt waren.

Die gesamte Geschichte des Christentums ist im Grunde auch eine Geschichte der Edelsteine und deren Bedeutung. Da ist zum Beispiel der Amethyst in den Bischofsringen, der die seelische Reinheit symbolisiert, oder auch der Stein des Glaubens, der Weisheit und der Reinheit des Herzens, der Saphir, der die Kardinalsringe zierte. Im alten Indien indessen wurde eine Varietät des Adulars als Symbol der Liebe und der Einheit der gegensätzlichen Aspekte von jeher als heiliger Stein verehrt.

Mit der Zeit haben sich die Methoden der Heilanwendung von Steinen entwickelt und konkretisiert. Für die mittelalterlichen Wissenschaftler besaß der Stein Seele und Körper, Fleisch und Blut, Feuer und Wasser, alles in einer festen Einheit verschmolzen.

Die Steine leben

Der Ursprung des menschlichen Körpers ist im Stein: Staub zu Staub.

Mit allen Lebewesen auf dieser Erde verbindet uns ein gemeinsames Schicksal: die Geburt, das Leben und der Tod – wir bewegen uns alle von der Geburt hin zum Tode. Von den Pflanzen unterscheiden wir uns durch die Bewegung von einem Ort zum andern. Bei den Pflanzen allerdings können wir im Unterschied zu den Steinen eine andere Bewegung sehen, die Bewegung des Wachstums. Aber die Pflanzen haben auch Wurzeln, mit denen sie unzertrennlich mit der Erde verbunden sind, die sie ernährt.

Die Steine sind im Vergleich zu den Tieren und Pflanzen starr und „unveränderlich". Bei genauerer Beobachtung aber können wir sehen, dass auch sie geboren werden, leben und in der Metamorphose sterben, damit sie, obwohl in einer anderer Form, wieder geboren werden können. Sie sind also nicht ewig, unveränderlich und somit „tot", sondern sie leben in gewisser Weise so wie auch wir.

Heute wissen wir, dass sich das Leben der Steine tatsächlich äußert. Wir können diese Lebensäußerungen nicht durch unsere Sinne wahrnehmen, sie dienen aber allem Leben auf der Erde – es ist die Vibration. Wir können das pulsierende Leben der Steine nur durch unsere inneren Empfindungen wahrnehmen, aber diese Wahrnehmung ist so konkret, dass wir ihre starke heilende Energie bis tief in unsere Seele verspüren.

Es ist allgemein bekannt, dass die Pflanzen auf liebevolle Schwingungen, auf eine freundliche Stimme, auf Musik oder Berührungen positiv reagieren. Die Repräsentanten einer so genannten niedrigeren Lebensform haben ein harmonisches Wesen. Sie befinden sich im Einklang mit dem göttlichen Energiestrom, sie reflektieren die reinen, Leben spendenden Sonnenstrahlen, sie sind die lebenden Zeugen unserer eigenen Vergangenheit.

Wir Menschen haben mit der Zeit nahezu alle Instinkte, Bräuche, Verhaltensweisen und Regeln verloren, durch die wir fest mit der Erde verbunden waren, all das, wodurch wir zu den leisen Verbündeten der Natur gehörten. Die Steine behielten in ihrer Vollkommenheit und Formechtheit ihre

Schönheit und Kraft, die uns Menschen nur beschämen kann. In ihnen manifestieren sich das Licht, die Farben, die Struktur der Strahlen, die Schönheit und das Leben. Sie symbolisieren die Vollkommenheit, sie sind selbst vollkommen. Durch sie können wir das bereits Verlorene wieder finden, nach dem wir so schmerzvoll suchen und das wir vermissen: den Einklang mit Gott, dem Universum in seiner unabänderlichen, ewigen Form.

Die Energie der Mutter Erde ist besonders in den Edelsteinen konzentriert – in den Steinen, die edel sind durch ihre Schönheit, ihre Farben, die in ihrer Reinheit und Vollkommenheit die Welt der Mineralien überragen. Ihr „ewiges Leben" verleiht ihnen im Vergleich zu dem kurzen und so elend endenden menschlichen Leben den Ruf der unsterblichen Schönheit. Jeder dieser Steine gewährt uns selbstlos einen Teil seiner Schwingungen, seiner Energie, was aber noch nicht alles ist. Die Steine strahlen nicht nur Energie aus, sondern sie reagieren ebenso wie die Pflanzen auf die Oszillation unserer Gedanken und Gefühle. Haben wir eine gute Beziehung zu ihnen, lieben und streicheln wir sie, so können wir ihre Fähigkeiten stärken, wodurch sie andererseits unsere Gesundheit fördern können.

Die Heilkraft der Steine kann nicht als Ersatz für die klassischen Heilmethoden der Schulmedizin betrachtet werden. Die alternative bzw. ergänzende Methode der Steinheilkunde sollte aber auch nicht unterschätzt werden. Im 19. und 20. Jahrhundert führte eine materialistische Einstellung zur Medizin dazu, dass man die unmessbaren und in Zahlen nicht definierbaren verborgenen Fähigkeiten des menschlichen Organismus nicht in Betracht zog. Wir können aber beobachten, wie heutzutage alles zurück zur Natur strebt. Positive Ergebnisse erreichen wir meist leichter mit natürlichen Mitteln, durch behutsame, natürliche Verfahren, durch die Suche nach dem Wesentlichen, durch Verständnis und Liebe. Diese Ergebnisse sind auch dauerhafter als die Erfolge, die auf „gewaltsame" Art erzielt werden und die oft nur die Folgen beseitigen ohne Rücksicht auf die ursprünglichen Ursachen. Den angeblichen „Wundern" liegt nichts anderes zugrunde als das einfache Begreifen der inneren Naturgesetze und das dementsprechende Handeln. Und genau darin unterstützt uns der Stein, die Materie der Erde, deren vollkommenen Ausdruck wir gerade im Edelstein finden können.

Steine und Gesundheit

Menschen aller Kulturen wünschten sich schon immer Gesundheit, Lebenskraft, einen klaren Geist und seelisches Gleichgewicht. Im Laufe der Zeit wurden allmählich auf eine natürliche Art viele Methoden entwickelt, wie dies zu erreichen sei. Eine davon ist die über Jahrhunderte geprüfte Edelsteintherapie, die so alt ist wie die Menschheit selbst. Diese Methode kann, so wie alle, auch zusammen mit anderen alternativen Methoden praktiziert werden, zum Beispiel mit einfachem Schreiten, Tanz, Musik, Dufttherapie, Farben, Ayurveda, Yoga, Zen und Ähnlichem, da alle diese Methoden einen gemeinsamen Sinn und ein Ziel haben.

Die Steine haben auf uns eine dreifache Wirkung: Sie schwächen das Überflüssige, stärken das Geschwächte und beseitigen Blockaden, die den Strom der Leben spendenden Energie hemmen und somit auch den harmonischen Einklang aller Körperprozesse verhindern. So lehren uns die Steine das Gleichgewicht zu wahren, Extreme zu meiden und auf allen Ebenen die „Mitte" zu bewahren.

Außer diesem direkten Einfluss können die Steine auch unser Gefühlsleben regeln. Sie führen uns zu Geduld, Konzentration, zu bewusster Aufmerksamkeit und zur Liebe zu allen Lebewesen und zum so genannten Unbelebten in der Natur, deren untrennbarer Teil auch wir sind. Die schlichte und natürliche Schönheit der Steine lehrt uns schlicht und natürlich zu leben. Es ist wichtig, immer daran zu denken, dass der wirkliche Lebenssinn gerade in der Reinheit und Bescheidenheit liegt. Und dies bezieht sich besonders auf unsere Gefühle, unser Denken und Handeln und auf die zwischenmenschlichen Beziehungen.

Die Chakren-Lehre

Die notwendige Energie erhalten wir durch Nahrung und Atmung. Die richtige Atmung ist für den Organismus ebenso wichtig wie die richtige Ernährung. Es ist bereits bekannt, dass wir nicht nur mit der Lunge atmen, sondern auch durch die Haut und somit mit dem ganzen Körper. Damit kommen wir der Chakren-Lehre näher.

Diese Lehre behauptet bereits in alten Schriften, dass sich auf dem menschlichen Körper 88 000 Chakren befinden, von denen die meisten aber im energetischen System des Menschen nur eine unterstützende Rolle spielen. Einige Dutzend der so genannten Nebenzentren, die sich vorwiegend an den Handflächen, Fußsohlen und auf dem Rücken befinden, haben einen stärkeren Einfluss auf die Gesundheit. Für die Funktion der fundamentalen und lebenswichtigen Bereiche des Organismus und für das seelische und geistige Leben wesentlich und entscheidend sind sieben Hauptzentren. Diese sind an der vertikalen Symmetrieachse des Körpers entlang vom Steißbein bis zum Scheitel aufgereiht. Jedem dieser Chakren sind eine bestimmte Farbe und spezifische Eigenschaften zugeordnet, welche immer nur einen bestimmten Bereich des Körpers beeinflussen.

Das trichterförmig dargestellte Chakra ist in Indien durch eine weiße, nach oben offene Lotosblüte symbolisiert (die Lotosblüte ist zugleich das Symbol geistiger Reinheit). Es dient im energetischen System des Menschen als Empfangs- und Sendestation, als Transformator und Verteiler verschiedener Frequenzen der göttlichen bzw. der absoluten Energie. Eine typische Eigenschaft der Chakren ist, dass sie in Gestalt ununterbrochener wirbelartiger Kreisbewegungen auftreten. Dem entspricht auch die Benennung *Chakra*, was in wortgetreuer Übersetzung soviel wie „Kreis" oder „Rad" bedeutet. Je nach der Wirbelrichtung kann das Chakra die Energie aufnehmen oder abgeben.

Die rechtsdrehende Bewegung steht für den so genannten männlichen Charakter – den Willen, die Aktivität, im negativen Sinne auch Aggressivität und Gewalt. Die linksdrehende Bewegung dagegen hat den weiblichen Charakter und steht damit für Eigenschaften wie Zugänglichkeit, Hingabe, Feingefühl und Verständnis, im übersteigerten Sinne Schwäche. Das erste Chakra – das Grund-Chakra – hat zum Beispiel das männliche Zentrum rechtsdrehend und das weibliche linksdrehend, was im Sexualbereich unumgänglich und wünschenswert ist.

Interessant und charakteristisch ist die Tatsache, dass die Wirbelbewegung aufeinander folgender Chakren jeweils in die Gegenrichtung geht. Wenn wir also zu dem siebten und letzten, dem Scheitelzentrum kommen, können wir dieselbe Richtung verfolgen wie beim Grundzentrum, das der Ausgangspunkt war. An diese Zentren knüpft ein feines Netz von Leitungen an, die diese Energie je nach Charakter in

Übersicht über die Energiezentren

Jedes der Energiezentren zeichnet sich durch eigene Grundschwingungen in der entsprechenden Farbe des Farbspektrums aus. Auf die einzelnen Zentren wirken Steine ähnlicher Töne und Vibrationen, welche je nach Charakter und Bestimmung auch verschiedene Fähigkeiten und Intensität haben.

DIE SIEBEN HAUPTZENTREN

1. Grund-Chakra
Múládhára, Wurzel-Chakra
Körperbereich: zwischen dem Steißbein und den Genitalien. **Symbol:** Lotosblüte mit vier Blütenblättern. **Element:** Erde. **Ebene:** irdisch. **Farben:** rot. **Eigenschaften:** Wohnstätte der Kundalini, Aktivität, die lebenserhaltende irdische Energie. **Wirkung:** auf den Mastdarm, äußere Genitalien, Dickdarm, Blut, Zellenaufbau, untere Gliedmaßen. **Drüsen:** Nebenniere. **Sinne:** Geruchssinn. **Steine:** vorwiegend rote und erdfarbene (z.B. Rubin, Jaspis, Hämatit).

2. Sakral-Chakra
Svádischtána, Vitalitäts-Chakra, Kreuzzentrum
Körperbereich: Unterleib, einige Fingerbreit über den Sexualorganen. **Symbol:** Lotosblüte mit sechs Blütenblättern. **Element:** Wasser. **Ebene:** Atmosphäre über der Erde. **Farben:** orange. **Eigenschaften:** Sexualenergie, Kreativität, Vitalität, Ausdauer. **Wirkung:** Beckenbereich, innere Genitalien, Harnblase, Nieren, Blutsäfte, Verdauungssäfte. **Drüsen:** Eileiter, Hoden, Prostata. **Sinne:** Geschmackssinn. **Steine:** orangefarbene (z.B. Karneol, Feueropal, Hyazinth).

3. Solarplexus-Chakra
Manipúra, Nabel-Chakra
Körperbereich: die Mitte und die nächste Umgebung des Nabels und des Solarplexus. **Symbol:** Lotosblüte mit zehn Blütenblättern. **Element:** Feuer. **Ebene:** Sternenhimmel. **Farben:** gold bis goldgelb. **Eigenschaften:** Erkenntnis unserer seelischen Eigenschaften und ihre Beherrschung. **Wirkung:** Bauchhöhle, Verdauungstrakt, Magen, Leber, Milz, Gallenblase, vegetatives Nervensystem, untere Rückenhälfte. **Drüsen:** Bauchspeicheldrüse. **Sinne:** Sehkraft. **Steine:** mit gelben und goldgelben Farbtönen (z.B. Citrin, Jade, Gold).

4. Herz-Chakra
Anáhata, Chakra der Liebe und der Harmonie, Herzzentrum
Körperbereich: in der Brustmitte in der Höhe des Herzens (auf der Gegenseite des physischen Herzens, also auf der rechten Seite, befindet sich das geistige Herz). **Symbol:** Lotosblüte mit zwölf Blütenblättern. **Element:** Luft. **Ebene:** Paradiesbereich. **Farben:** grün und rosa. **Eigenschaften:** Wohnstätte der Gefühle, Beherrschung des Denkens. **Wirkung:** Herz, Brustkorb und Brusthöhle, obere Rückenhälfte, Blut, Blutkreislauf, Haut. **Drüsen:** Thymus. **Sinne:** Tastsinn. **Steine:** in grünen (z.B. Olivin, Smaragd, Jadeit, Chrysopras) und rosa Farbtönen (z.B. Rosenquarz, Kunzit, Rhodochrosit).

5. Hals-Chakra
Vischuddhi, Kommunikationszentrum
Körperbereich: Hals und Kehle. **Symbol:** Lotosblüte mit 16 Blütenblättern.

Element: der Raum, der Äther. **Ebene:** Engel-Ebene. **Farben:** hellblau und türkis. **Eigenschaften:** Artikulation, künstlerische Begabung. **Wirkung:** Hals, Nacken, Unterkiefer, Sprach- und Gehörzentrum, Speiseröhre, Luftröhre, oberer Lungenteil, obere Gliedmaßen. **Drüsen:** Schilddrüse. **Sinne:** Gehör. **Steine:** hellblaue (z.b. blauer Fluorit, hellblauer Lasurit), türkisfarbene (z.B. Türkis, Chrysokoll).

6. Stirn-Chakra
Ádschnja, Befehls-Chakra, das Dritte Auge, das Auge der Weisheit
Körperbereich: zwischen den Augenbrauen und der Nasenwurzel. **Symbol:** Lotosblüte mit 96 Blütenblättern (2 x 48). **Element:** das Bewusstsein. **Ebene:** die ewige Natur. **Farben:** dunkelblau und indigo. **Eigenschaften:** Beherrschung des Denkens, erleuchtetes Denken (Erkenntnis, nicht Verwirklichung). **Wirkung:** auf das Gesicht, Augen, Nase, Ohren, Kleinhirn, Zentralnervensystem. **Drüsen:** Hypophyse. **Sinne:** alle Sinne zusammen mit der übersinnlichen Wahrnehmung. **Steine:** indigoblaue (z.B. Sodalith, Azurit, dunkelblauer Saphir und Lasurit, Falkenauge).

7. Scheitel-Chakra
Sahasrára, Kronen-Chakra
Körperbereich: die Scheitelmitte und der Raum über dem Kopf. **Symbol:** Lotosblüte mit tausend Blütenblättern. **Element:** das Licht des höchsten Bewusstseins. **Ebene:** die Ewigkeit. **Farben:** violett und farblos klar. **Eigenschaften:** Wohnstätte des reinsten kosmischen Bewusstseins. **Wirkung:** auf das Großhirn und den Schädel. **Drüsen:** Epiphyse. **Steine:** in Violetttönen (z.B. Amethyst, Sugilith, Tscharoit, violetter Fluorit), klare Steine (z.B. Bergkristall, Diamant).

DIE NEBENZENTREN DER HÄNDE UND FÜSSE

1. Zentrum der Füße
Bereich: Fußsohlenmitte. **Farben:** weiß und schwarz. **Wirkung:** physisch. **Steine:** z.B. Schneeflockenobsidian, schwarzer Obsidian, Turmalinquarz, Schörl, Onyx, Gagat, Magnetit.

Über die Fußsohlen erfolgt der Austausch der Energie mit der Mutter Erde. Hierzu gehören die Steine der Widersprüche – Steine des Lichts und der Dunkelheit, welche die negativen Energien ausscheiden und in die Erde leiten, wo sie sich auflösen, oder dem Körper positive Energien zuführen.

2. Zentrum der Hände
Bereich: die Mitte der Handflächen. **Farben:** klar, weiß, grau, schwarz. **Wirkung:** auf die Seele. **Steine:** z.B. Bergkristall, Diamant, Rauchquarz und Morion, Achat, Magnesit.

Durch die Handflächen erfolgt der Austausch der seelischen und in gewissem Sinne auch geistigen Energien (z.B. der Sonnengruß). In der Regel nimmt die linke Hand auf und die rechte Hand gibt ab und strahlt. Durch die Mitte der Handflächen und durch die Fingerspitzen strömt in unser Inneres die göttliche, Leben spendende Kraft bzw. die kosmische Energie, die uns gemeinsam mit der göttlichen Liebe die Fähigkeit zum Heilen verleiht. Für diese Zentren eignet sich besonders der Bergkristall, welcher nicht nur hier, sondern auch in allen Hauptzentren reinigend wirkt.

Die Erklärungen zu den Chakren-Symbolen befinden sich auf Seite 19.

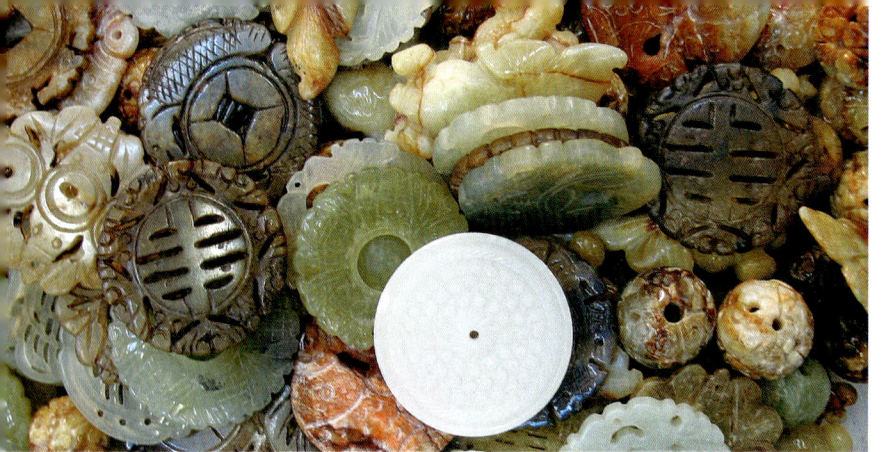

Verschiedenfarbige Jadeit-Amulette, China

den entsprechenden Körperbereich leiten. Ihre Hauptverbindung und Ableitung verläuft mitten durch die Wirbelsäule.

Im Wirbelsäulenkanal steigt auch die Kraft auf, die Kundalini oder Schakti genannt wird. Dargestellt wird sie am unteren Ende der Wirbelsäule, also im Grundzentrum, als zusammengerollte Schlange. Kundalini stellt die schöpferische kosmische Energie dar, eine Energie, die aktiviert werden muss, sonst ist ihre Strömung für viele von uns nicht wahrzunehmen. Der Vorteil dieser Energie ist, dass sie, einmal erweckt, die einzelnen Chakren stärkt. Dadurch wird eine Reaktion hervorgerufen, bei der wiederum die Zentren die Kraft Kundalini stärken. Es kommt so zu einem Durchdringen dieser beiden Energiearten, sie beeinflussen und unterstützen sich gegenseitig. Hierbei muss noch erwähnt werden, dass die Kraft Kundalini nur dann erweckt werden kann, wenn es vorher zu einer Charakterbesserung gekommen ist (alles Negative ablegen und sich im Einklang mit den geistigen Gesetzen verhalten), sonst können durch diese Energie unsere negativen Seiten noch verstärkt werden.

Neben der Kraft Kundalini gibt es noch eine weitere Kraft, welche ebenfalls durch den Wirbelsäulenkanal steigt und die Zentren stärkt. Der Strom dieser Energie tritt durch das Kronenzentrum – den Scheitel –

in den Menschen ein, und es ist die Energie des reinen göttlichen Seins. Ihre Kraft wirkt vorwiegend auf der seelischen und geistigen Ebene, wo sie Blockaden beseitigt, die unsere seelische Entwicklung verhindern.

Wenn es zu einer Blockade in einem der Chakren und seinen Verbindungen kommt, oder auch wenn nur das Gleichgewicht der Chakren gestört ist, kommt es im menschlichen Körper allmählich zur Disharmonie. Dies kann sich erst durch Störungen, im schlimmsten Fall aber auch durch Krankheiten manifestieren. Vorbeugend wirkt die Stärkung dieser energetisch geschwächten, überforderten oder blockierten Stellen, wofür wir die Methode der Chakren zusammen mit den entsprechenden Edelsteinen anwenden können.

Die Edelsteine haben einen ungewöhnlichen Vorteil. Sie vermitteln uns die notwendige Energie, aber sie können dank ihrer verschiedenen Farben auch gezielt auf das entsprechende Zentrum des Körpers wirken. Jedes der Zentren reagiert auf eine bestimmte Farbe (genauer gesagt, es nimmt eine bestimmte Frequenz der Farbe auf, die für das Zentrum dominierend ist) und der Edelstein ist dafür am besten geeignet, da er mit seinem Farbspektrum ein Naturgebilde und der Träger von Lichtenergie ist.

Der Vorteil dieser Methode liegt darin, dass wir über keine übersinnlichen Fähigkeiten verfügen müssen. Es reichen Geduld, Konzentration und Liebe, dann kommt mit der Zeit von allein das Feingefühl bei der Wahrnehmung der heilenden Ausstrahlung des Steins, dargestellt in seiner sanften Vibration. Das Aktivieren und Harmonisieren unserer Körperzentren mit dieser Methode ist ein schlichter und einfacher Vorgang. Und aus unserer Erfahrung wissen wir, dass die einfachen Methoden oft die wirksamsten sind.

Mit der Zeit wurde genau bestimmt, welche Steine eine positive Wirkung auf welche Krankheiten oder seelischen Probleme ausüben. Es muss aber zugleich gesagt werden, dass die Reaktionen jedes Körpers auf ein und denselben Stein unterschiedlich sein können. Deshalb ist es notwendig, zu einem solchen Feingefühl im Einklang mit den Steinen zu gelangen, dass es uns hilft, dieses einzige schwierige Problem der Methode zu lösen.

Es gibt viele Richtungen und Methoden im Umgang mit Steinen, diesen Trägern der Farben und des Leben spendenden Lichts. Das Gleichgewicht unseres Körpers wird durch die je unterschiedliche Anwendung der Steine bewahrt, und er erhält die stärkende Energie. Dies erreichen wir mit geeigneten Methoden wie Meditation mit den Steinen, Auflegen der Steine auf die betroffenen Stellen, Massagen, Bäder, Elixiere oder auch die direkte Einnahme.

Beachtenswert ist auch eine weitere wichtige Eigenschaft der Chakren: ihre Fähigkeit, positive Energie auszustrahlen. Aus der täglichen Erfahrung wissen wir, dass wir bei den Menschen in unserer Umgebung einen positiven, neutralen oder negativen Energiestrom vernehmen. Ohne uns das konkret erklären zu können, empfinden wir manche Menschen als angenehm, andere als gleichgültig oder sogar unerträglich. Mit Hilfe der positiven Energie, die wir in uns tragen, können wir unsere Umgebung beeinflussen. Und zwar in solchem Maße, dass die positiven Kräfte wie durch Reflexion wieder zurückkehren und unsere ausgegebene Energie nicht nur ergänzen, sondern sogar steigern können. Es ist unsere Bestimmung, diese heilende Energie, ob nun bewusst oder unbewusst, auszustrahlen und somit zur Veränderung des Lebens auf der Erde beizutragen – eines Lebens in Liebe, Harmonie und Güte. Die Erkenntnis der Funktion der Energiezentren unseres Körpers hilft uns auch zur Erkenntnis unseres eigenen Ichs, sie öffnet uns zuvor unerkannte und ungesehene Räume. Es werden ungeahnte Fähigkeiten in uns erweckt, und unser Leben wird mit Empfindungen des Glücks, der Güte und der übersinnlichen Liebe erfüllt.

Heilen mit Steinen

Grundvoraussetzung für eine erfolgreiche Heilung ist unser ehrliches Bewusstsein, dass nicht wir und auch nicht die Steine heilen, sondern die göttliche Kraft, die sie durchströmt und die sie ausstrahlen. Eine weitere Bedingung ist natürlich unsere Fähigkeit, Prána (Lebensenergie) aufzunehmen und auf die Stellen zu konzentrieren, wo sie notwendig ist und wo es an ihr mangelt. Haben wir tatsächlich die Begabung, die sanften reinigenden, stärkenden und heilenden Energievibrationen feinfühlig zu sehen und wahrzunehmen, ist es ein äußerst seltenes Geschenk. Es darf deshalb nicht missbraucht werden und wir sollten damit in aller Bescheidenheit umgehen.

Die Kunst der Heilung mit Steinen verlangt Verantwortungsgefühl, Güte, Verständnis, Selbstlosigkeit und vor allem

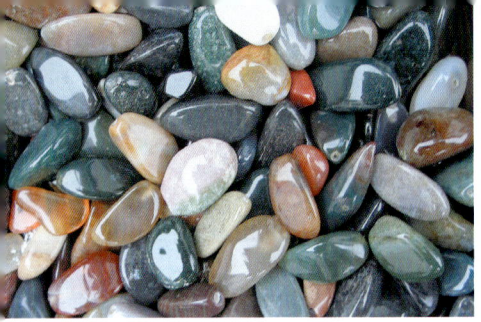

Trommelsteine – das meist angewandte
Verfahren bei der Verarbeitung von un-
durchsichtigen Farbsteinen

einen reinen Charakter. Sie setzt unsere
volle Konzentration voraus und die Fähigkeit, sich vollkommen in den Zustand
des Patienten einzufühlen. Wenn wir voller Blockaden, Widersprüche, ungelöster
Probleme und verletzter Gefühle sind,
können wir eher Schaden anrichten.
Denn so übertragen wir einen Teil unseres Gemüts oder sogar unserer Negati-
vität. Jeder Heilung sollte eine Reinigung durch Meditation vorausgehen –
sich auf die göttliche Kraft konzentrieren, sich von ihr durchdringen lassen.

Positives Denken und Meditation

Diese beiden Techniken haben ein gemeinsames Ziel: uns zur Vollkommenheit und zur Wahrheit zu führen, zur
Erkenntnis unseres wahren Ichs, zum
inneren Frieden, zum Mitgefühl mit
allem Lebenden auf der Erde und zur
Liebe, in der sich alles Negative wie in
einem Wunderelixier auflöst. Und
nicht zuletzt unterstützen sie auf einer
tieferen Ebene unsere körperliche und
seelische Gesundheit.

Positives Denken
Dies ist eine einfache und trotzdem wirkungsvolle Methode, die durch die
Edelsteintherapie wesentlich unterstützt
werden kann. Die positive Einstellung in

*Anhänger aus bunten Steinen können die
verschiedensten Formen haben*

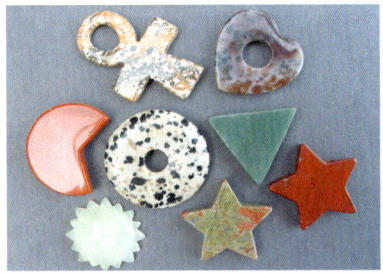

der Gegenwart – „ich bin gesund, ausgeglichen, liebevoll ...“ – hilft uns, unsere
Vorhaben nicht zu verschieben und genauso zu fühlen, zu denken und zu handeln. Diese einfache Methode kann auch
bei allen Beschwerden angewandt werden, ob sie nun seelischen oder körperlichen Ursprungs sind. Die besten Ergebnisse erzielen wir, wenn wir sie direkt
während oder unmittelbar nach der Heilung anwenden. So wird im Unterbewusstsein sofort die positive Änderung
unseres Zustands gespeichert.

Meditation
Es gibt eine große Anzahl von Büchern
über Meditation und deshalb werde ich
mich kurz fassen. Durch die Morgenme-
ditation erhalten wir Energie und berei-
ten uns auf den kommenden Tag vor. Die
Abendmeditation hilft der Seele, sich
vom Ballast des Tages zu befreien. Die
Übungen sollten regelmäßig durchgeführt werden, wenn möglich immer am
gleichen Ort und zur gleichen Zeit. Sie
werden so zu einer Selbstverständlich-
keit. Bereits nach kurzer Zeit werden wir
von den Ergebnissen überrascht sein. Die
Übungen füllen den Körper mit neuer
Energie, sie regenerieren das Denkver-
mögen und die Seele, helfen uns, das

Gleichgewicht und die innere Ruhe wiederzuerlangen. Wir verändern uns zum Guten, gefühlsmäßig und auch psychisch, und stärken unsere Gesundheit.

Der Meditation sollten immer Atemübungen vorausgehen. Bei der Konzentration kann eine Kristallkugel oder ein Edelstein in Kristallform helfen. Beim Durchatmen der höheren Chakren wird der Kristall mit der Spitze nach oben gehalten. Sollen dementgegen die negativen Energien und Blockaden in den tieferen Chakren besei-tigt und zugleich auch die Wege zwischen ihnen gereinigt werden, so halten wir den Kristall umgekehrt, mit der Spitze nach unten. So kann diese Energie auch besser in die Erde geleitet werden, wo sie sich verteilt und auflöst. Mit der Zeit erreichen wir einen solchen Einklang mit unseren Steinen, dass sie tatsächlich unsere nächsten Freunde werden. Wenn wir in unserem geistigen Bemühen ausdauernd sind, kann es sein, dass wir mit ihrer Hilfe unser wahres Ich entdecken.

Heilmethoden

Eine wichtige Rolle bei der Behandlung von bestimmten Krankheiten spielen nicht nur Steinsorte und -farbe, sondern auch seine Form. Es kann sich um einen Kristall in seiner ursprünglichen Gestalt handeln oder um eine geschliffene Form, wie zum Beispiel einen Trommelstein, eine Kugel oder ein Schmuckstück. Dies ist allerdings ein eher unbedeutender Faktor. Der Stein, der uns auf den ersten Blick gefällt, der uns anspricht, der uns selbst findet ist immer der richtige. Dann liegt es nur mehr an uns selbst, welche Beziehung wir zu ihm aufbauen.

Amulette und Talismane
Das Amulett und der Talisman sind Schutz- und Warnsteine (sie warnen vor Unfällen, vor schwarzer Magie und dem bösen Blick) oder sie bringen uns ganz einfach Glück. Sie werden in der Hand gehalten, wir spielen mit ihnen oder sie werden am Körper als Schmuck getragen (z.B. Anhänger, Ringe). Zusammen mit diesen Steinen werden wir besonders durch unseren Glauben und das positive Denken geschützt.

Auflegen und Massieren
Die Steine werden je nach Art und Einfluss der Störungen und Krankheiten auf die entsprechenden Chakren aufgelegt. Die Behandlung wird durch Massagen unter-stützt, oder man legt die Steine direkt auf die betroffenen Stellen, an denen es zu wenig oder zu viel Energie gibt oder sich Blockaden befinden. Wir meditieren mit ihnen und halten sie in der Hand. Zur Entwöhnung von der Tabak-, Alkohol-, Tabletten- oder Drogenabhängigkeit oder bei Sprachstörungen wird ein Stein unter die Zunge gelegt.

Wasser und Elixiere
Zur Herstellung von Wasser und Elixieren verwenden wir Quell- oder Mineralwasser ohne jegliche Beimischungen. Meist wird der geeignete Stein über Nacht in das Wasser gelegt, das man dann am Morgen schluckweise auf nüchternen Magen oder tagsüber immer vor dem Essen einnimmt. Äußerlich betroffene Stellen (z.B. Verletzungen oder Hautunreinheiten) werden mit dem Wasser eingerieben. Eine andere unterstützende Methode können Bäder sein.

Direkte Einnahme
Bereits im Altertum kannte und praktizierte man die direkte orale Einnahme der Steine. Dafür wurde der Stein zermahlen und zu Staub zerstoßen. Diese Methode kann aber nicht unbedingt empfohlen werden, da viele Steine giftig sind oder Spuren von Schwermetallen enthalten.

Die Reinigung der Steine

Die Reinigung umfasst nicht nur die Reinigung des angewandten Steins oder des Behandlungsraums, sondern auch die Reinigung unseres Selbst.

Mit Wasser, Sonne und Erde

Die bekannteste und einfachste Methode ist die Reinigung mit Wasser und Sonne, die unbedingt notwendig ist, wenn wir den Stein aus zweiter Hand erhalten (finden wir den Stein selbst, ist diese Reinigung natürlich nicht notwendig). Der Stein wird einige Tage gereinigt, wobei man das Wasser (Quell- oder Mineralwasser) regelmäßig wechselt. Nach dieser Anfangsreinigung wird der Stein noch unter fließendem lauwarmem Wasser abgespült, wobei wir ihn in der Hand halten. So knüpfen wir den ersten Kontakt mit dem Stein. Mit Energie wird der Stein an der Sonne oder bei Tageslicht ohne direkte Sonneneinstrahlung (je nach der Empfindlichkeit des Steins) aufgeladen.

Visuelle Vorstellung

Wir entspannen uns, sammeln unsere Gedanken und beruhigen unsere Sinne. Wir stellen uns vor, dass der Stein, den wir in der Hand halten, vom göttlichen weißen Licht umgeben ist. Währenddessen konzentrieren wir uns auf den Stein mit dem Wunsch, die negative Energie möge sich von ihm lösen und sich entfernen und die reine und positive Energie in ihn zurückkehren.

Nach einer anderen, für die Konzentration schwierigeren Methode der visuellen Reinigung wird der Stein in den Händen gewendet und währenddessen bitten und wünschen wir, dass die negative Energie sich in positive verändern möge.

Durch Gebet

Die Worte eines einfachen Gebets suchen wir uns selbst aus. Es wird von Gedanken an Gott und die Liebe zu ihm, seine Kraft und immerwährende Leben spendende Energie begleitet. Bei diesem Gespräch bitten wir um die Reinigung des Steins und um Stärkung seiner Energie, damit er wieder zu heilen bereit ist und einer guten Sache dienen kann.

Prüfen der Reinigung

Am einfachsten können wir die Wirkung der Reinigung mit einem Pendel prüfen. Dazu wird meist ein Quarzkristall verwendet, der an einem Naturband befestigt ist.

Eine andere, anspruchsvollere Prüfung ist die Prüfung durch das Gefühl. Wir halten den Stein in der Hand und befragen unsere inneren Gefühle. Ein Stein, der nicht ganz rein ist, „brennt" in der Handfläche. In diesem Fall muss die Reinigung wiederholt werden.

Reinigung zwischendurch

Oft übertragen wir in den Stein mehr negative Kräfte, Schmerzen, ungelöste Probleme und Blockaden als er ertragen kann. Wird der Stein nicht rechtzeitig vom Körper entfernt und gereinigt, kann er uns diese Energie mit viel größerer Intensität zurückgeben. Unter Umständen kann er auch Risse bekommen, sich dunkel färben und in seltenen Fällen sogar zerbersten. Um dies zu vermeiden, zum Beispiel bei starken Schmerzen, Migräne und schwer zu behandelnden Krankheiten, sollten wir den Stein während der Behandlung (wenn wir sein „Gewicht" und unangenehme „Hitze" fühlen) mit Wasser abspülen. Danach sollten wir ihm eine kurze „Atempause" gönnen, damit er zu neuen Kräften kommen kann. Kurz gesagt, den Steinen sollten wir so oft als möglich all das gewähren, was wir selbst brauchen: Wasser, Luft, Sonne, Zuwendung und Liebe.

Erklärung der Abkürzungen und Symbole

Erklärung der Abkürzungen

H	Härte	**T**	Transparenz
D	Dichte	**G**	Glanz
F	Farbe	**K**	Kristallsystem und Form
BM	Besondere Merkmale	**GE**	Genese

x, xx Kristall, Kristalle (in den Bildunterschriften)

Zuordnung der Chakren

 Scheitel-Chakra   Solarplexus-Chakra

 Stirn-Chakra   Sakral-Chakra

 Hals-Chakra   Grund-Chakra

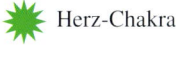 Herz-Chakra

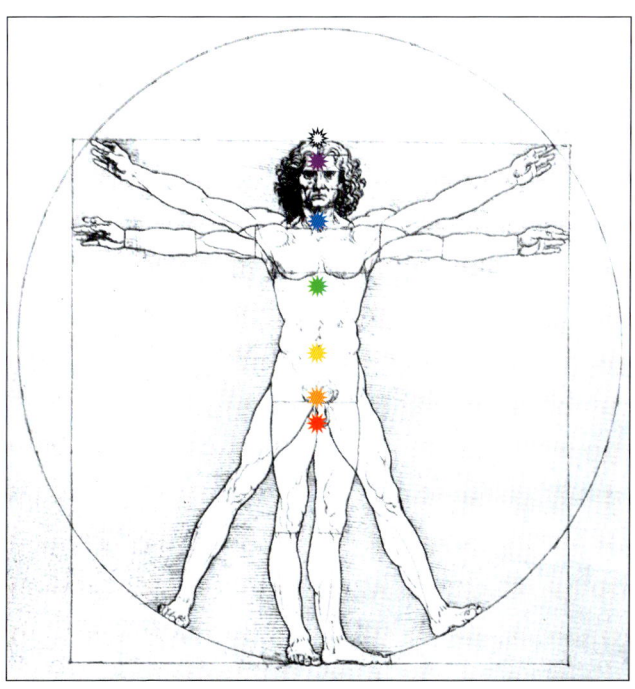

Diamant

Element C

H – 10. **D** – 3,47-3,56. **F** – farblos, grau, bläulich, grünlich, gelb, braun, grau bis schwarz. Die gelbe Färbung wird durch Beimengungen von N verursacht, die rosa Färbung durch Mn, manchmal auch Si, Al, Mg und Fe. **T** – durchsichtig bis opak. **G** – diamantartig, fettig. **K** – kubisch: Oktaeder, Dodekaeder und Tetraeder, häufig mit gekrümmten Flächen. **GE** – in ultrabasischen Gesteinen (Kimberliten), die so genannte schornsteinartige Intrusionen bilden.

Der reine Kohlenstoff, der Diamant, ist der härteste aller Steine, er hat einen hohen Brechungsindex (N = 2,417) und eine starke Dispersion (0,044-0,0627). Ein Lichtstrahl wird in dem Stein unter verschiedenen Winkeln in ein ganzes Farbspektrum zerlegt. Gerade diese Eigenschaft macht ihn zu einem so begehrten und kostbaren Edelstein.
Name: Dank seiner Härte (und trotz der relativ hohen Spaltbarkeit und Brüchigkeit) ist der Name vom griechischen *adamas* – unbesiegbar – abgeleitet.
Fundorte: Republik Südafrika, Namibia, Angola, Russland, Indien, Brasilien, China, Australien. **Astrologie:** Den Babyloniern nach gehört er zu den Sternzeichen Löwe bzw. Waage, bei den alten Griechen zum Krebs und bei den Byzantinern wurde er dem Widder zugeordnet. **Chakra:** Scheitel, Stirn und zur Unterstützung aller anderen Chakren.
Reinigung: Vor jeder Anwendung wird der Diamant mit lauwarmem Wasser ge-

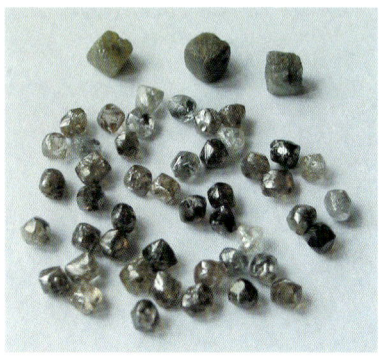

Rohdiamanten, xx 2 mm, Jakutsk, Russland

reinigt und kurz unter der Einwirkung von Sonnenstrahlen aufgeladen.

Obwohl der Diamant mit seinen Eigenschaften zum Scheitel-Chakra gehört, wird er auch zur Unterstützung der Wirkung weiterer Steine, die den anderen

Heilwirkungen: Der Diamant regt wirksam die Nierentätigkeit an, verhindert das Entstehen von Nierensand und Nierensteinen, stimuliert die Hormonbildung in der Thymusdrüse und hilft bei der Behandlung von Osteoporose. Seine Kraft hat sich auch bei Magen- und Darmbeschwerden bewährt, bei Diabetes und Hepatitis, bei fiebrigen Erkrankungen und nicht zuletzt auch bei Epilepsie, wo er bei Anfällen lindernd wirkt. Generell beseitigt er alle Blockaden und Schadstoffe im Körper. Der Schwerpunkt seiner Wirkung liegt im Gehirn, wo er das Nervensystem positiv beeinflusst, vor Senilität schützt und vorbeugend gegen Gehirnblutungen und Gehirnschlag wirkt. Im Chakra des Dritten Auges kräftigt er die Augen und das Gleichgewichtsorgan. Er kann direkt auf die schmerzhaften Stellen aufgelegt werden oder man kann ihn als so genanntes Diamantwasser auf nüchternen Magen anwenden (über Nacht in eine Schüssel mit Mineralwasser legen).

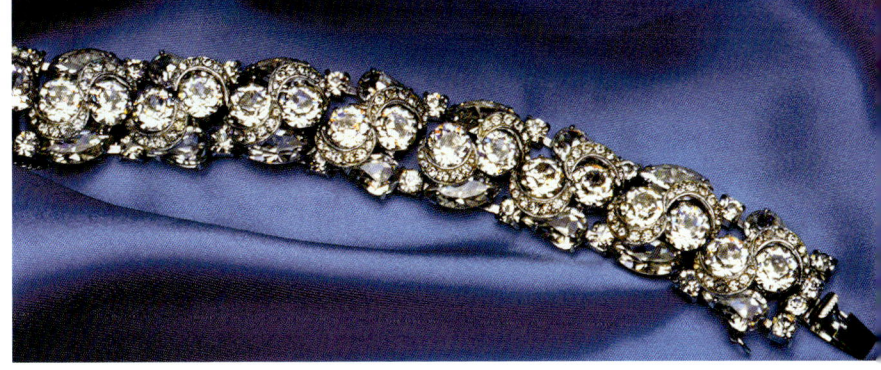

Platinarmband mit Diamanten

Chakren angehören, empfohlen. Er „verträgt" sich als einziger mit allen anderen Steinen, die er reinigen und stärken kann.

Der Diamant verkündet uns die fundamentale Wahrheit des Lebens, dass Vollkommenheit, Harmonie und Reinheit auf dem Einfachen und Schlichten beruhen. Und darin liegt auch seine größte und unbezwingbare Kraft. Der chemische Feingehalt des Diamanten zusammen mit dem Farbspektrum, das er bildet, symbolisiert das weiße, das göttliche Licht – die Einheit der Vielfalt

Diamant im Kimberlit, 0,35 ct,
Udatschnaja, Jakutsk, Russland

und die Vielfalt der Einheit. In seiner unübertrefflichen schlichten Schönheit steht er für Vollkommenheit, Weisheit und Erleuchtung. In unserem höchsten Zentrum, dem Scheitelzentrum, hilft er die negativen instinktiven Neigungen zu beherrschen. Mit seiner Hilfe können wir uns von allem Kleinlichen, Geistlosen befreien, um den geistigen Weg beschreiten zu können, der als einziger unserem irdischen Leben einen Sinn gibt. In Liebesbeziehungen und Partnerschaften stärkt er die Toleranz, Treue und den Willen zur Bekämpfung unserer ungesunden oder schädlichen Angewohnheiten, durch welche die zwischenmenschlichen Beziehungen zerstört werden. In der Gegend des Dritten Auges regt er die Inspiration und Intuition an.

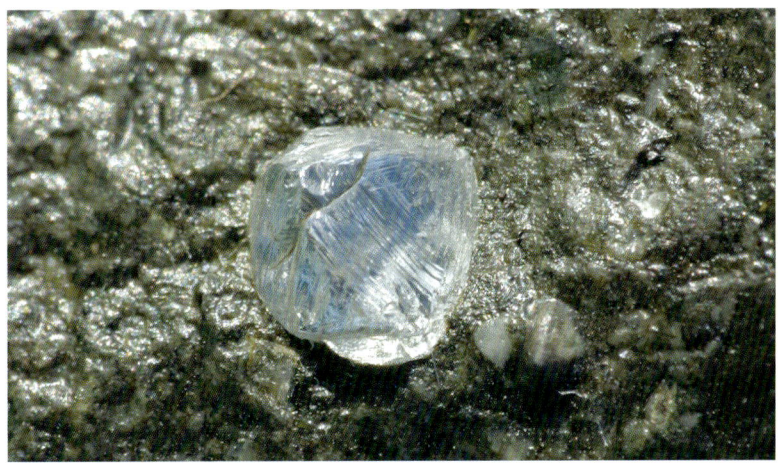

Rubin
(rote Korund-Varietät)

Oxid Al$_2$O$_3$

H – 9. **D** – 3,97-4,05. **F** – verschiedene Rottöne, manchmal mit violettem Anflug. Die rote Färbung wird durch Beimengungen von Cr$_2$O$_3$ verursacht. Enthält der Stein Beimengungen von Fe, erhält er einen braunen Anflug. **BM** – mikroskopische Einschlüsse von Rutilnadeln verleihen dem Stein einen seidigen Glanz und nach entsprechendem Cabochon-Schliff kann auch Asterismus (der Effekt des sechszackigen Sterns) oder seltener Katzenaugeneffekt beobachtet werden. **T** – durchsichtig bis durchscheinend, opak. **G** – glasig, diamantartig. **K** – trigonal: dipyramidale, prismatische, tafelige oder rhomboedrische Kristalle, meistens aber tonnenförmige hexagonale Prismen. **GE** – metamorph, oft in Edelsteinseifen.

Der Rubin wurde als Stein des Lebens betrachtet und verehrt. Seine Kraft sollte den Besitzer vor der Pest und vor dem Teufel schützen. Am wertvollsten sind die rein roten Steine, die Asterismus und Katzenaugeneffekt aufweisen.
Name: Nach dem lateinischen *ruber* – rot. **Fundorte:** Birma, Sri Lanka, Thailand, Indien, Pakistan, Madagaskar, Tansania, Australien, Russland. **Astrologie:** Den Babyloniern nach gehört er zum Sternzeichen Löwe, bei den Römern zu Skorpion und Widder,

Rubin, x 20 mm, Halbinsel Kola, Russland

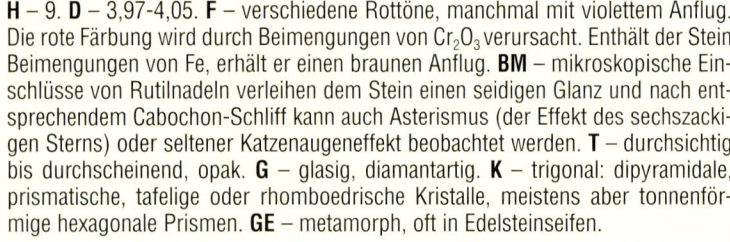

Rubin im Zoisit, 35 mm, Tansania

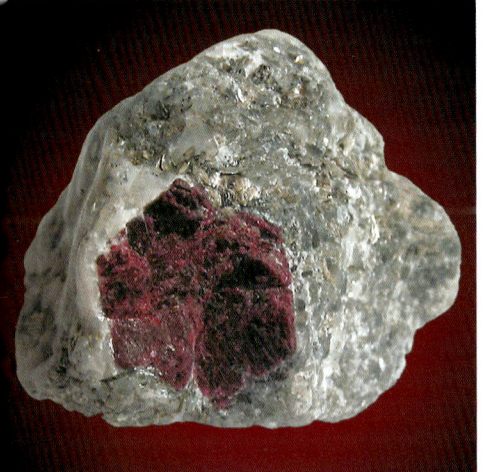

bei den Byzantinern zum Krebs. **Chakra:** Wurzel-Chakra (Grundzentrum), gelegentlich auch Herz-Chakra. **Reinigung:** Die Reinigung des Rubins sollte vor jeder Anwendung sorgfältig durchgeführt werden. Am besten legen wir ihn über Nacht in eine Schüssel mit Wasser oder wir halten ihn zehn bis fünfzehn Minuten unter fließendes Wasser. Geladen wird er gute zwei Stunden unter Einwirkung von direktem Sonnenlicht, doppelt so lange am Tageslicht. Wenn man ihn oft anwendet, sollte er auf einem Bergkristall aufbewahrt werden.

Der Rubin, das Feuer des Herzens, die Quelle der Lebensenergie, der Kraft und der Liebesemotionen weckt unsere Anteilnahme am gesamten Leben auf Erden. Sein tiefes Rot mit bläulichem Schimmer strahlt eine positive Lebenskraft aus, es symbolisiert die Urkraft der Liebe, das Feuer der Reinigung und der Metamorphose. Der Rubin verkündet uns, dass die verschiedenen Ebenen der Liebe, die geistige und die körperliche, in Harmonie verbunden sein können. Der kaum sichtbare blaue Schimmer durchdringt das Glutrot des Irdischen mit geistigem Schein. Das eine kann auf dieser Welt nicht ohne das andere existieren.

Im geistigen Bereich stärkt der Rubin die Intuition. Im Zentrum der Stirn hilft er uns unsere Visionen zu konkretisieren und fördert unsere Selbstdarstellung. Er gilt zugleich als Schutzstein und soll als Schild gegen negative Umwelteinflüsse wirken. Er verleiht uns die Kraft, alle Hindernisse des Alltags zu bewältigen und so auf unserem bestimmten Weg zu bleiben.

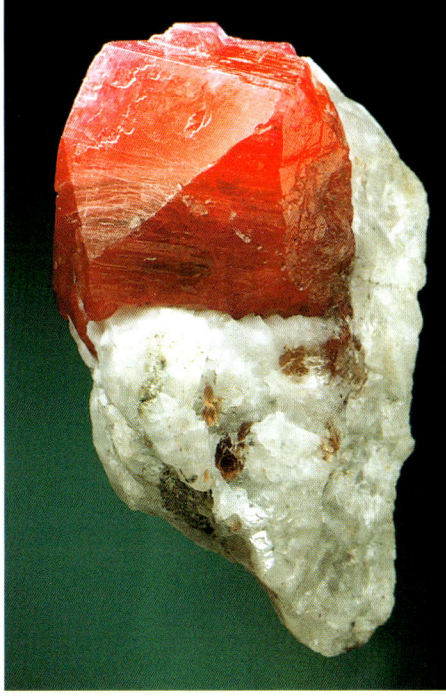

Rubin, x 40 mm, Jagdalik, Afghanistan

Heilwirkungen: Auch die neuesten Forschungsergebnisse bestätigen die Wirkung des Rubins auf Herz, Kreislauf und Blut. Der Stein wird auf das Wurzel- und das Herz-Chakra aufgelegt. Dort aktiviert er in der Leber die Produktion des Blutplasmas und reguliert den Zuckerspiegel. Er erhöht den Sauerstoffgehalt im Blut und regelt den schwankenden, vorwiegend niedrigen Blutdruck. Durch das Blut reguliert er die Drüsenfunktion in der Milz und das Lymphdrüsensystem. Er wirkt auch gegen Blutarmut und bei Menstruationsbeschwerden, wenn es zu übermäßigem Blutverlust kommt. Er harmonisiert die Hormonproduktion der Thymusdrüse und der Nebenniere, kräftigt das Immunsystem, lindert Krämpfe und spastische Lähmungen. Ein größerer Kristall im Zentrum der Wurzel und zwei kleinere Kristalle auf den Augenlidern fördern die Durchblutung der Sehorgane und stärken dadurch die Sehkraft.

Die asterischen Rubine (in Cabochon-Form) helfen bei der Behandlung von Leukämie, bei Knochenmark- und Nervenerkrankungen, wie zum Beispiel bei Multipler Sklerose. Rubine aus Zoisit-Amphibolit (ein grünfarbenes Silikatgestein von einer Lagerstätte in Tansania) helfen bei Bronchitis.

Die stärkste Wirkung erreichen wir mit dem Auflegen der Kristalle auf das Grund-Chakra (Schambein). Tagsüber können (im Bereich des Herz-Chakras) verschiedene Anhänger, Donuts oder Korallen getragen werden. Der Rubin verträgt sich auch mit den anderen Steinen und kann auch ihre Wirkung auf unseren Organismus vertiefen.

Saphir

(überwiegend blaue Korund-Varietäten)

Oxid Al_2O_3

H – 9. **D** – 3,99-4,10. **F** – verschiedene Blautöne, violett, blauviolett, grün, gelb, farblos (Varietät *Leukosaphir*), orange (Varietät *Padparadscha*). Die blaue Färbung wird durch Beimengungen von Ti und Fe verursacht, die anderen Färbungen durch V, Cr, Mn und U. **BM** – wie beim Rubin können Katzenaugeneffekt und Asterismus auftreten, die durch mikroskopische Einschlüsse von Rutilnadeln entstehen. **T** – je nach Qualität durchscheinend, durchsichtig. **G** – matt, glasig, diamantartig. **K** – trigonal: dipyramidale, prismatische, tafelige oder rhomboedrische, am häufigsten aber säulenartige, tonnenförmige prismatische Kristalle. **GE** – metamorph, sedimentär und in alluvialen Seifen.

Dem Stein wurden schon von alters her besondere Eigenschaften zugeschrieben. Er symbolisiert den Himmel und das Element Luft und wird dem Planeten Saturn zugeordnet. Seinem Besitzer sollte er Kraft, Ehre und Unsterblichkeit verleihen. Schon im 6. Jahrhundert zierte der dunkelblaue Saphir, der den Verstand klären, das Herz reinigen und den Glauben stärken sollte, die Kardinalsringe.

Name: Nach dem griechischen *sappheiros* – blau. **Fundorte:** Sri Lanka, Indien, Australien, Birma, Thailand, Laos, Vietnam, Kambodscha, USA, Simbabwe, Tansania. **Astrologie:** Den Byzantinern nach gehört er zum Stern-

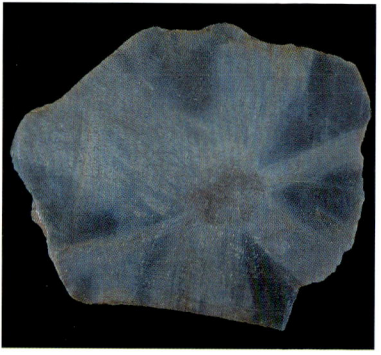

Asterischer Saphir, Anschliff 70 mm, Vietnam

zeichen Waage, bei den alten Griechen zum Schützen und bei den mittelalterlichen Astrologen zum Steinbock. **Chakra:** Hellblaue Farbtöne – Hals-Chakra; indigo – Stirn-Chakra; andere Farbvarietäten je nach entsprechendem Chakra oder nach Bedarf. **Reinigung:** Der Saphir wird vor der Anwendung einige Minuten unter fließendem Wasser gereinigt; wegen seiner großen Empfindlichkeit gegen Sonnenlicht wird er nur kurz geladen. Nach einer gewissen Zeit können wir feststellen, dass das Tageslicht für ihn völlig ausreicht. Es ist ratsam, ihn in der Zwischenzeit auf einem Bergkristall aufzubewahren.

Bunte Korunde, der größte 2 ct, Sri Lanka

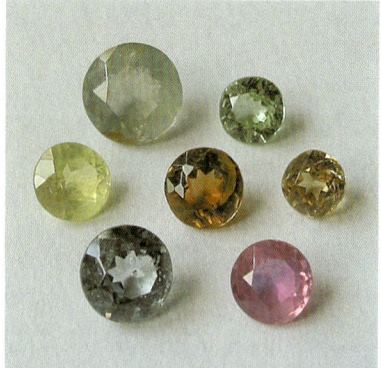

Der Saphir, ein Stein des Glaubens und der geistigen Reinheit, dient schon seit Urzeiten als schützender Talisman. Im alten Griechenland wurde er als Stein der Weisheit, der Treue und Vernunft geschätzt. Seine Kraft liegt vor allem in seinen spirituellen und meditativen Eigenschaften. Die Wirksamkeit des Saphirs ist besonders in seiner tiefen himmelblauen Farbe konzentriert, die reinigend, begeisternd und heilend wirkt. Er ist das Symbol für die unendliche Tiefe des Weltalls, mit seiner Hilfe erhebt sich unser Geist empor zu den Mysterien, er weckt unseren inneren Glauben, wodurch sich unsere Meditation steigern und vertiefen kann.

Der indigoblaue Saphir gehört zum Chakra des Dritten Auges. Er hat die Fähigkeit, intuitive Wahrnehmungen in uns zu wecken, und lässt uns Wahrheit von Illusion unterscheiden. Auf der seelischen Ebene führt uns der Saphir zur Enthaltsamkeit und Vernunft. Er hilft uns Ruhe zu bewahren, obwohl wir wütend sind, und bremst unsere Ungeduld.

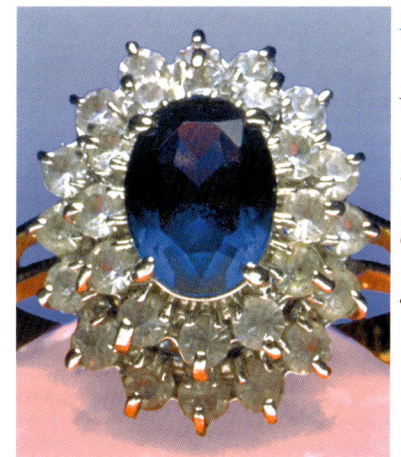

Goldring mit Saphir und Diamanten

Saphir ist ein Stein der Konzentration. *Padparadscha* ist eine orangefarbene Saphir-Varietät und bedeutet übersetzt „Seerosenblüte". Er fördert die Funktion des Lymphsystems. Auf der seelischen Ebene lässt er uns unser geistiges Ich erkennen.

Heilwirkungen: Der Saphir hat eine breite Skala von Möglichkeiten, bei der Heilung verschiedener Beschwerden und Krankheiten zu helfen. Er wirkt fiebersenkend, senkt auch hohen Blutdruck, reinigt das Blut, lindert Schmerzen und stillt Blutungen. Aufgelegt auf das Herz- und Hals-Chakra lindert er Asthmabeschwerden, im Bereich des Stirn-Chakras wirkt er vorbeugend gegen Schwindelanfälle, Übelkeit und Schweißausbrüche. Bei Blutungen, Geschwüren, Ischias und Schmerzen legen wir den Stein direkt auf die betroffene Stelle. Bei extremen Kopf-, Ohren- und Zahnfleischschmerzen oder bei Schmerzen der Nebenstirn- und Nasenhöhlen bringt seine sanfte, aber stetige Vibration Erleichterung. Durch seinen sanften blauen Schimmer wirkt er beruhigend auf die erregten Sinne, die häufigste Ursache der Schlaflosigkeit. Gegen Stottern, besonders bei Kindern, hilft er im Hals-Chakra zusammen mit dem blauen Chalcedon. Auf nüchternen Magen werden einige Schlucke Quellwasser getrunken, in dem über Nacht ein Saphir-Trommelstein lag. Dieses Wasser hilft, sich der Gifte und Schadstoffe zu entledigen, reinigt Nieren und Galle und senkt den Blutdruck. Mit dem Saphirwasser kann auch unreine oder kranke Haut behandelt werden, wir können daraus ein Bad zur Stärkung der Nägel zubereiten und es hilft gegen Haarausfall. Der **Sternsaphir** (Saphir mit Asterismus) gehört gleichfalls zum Chakra des Dritten Auges. Seine Kraft ist allerdings intensiver und wirksamer. Mit dem hellen Sternschimmer, der sich den Weg durch das undurchsichtige dunkle Blau des Steins bahnt, weckt er unsere Ergebenheit und den Glauben an Gott.

Chrysoberyll

Oxid Al$_2$BeO$_4$

H – 8,5. **D** – 3,68-3,80. **F** – farblos, gelb, goldgelb, grün. Die braune Färbung entsteht durch Beimengungen von Cr und Fe. **BM** – bei der Varietät *Cymophan* kann Katzenaugeneffekt, selten Asterismus auftreten. **T** – durchsichtig, durchscheinend. **G** – glasig, fettig. **K** – rhombisch: tafelige oder prismatische, scharf geriefte Kristalle, häufig Zwillingsverwachsungen. **GE** – pegmatitisch, metamorph, Seifenlager.

In der Vergangenheit wurde Chrysoberyll irrtümlich für einen Beryll gehalten, wie auch sein Name andeutet. Besonders geschätzt war die Varietät *Cymophan*, die nach entsprechendem Schliff (Cabochons) Katzenaugeneffekt aufweist. Er wird traditionell als glücksbringender Talisman getragen. Kristallverwachsungen, die in ihrer Form an einen sechszackigen Stern erinnern, helfen unser Gemüt zu beruhigen und da-

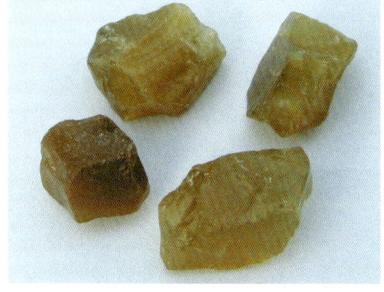

Chrysoberyll, 76 mm, Minas Gerais, Brasilien   *Cymophan, Rohsteine 10 mm, Brasilien*

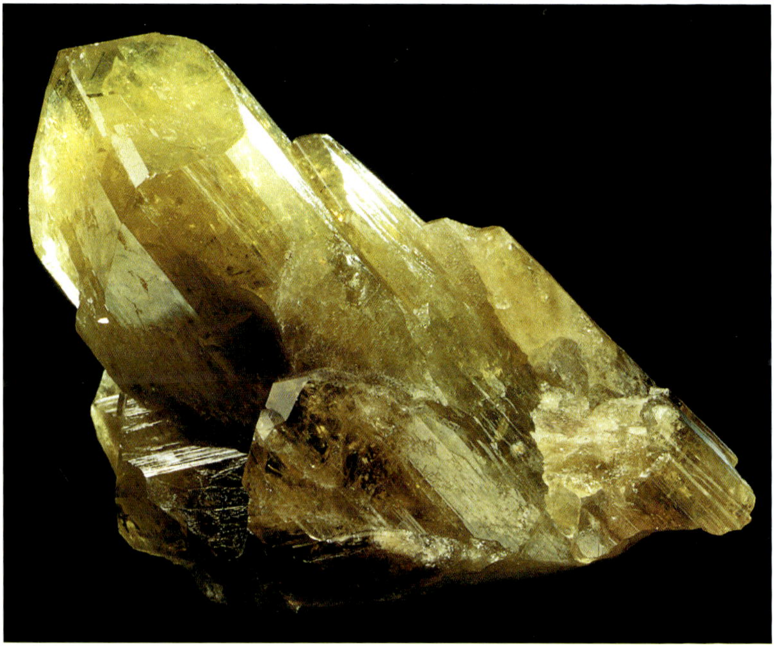

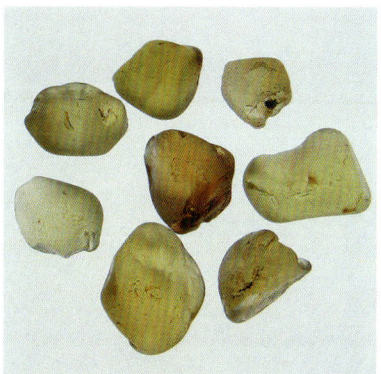

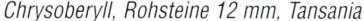
Chrysoberyll, Rohsteine 12 mm, Tansania

physische Krämpfe gelöst, sondern auch unsere psychischen Verkrampfungen, die uns daran hindern, mit unserer Umwelt in Harmonie zu leben. *Cymophan* lässt uns erkennen, dass alle Probleme, die wir um uns wahrnehmen, vor allem unsere eigenen Probleme darstellen. Erst wenn in unserem Inneren Ordnung herrscht, wenn unser Geist Ausgeglichenheit und Ruhe findet, wird unser Zusammenleben mit der Umwelt ohne Schwankungen und frei von negativen Gefühlen sein.

durch auch die Meditation zu vertiefen. **Name:** Nach seiner Ähnlichkeit mit dem Beryll und nach dem griechischen *chrýsos* – golden. **Fundorte:** Sri Lanka, Indien, Simbabwe, Republik Südafrika, Madagaskar, Brasilien, USA. **Astrologie:** Sternzeichen Zwillinge. **Chakra:** Herz-Chakra; die gelben Varietäten gehören zum Nabel-Chakra und zum Solarplexus. **Reinigung:** Nach einer Reinigung mit Wasser laden wir ihn kurz unter Einwirkung von Sonnenstrahlen auf.

Chrysoberyll wendet unser kritisches Denken um zur Liebe und zum Mitgefühl. Mit seiner Hilfe werden nicht nur

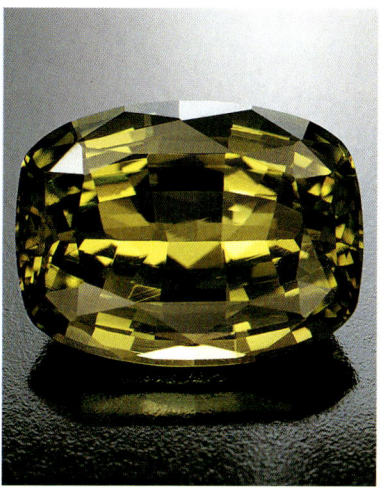
Chrysoberyll, 15,5 ct, Sri Lanka

Heilwirkungen: Die intensivste Wirkung hat im Herzzentrum der grüne Chrysoberyll. Er vermittelt dem Herzen ein Gefühl von Wärme, Harmonie und Entspannung. Im Herzzentrum ist aber auch der gelbe Chrysoberyll wirksam, er lindert Asthmaanfälle und bei Erkältungen wirkt er vorbeugend gegen Husten. Chrysoberyll in gelben Farbtönen ist vor allem für die Anwendung im Bereich des Nabel-Chakras und des Solarplexus geeignet, wo er Magen- und Darmkrämpfe lindert. Er kann auch direkt auf die Schmerzstellen aufgelegt werden, oder man kann das Chrysoberyllwasser auf nüchternen Magen als Heilmittel anwenden. Er wird auch bei Drüsenschwellungen und Mandelentzündung empfohlen. Auf dem Chakra des Dritten Auges heilt er Kurzsichtigkeit. Er reinigt den Organismus und wird gemeinsam mit dem Citrin und dem Bernstein zur Behandlung von Arteriosklerose empfohlen. *Cymophan* wird zur Behandlung von Hauterkrankungen wie Akne oder Ekzeme angewandt und ist ebenso wie Chrysoberyll bei Augenerkrankungen wirkungsvoll.

27

Alexandrit

(eine seltene Chrysoberyll-Varietät)

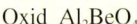
Oxid Al$_2$BeO$_4$

H – 8,5. **D** – 3,71. **F** – bei Tageslicht gras- bis dunkelsmaragdgrün, bei künstlichem Licht violett- bis purpurrot. Die Farbveränderung wird durch Beimengungen von Cr verursacht. Außerdem können auch Beimengungen von Fe und Ti auftreten. **T** – durchsichtig, durchscheinend. **G** – glasig, fettig. **K** – rhombisch: tafelige oder prismatische Kristalle. **GE** – Pegmatite, Metamorphite oder Seifen.

Der Alexandrit ist wegen seiner Farbveränderung die meistgeschätzte Chrysoberyll-Varietät. Es wird ihm nachgesagt, er sei tagsüber ein Smaragd, der sich nachts in einen Amethyst verwandelt. Er symbolisiert das Leben und seine glücklichen Wendungen.

Name: Benannt nach dem russischen Zaren Alexander II. **Fundorte:** Zum ersten Mal wurde er in einer Smaragd-Lagerstätte im Ural am Tokowaja-Fluss in Russland gefunden, später auch in Sri Lanka, auf Madagaskar, in Simbabwe, Tasmanien und Tansania. **Astrologie:**

Alexandrit, xx 15 mm, Tokowaja, Ural, Russland

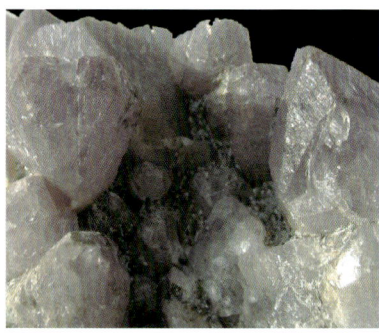

Sternzeichen Zwillinge. **Chakra:** Sakral-Chakra. **Reinigung:** Über Nacht in einer Schüssel mit Quellwasser oder vor der Anwendung unter fließendem Wasser. Danach kurz im Sonnenlicht aufladen. Starkes Erhitzen kann zu Farbverlust führen.

Alexandrit ist ein Stein der Metamorphose, des inneren Gleichgewichts und der Meditation. Er stützt uns bei persönlichen Krisen, gibt uns Kraft, wenn alles verloren zu sein scheint. Durch ihn finden wir wieder Sicherheit, festen Boden unter den Füßen und letztlich auch den Ausweg aus unserer schwierigen Situation. Damit sind auch unser Selbstvertrauen und das Vertrauen in unsere Fähigkeiten verbunden. Unsere Intuition wird durch Auflegen von Alexandrit auf das Stirn-Chakra geweckt. Wir entdecken neue Wege, auf denen wir unser verlorenes Selbstvertrauen und unsere Fähigkeit, Hindernisse zu überwinden, wiederfinden können. Er lehrt uns die Beweggründe erkennen und verstehen, die zu den für uns anfangs unverständlichen Handlungen unserer Mitmenschen führen.

Heilwirkungen: Durch den Alexandrit wird das Nervensystem beeinflusst. Von einem ausgeglichenen Nervensystem überträgt sich das Gleichgewicht auch auf die Wechselwirkungen der Organe wie Milz, Magen und Bauchspeicheldrüse. Er hilft wirkungsvoll auch bei der Behandlung von Leukämie, fördert die Bildung von weißen Blutkörperchen, lindert Entzündungen und reinigt den Organismus von Giftstoffen. Er regeneriert und unterstützt die selbstheilenden Mechanismen des Körpers.

Topas

Silikat $Al_2(F_2 SiO_4)$

H – 8. **D** – 3,5-3,6. **F** – farblos, gelb, goldgelb, rosa, bläulich, rot, orange, violett, grünlich, braun. Die Färbung wird durch Beimengungen von Fe, Cr, V und Ti verursacht. **BM** – selten Katzenaugeneffekt. **T** – durchsichtig, durchscheinend. **G** – glasig. **K** – rhombisch: prismatische Kristalle, die oft fantastische Dimensionen erreichen können, vertikal gerieft, meist pyramidal oder mit glatter Fläche abgeschlossen. **GE** – magmatisch, Greisen, metamorph, pegmatitisch und Seifen.

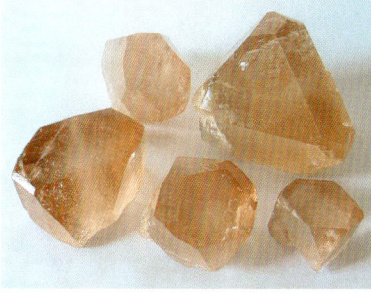

Topas, xx 60 mm, Pakistan

Reinigung: Topas reagiert sehr empfindlich auf jähe Temperaturschwankungen, deshalb sollte er im lauwarmen Wasser gereinigt und nur kurz unter Einwirkung von direkter Sonnenstrahlung geladen werden. Die größte Gefahr des Farbverlusts besteht beim blauen Topas.

Topas auf Quarz, 50 mm, North Area, Pakistan

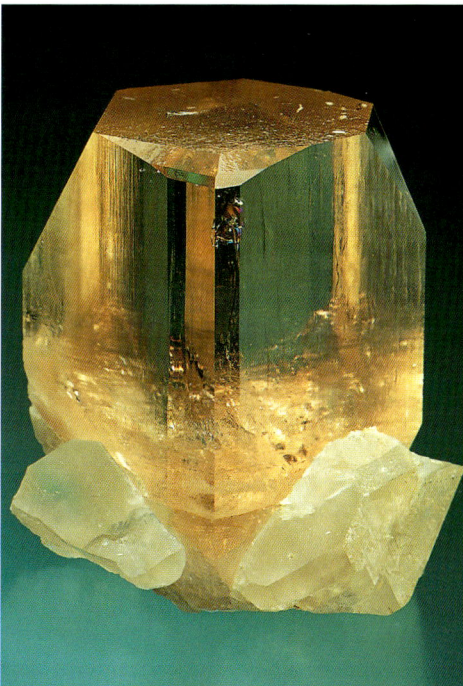

Dem Topas wurden in der Vergangenheit verschiedene Kräfte zugeschrieben. Männern sollte er Verstand, Großzügigkeit und Zeugungsfähigkeit verleihen und den Frauen schenkte er Schönheit, Liebenswürdigkeit und Fruchtbarkeit – die für die beiden Geschlechter typischen erwünschten Eigenschaften.
Name: Nach der Insel Toposos im Roten Meer. **Fundorte:** Brasilien, USA, Mexiko, Russland, Sri Lanka, Indien, Birma, Mongolei, China, Pakistan, Japan, Kenia, Simbabwe, Madagaskar, Namibia, Nigeria, Norwegen, Australien, Deutschland. **Astrologie:** Den Griechen nach gehört der Stein zum Sternzeichen Waage, bei den Babyloniern zu den im Sternzeichen des Skorpions Geborenen. Anderen Quellen nach gehört der goldene Topas zu den Sternzeichen Löwe und Zwillinge, der blaue zum Schützen und zum Wassermann. **Chakra:** Gelb – Nabel-Chakra und Solarplexus; blau – Hals-Chakra.

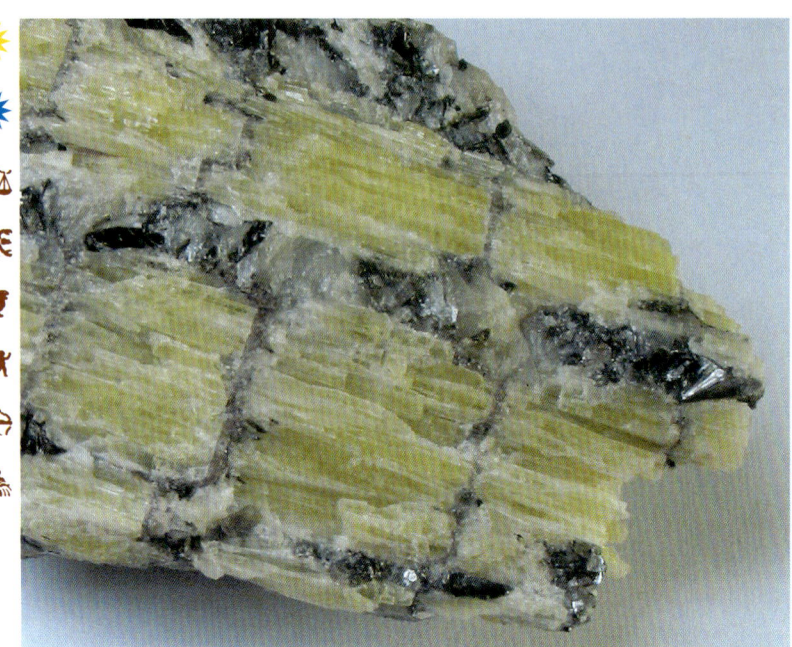

Topas halmförmig (Pyknit), 110 mm, Zinnwald, Deutschland

Der blaue Topas mit seiner kühlen Ausstrahlung und himmlischen Klarheit lindert und beruhigt unser erregtes oder sogar aufgewühltes Gemüt gleich einem lindernden Umschlag auf offener Wunde. Die Reinigung des Nervensystems wird manchmal auch seinem Magnetismus zugeschrieben. Im Halszentrum fördert er eine klare Ausdrucks-

Heilwirkungen: Der Topas wird bei Entzündungen der Atemwege, bei Kopfschmerzen, Schlaflosigkeit und Herzrasen empfohlen. Er verleiht der Stimme einen feinen Klang und kräftigt die Stimmbänder. Durch Topaswasser können leichte Hautprobleme positiv beeinflusst werden wie zum Beispiel Ausschläge, es lindert auch durch Krampfadern verursachte Schmerzen. Blockaden und Verkrampfungen in der Brustgegend, die den Strom der Lebensenergie zwischen dem oberen und unteren Zentrum blockieren, können durch Auflegen eines blauen Topas auf das Hals-Chakra beseitigt werden. Schlaflosigkeit, Appetitlosigkeit, Epilepsie, Gicht, Unfruchtbarkeit und Bindehautentzündung, das alles sind Beschwerden, bei denen der goldene *Topas Imperial* mit seinen feinen Vibrationen helfen kann. Er senkt den Blutdruck, fördert die Verdauung, unterstützt die Behandlung von Leber- und Rückenerkrankungen. Er wirkt vorbeugend gegen Schnupfen. Wird er bei Bronchialentzündungen auf die Brust gelegt, lindert er den Husten. Der weiße bzw. silberne Topas hat positiven Einfluss auf das Drüsensystem, auf den Magen und die Milz. Bei Nierenbeschwerden hilft er beim Entwässern des Körpers. Er gleicht die Schwankungen des Hormonspiegels bei Frauen aus und kann auch bei Gicht wirkungsvoll helfen.

weise, die schöpferische geistige Inspiration und das Streben nach Reinheit und Vollkommenheit. Er unterstützt uns bei der Suche nach neuen Wegen, hilft uns in unserer Unsicherheit, wenn wir nicht weiter wissen, und führt uns aus diesem unendlichen Kreis der Spannungen heraus. Seine blauen Schwingungen bringen uns immer Erleichterung und Entspannung.

Der bekannteste gelbe Topas von den brasilianischen Fundorten, der so genannte goldene Topas, auch *Imperial* genannt, hat oft einen orangefarbenen oder rosa Anflug. Er wird als ein Bote der Sonnenenergie betrachtet. Sein Schimmer übermittelt uns die Botschaft, dass alles Lebendige aus Liebe

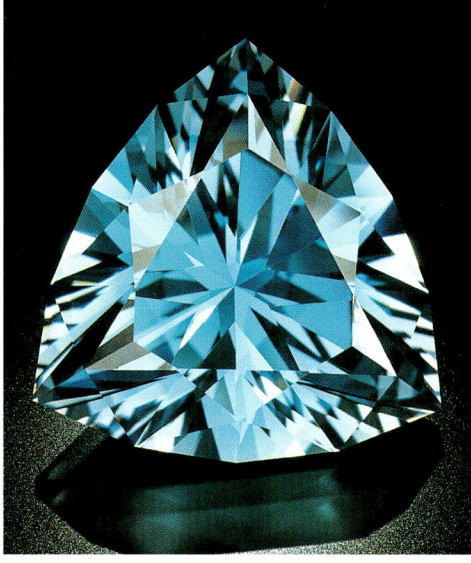

Blauer Topas, 36 ct, Brasilien

und Disharmonie entstehen, anderseits hilft er auch nach einem Nervenschock und bei seelischer Erschöpfung. Im Herzzentrum weckt er unser Mitgefühl und öffnet uns der übersinnlichen Liebe.

„Imperialtopas", Treppenschliff 10 ct, Brasilien

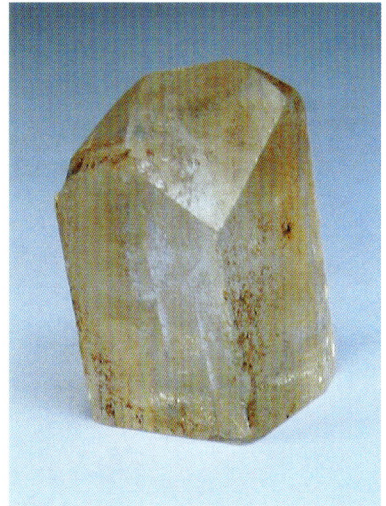

Topas, 55 mm, Brasilien

geboren wurde. Diese einfache Erkenntnis kann für die kranke Seele, die sich in ihrer Unwissenheit durch Depressionen und Angst quält, eine heilende Kraft werden. Aufgelegt über den Nervensträngen des Solarplexus, beseitigt er einerseits Blockaden, die durch unverarbeitete innere Konflikte

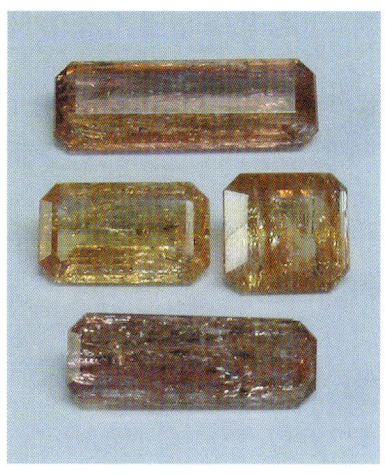

31

Spinell

Oxid MgAl$_2$O$_4$

H – 8. **D** – 3,58-4,06. **F** – farblos, gelb, grün, blau, rot, violett, rosa, braun, schwarz. Die grüne Verfärbung wird durch Beimengungen von Fe und Cu verursacht, die blaue durch Fe, die rote durch Cr, Fe und Zn. Am häufigsten kommt die schwarze Varietät vor, der so genannte *Pleonast,* der durch Beimengungen von Fe stark verfärbt ist. **BM** – Asterismus, manchmal auch Katzenaugeneffekt. **T** – durchsichtig, durchscheinend. **G** – stark glasig. **K** – kubisch: Oktaeder, oft mit Zwillingsbildung. **GE** – in kontaktmetamorphen, magmatischen und in basischen Eruptivgesteinen, Seifen.

Spinell wurde früher für Korund gehalten und erst zu Beginn des 19. Jahrhunderts als selbstständige Varietät anerkannt. Charakteristisch für dieses Mineral ist sein sehr hoher Schmelzpunkt bei 2135 °C. In der Vergangenheit wurde der Spinell als Amulett getragen.

Name: Möglicherweise nach der charakteristischen Form der Kristalle aus dem lateinischen *spina* – Pfeil. **Fundorte:** Birma, Sri Lanka, Thailand, Kambodscha, Laos, Indien, Australien, Pakistan, Kenia, Brasilien, USA, Russland. **Astrologie:** Sternzeichen Skorpion. **Chakra:** Je nach den Far-

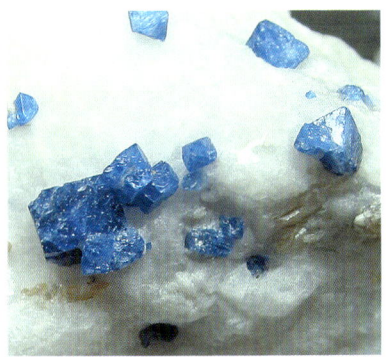

Spinell, xx 4 mm, Shigar, Pakistan

Spinell, 5 mm, Sri Lanka

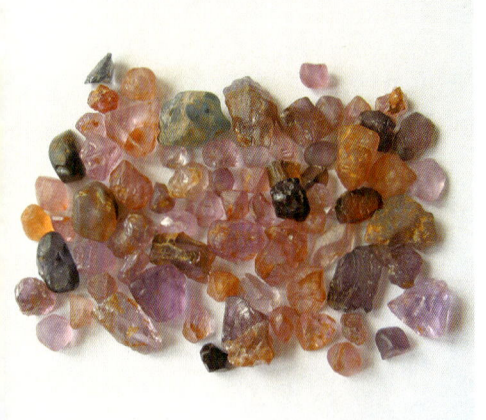

ben, die den einzelnen Chakren entsprechen. **Reinigung:** Die mehrfarbigen Spinelle laden wir nach der Reinigung mit Wasser nur kurz unter Einwirkung von Sonnenstrahlen auf, da sie durch starkes Erhitzen ihre Farben verlieren können. Der schwarze *Pleonast* kann eine große Menge negativer Energie an sich binden. Deshalb muss er nach jedem Gebrauch sorgfältig unter fließendem Wasser gereinigt werden. Danach sollte er auf einem Bergkristall liegend einige Stunden lang direkter Sonnenstrahlung ausgesetzt werden.

Der violette Spinell entspricht mit seinen Eigenschaften und der Farbe dem Scheitel-Chakra und wird auch zu Recht als ein Meditationsstein eingesetzt.

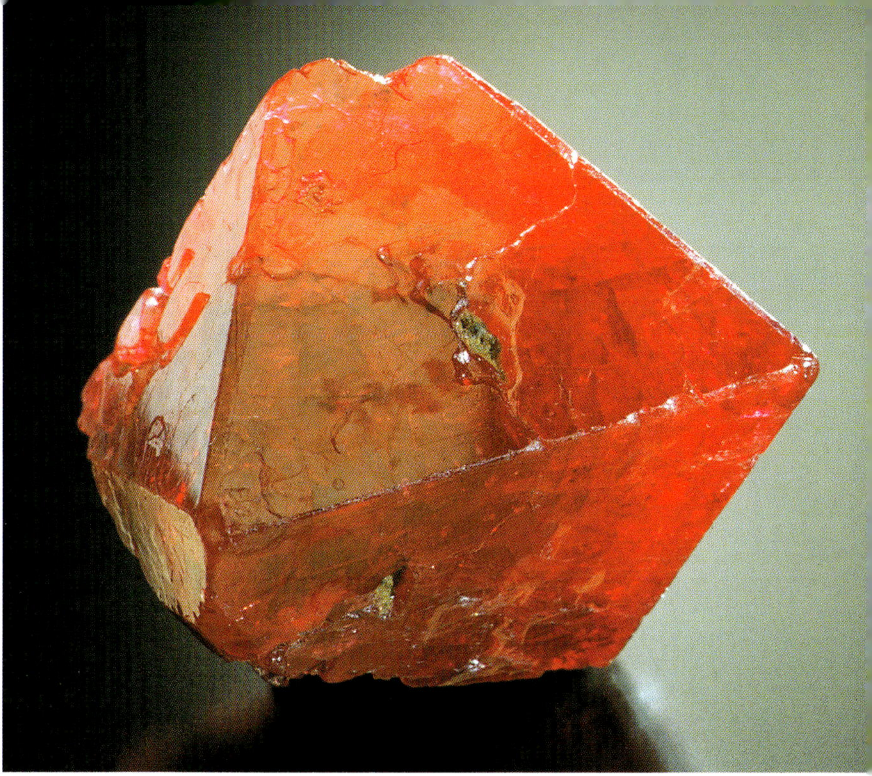

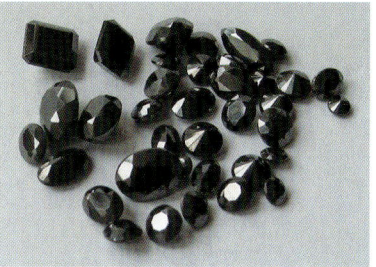

Spinell, 33 mm, Mogok, Birma

Überwiegen in seiner Grundfärbung
blaue Töne, stärkt er den Glauben.
Überwiegen die roten Töne, lindert er
Depressionen, seelische Verwirrung,
Stress und Gereiztheit. Er verringert unsere Ängste vor dem Ungewissen. Spinell ist ein Stein der Fantasie, er fördert
den Idealismus und die Kreativität, die
wichtigsten Voraussetzungen für das
seelische Gleichgewicht und die Harmonie.

*Pleonast, Schliff 4 mm, Jizerská louka,
Tschechische Republik*

Heilwirkungen: Der Spinell wirkt vor allem bei Nerven- und Muskelentzündungen, aber auch bei Entzündungen der Magenschleimhaut. Er verringert die Magenübersäuerung. Auch bei Magengeschwüren kann Spinellwasser sehr hilfreich sein. Erleichterung bringt er auch bei Schmerzen infolge von Verletzungen. Der rote Spinell ist vorwiegend bei Kreislaufbeschwerden und Anämie wirksam. Im *Pleonast*, dem schwarzen Spinell, finden wir einen Verbündeten bei der Beseitigung von Blockaden auf der physischen wie auch auf der psychischen Ebene.

Beryll

Silikat $Al_2Be_3(Si_6O_{18})$

H – 7,5–8. **D** – 2,63–2,90. **F** – grauweiß, gelblich, grünlich. Die Färbung wird durch Beimengungen von Cr und Fe verursacht. **BM** – viele Berylle sind farblich und chemisch zoniert, selten weisen sie Katzenaugeneffekt und Asterismus auf. **T** – durchscheinend, opak. **G** – glasig. **K** – hexagonal: prismatisch, gelegentlich tafelig. **GE** – Pegmatite, Albite, Greisen und Seifen.

Der gemeine Beryll war im alten Judentum ein sehr geschätzter magischer Stein, der den Glauben an Gott festigen sollte. Bei den alten Griechen galt er als der Stein, der die Treue in der Liebe und

Beryll, 130 mm, Sierra da Estrela, Portugal

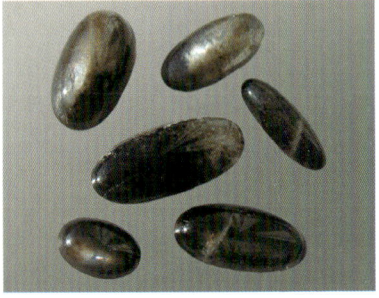

Schwarzer Beryll mit Katzenaugeneffekt, Cabochons 15 mm, Alto Meloque, Mosambik

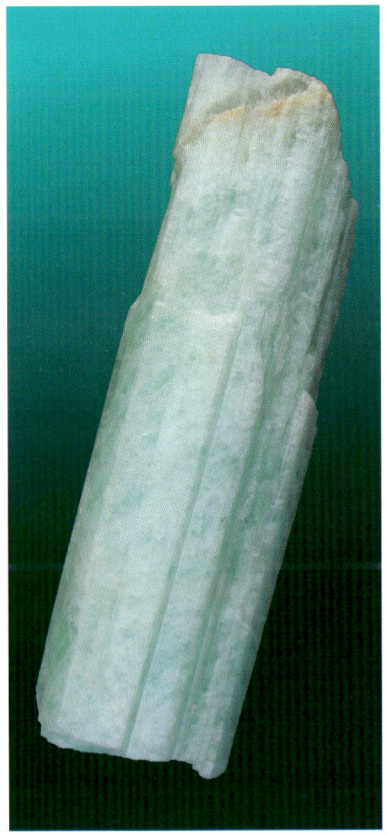

in der Ehe festigt und somit den Familienzusammenhalt symbolisiert. Zudem vermochte er dem Besitzer auch gesellschaftliches Ansehen zu verleihen. Später sollte er Seefahrer beschützen und er wird auch heute noch als Schutzstein auf Reisen mitgenommen, wo er auch das Heimweh stillt.
Name: Vom griechischen *beryllos*, dessen Ursprung im Sanskrit zu suchen ist (das Wort „Brille" ist von Beryll abgeleitet, da seine durchsichtigen Varietäten als Material für die Linsenherstellung verwendet wurden). **Fundorte:** Deutschland, Frankreich, Schweden, Finnland, Ukraine, Angola, Mosambik, Namibia, Zaire, Madagaskar, USA, Brasilien, Afghanistan. **Astrologie:** Sternzeichen Steinbock, Stier, Löwe. **Chakra:** Ebenso wie der Bergkristall stärkt er seine Edelstein-Varietäten im Bereich aller Chakren. **Reinigung:** So wie bei allen seinen Edelstein-Varietäten, nur

sollte die Dauer der Reinigung und Ladung verlängert werden. Da er weniger empfindlich ist, kann er für kurze Zeit auch direktem Sonnenlicht ausgesetzt werden.

Nicht nur die Vibrationen, sondern auch die Form dieser bis zu einige Meter gro-

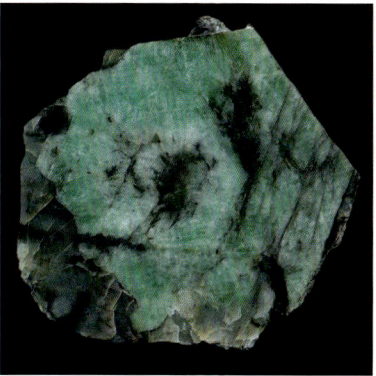

Beryll, Anschliff 100 mm, Tokowaja, Russland

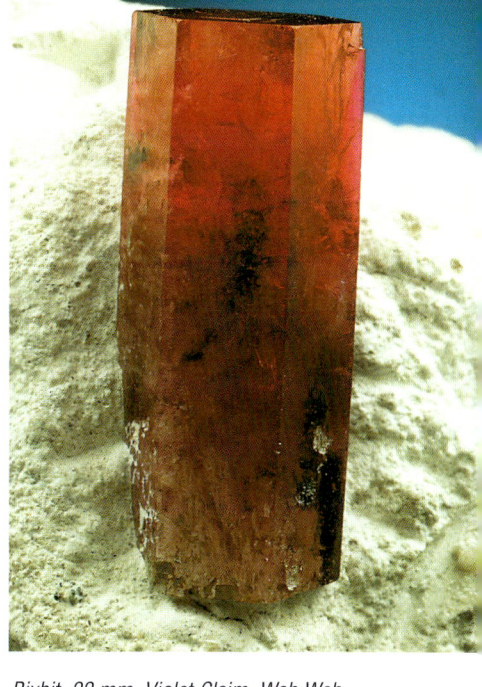

Bixbit, 22 mm, Violet Claim, Wah Wah Mountains, USA

ßen hexaedrischen Kristalle fördern unsere Zielstrebigkeit. Unter seinem Einfluss können wir unsere Kräfte auch für weit liegende Ziele vernünftiger verteilen. Er verleiht uns eine systematische Denkweise und lässt uns darauf folgend auch entsprechend handeln. Durch den Beryll wird unsere Aura kräftiger. Wenn ihre Ausstrahlung rein ist, entsteht ein Energiefeld um uns, das den Menschen, die in seine Reichweite kommen, positive Gefühle vermittelt. Mit anderen Worten: Es wird nur Liebe und Güte von uns angezogen. Dies setzt aber auch bei uns voraus, dass wir ehrbar und in Wahrheit leben, uns weiterentwickeln und alle unsere negativen Eigenschaften eliminieren.

Heilwirkungen: Der Beryll wirkt kräftigend auf das altersbedingt geschwächte oder kranke Sehvermögen. Wir können flache Trommelsteine auf die Augenlider auflegen, manchmal ist es allerdings wirksamer, die Augen täglich morgens und abends mit Beryllwasser zu spülen. Beryll hilft des Weiteren bei Blähungen, Durchfall, er stärkt das Herz, reguliert den Kreislauf, reinigt verkalkte Arterien und ist auch ein wirksames Hilfsmittel bei der Behandlung von Krebs im Anfangsstadium. Mit seiner Hilfe können Menstruationsschmerzen gelindert werden, und er hat eine positive Wirkung bei Risikoschwangerschaften. Er trägt zur Heilung von Magen- und Darmentzündungen bei und in Form eines Bades hilft er auch bei Hämorrhoiden. Beryll lässt sich im Bereich aller Chakren anwenden und kann auf den Beschwerdestellen auch zur Unterstützung der Wirkung seiner Edelstein-Varietäten eingesetzt werden.

Smaragd

Silikat $Al_2Be_3(Si_6O_{18})$

(die grüne, wertvollste Beryll-Varietät)

H – 7,5-8. **D** – 2,67-2,90. **F** – smaragdgrün, dunkelgrün. Die Färbung wird durch Beimengungen von Cr und V verursacht. **BM** – Katzenaugeneffekt, selten Asterismus. **T** – durchsichtig bis durchscheinend, opak. **G** – glasig. **K** – hexagonal: prismatisch, horizontal gerieft, manchmal mit kleinen Pyramiden abgeschlossen. **GE** – metamorphe Schiefer und Kalkstein, hydrothermale Gänge, Pegmatite.

Der Smaragd wird seit alters her als einer der wertvollsten Edelsteine geschätzt. Er gehört zu den Apostelsteinen, ist in der Bibel erwähnt und durfte in Kronjuwelen und Kultgegenständen nicht fehlen. Im Mittelalter wurde bei Kopfschmerzen empfohlen, ein Rohstück kurz anzuhauchen und dann damit die Schläfen und die Stirn einzureiben. Er sollte auch gegen Behexung und beim Hellsehen helfen.
Name: Vom griechischen *smaragdos* – grüner Stein. **Fundorte:** Ägypten, Kolumbien, Brasilien, Russland, Sambia, Simbabwe, Nigeria, Ghana, Tansania, Namibia, Indien, Pakistan, Afghanistan, Australien, Österreich. **Astrologie:** Sternzeichen Löwe. **Chakra:** Herz, Stirn, Scheitel. **Reinigung:** Der Smaragd ist ein sehr empfindlicher Stein, der jede Spannung, also auch negative Vib-

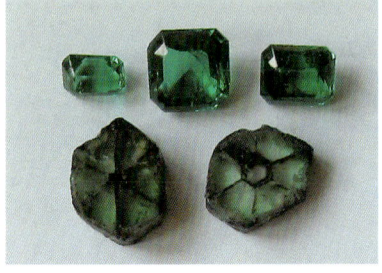

Trapiche-Smaragde und Treppenschliff, 5 mm, Muzo, Kolumbien

Smaragd, xx 40 mm, Isumrudnyje kopi, Ural, Russland

rationen unseres Organismus absorbiert. Wenn wir eine sehr starke negative Energie ausstrahlen und den Smaragd nicht sorgfältig und regelmäßig reinigen, kann er diese Energie nicht mehr absorbieren. Es entstehen Risse und er kann zerbersten. Es ist deshalb notwendig, den Smaragd nach jeder Anwendung sorgfältig mit lauwarmem Wasser

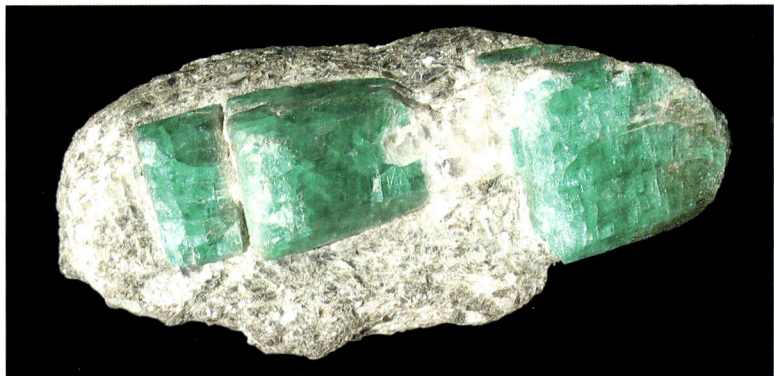

zu reinigen, und wir dürfen auch seine Kräfte nicht übermäßig strapazieren. Der Stein darf nicht mit Ultraschall oder Dampf gereinigt werden, er darf auch keinen starken Temperaturschwankungen ausgesetzt werden und nur kurz unter Einwirkung von indirektem Sonnenlicht geladen werden.

Das tiefe Grün des Smaragds spricht direkt zu unserem Herzen. Er symbolisiert die Reinigung, Regeneration, die Verbindung der Materie mit dem Geist, des Irdischen mit dem Absoluten, dem Göttlichen. Er weckt in unserem Herzen das Gefühl der übersinnlichen Liebe. Er verklärt unsere Gefühle für alles Lebendige, vertieft unser Mitgefühl mit dem Leiden um uns und lässt uns innerlich aufblühen. Er lehrt uns zu horchen und zu verstehen. Mit seiner Hilfe können wir Bande der Liebe zu allem knüpfen, was unsere Hilfe und unser Verständnis benötigt. Er führt uns auf dem Wege der Demut zur Wahrheit. Er stärkt das Gedächtnis und unterstützt den Intellekt, verringert den Stress und lindert Depressionszustände.

Die Wirkung des Smaragds wird in der Nähe anderer Steine verringert. Eine Ausnahme bilden nur der Bergkristall und der Diamant, die Könige der Edelsteine und des weißen Lichts, die seine Wirkung so-

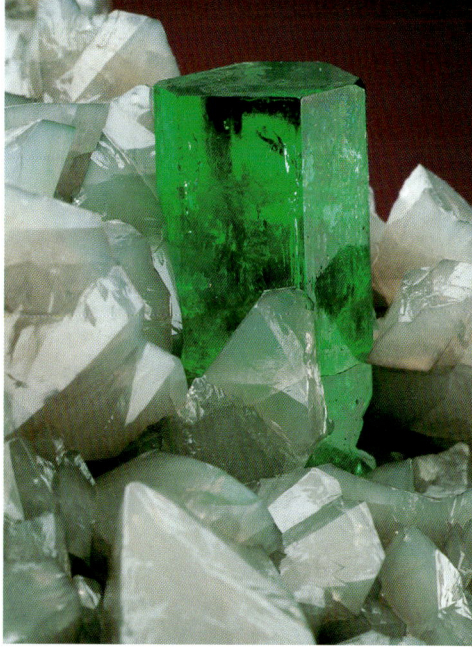

Smaragd, x 25 mm, Boyacá, Kolumbien

gar noch steigern können. Wenn er sich in der Nähe eines Rubins oder Saphirs befindet, was wir heutzutage bei Juwelen oft beobachten können, kann er sogar physisch beschädigt werden. Die starken Vibrationen dieser Steine können beim Saphir Risse verursachen.

Heilwirkungen: Auf das Herz-Chakra aufgelegt stärkt der Smaragd und verjüngt das Herz. Er wirkt ausgleichend auf schwankenden Blutdruck, hemmt epileptische Anfälle und Malariaanfälle, hilft bei der Behandlung von Gicht und Rheumatismus. Mit Smaragdwasser können Falten geglättet werden, und es stärkt die nachlassende Sehkraft. In der Vergangenheit wurden auf diese Art auch Augenentzündungen behandelt. Heute wird das Smaragdwasser vorwiegend bei Blähungen, Gallen- und Leberbeschwerden, Sodbrennen, Magengeschwüren und Herzschwäche empfohlen. Um die Wirkung zu steigern, können zugleich auch Kristalle oder Rohstücke direkt auf die betroffenen Stellen aufgelegt werden. Die neuesten Erkenntnisse und Erfahrungen bestätigen die Heilwirkung des Smaragds bei epidemieartigen Infektionserkrankungen, wie zum Beispiel bei Grippe, Angina, Dysenterie, Durchfall und Magenvergiftungen. Seine Anwendung wird auch bei Entzündungen der Nasen- und Stirnnebenhöhlen, bei Migräne, Diabetes, Multipler Sklerose und Parkinsonscher Krankheit empfohlen. Er stärkt das gesamte System unseres Körpers und hilft bei der Behandlung von Schilddrüsenerkrankungen, bösartigen Geschwüren und Leukämie.

Aquamarin

(blaue bis grüne Beryll-Varietät)

Silikat $Al_2Be_3(Si_6O_{18})$

H – 7,5–8. **D** – 2,68-2,80. **F** – hellblau bis dunkelblau, blaugrün. Die Färbung wird durch Beimengungen von Fe^{2+} und Fe^{3+} verursacht. **BM** – selten Katzenaugeneffekt. **T** – durchsichtig, durchscheinend. **G** – glasig. **K** – hexagonal: prismatisch, horizontal gerieft. **GE** – pegmatitisch, Seifen.

Dem Aquamarin wurde von den mittelalterlichen Astrologen die Macht zugeschrieben, dass er die stürmische See beruhigen könne. Bereits im 14. Jahrhundert wurde er zur Herstellung von Brillengläsern verwendet.

Aquamarin, 70 mm, Pakistan

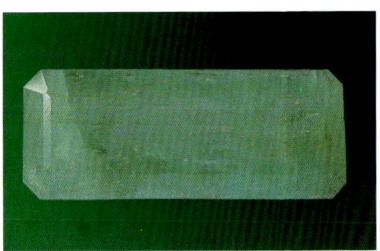

Aquamarin, Treppenschliff 25 ct, Brasilien

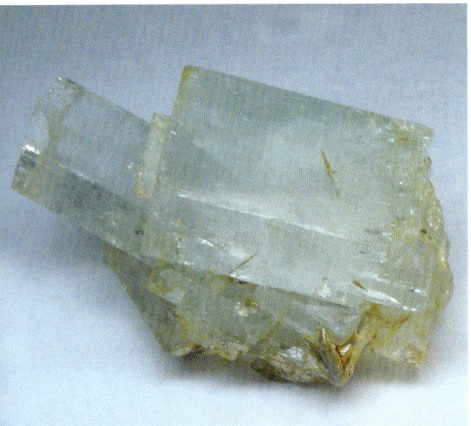

Name: Benannt nach der Farbe der See – *aqua marina*. **Fundorte:** Brasilien, Madagaskar, USA, Russland, Pakistan, Simbabwe, Tansania, Republik Südafrika, Mosambik, Kenia, Namibia, Sri Lanka. **Astrologie:** Sternzeichen Wassermann, Fische, Waage und Zwillinge. **Chakra:** Hals, Stirn, Solarplexus. **Reinigung:** Da der Aquamarin im Sonnenlicht sehr schnell seine Farbe verliert, wird er nach sorgfältiger Reinigung mit Wasser außer Reichweite direkter Sonnenstrahlen

Heilwirkungen: Im Halszentrum beseitigt der Aquamarin Blockaden, reinigt die Stimme und klärt Worte. Er wirkt unterstützend bei der Behandlung von Erkrankungen der Atemwege, der Schleimhäute und der Lunge, lindert Husten und asthmatische Beschwerden. Er bringt Linderung bei Keuchhusten und Diphtherie. Er beeinflusst und korrigiert die Drüsenfunktion, löst Verspannungen im Nacken und spastische Lähmungen. Ein Aquamarin-Rohstück in den Mund gelegt kann Kiefer-, Zahnfleisch- und Zahnschmerzen lindern. Die innere und äußere Sehkraft stärken wir durch Auflegen eines größeren Kristalls auf das Zentrum des Dritten Auges und zwei kleinerer flacher Trommelsteine auf die Augenlider. Bei Magen- und Leberbeschwerden legen wir den Stein auf den Solarplexus, wobei wir auf nüchternen Magen einige Schlucke Aquamarinwasser einnehmen. Mit dem Wasser können auch Hautentzündungen und Allergien durch Einreibung behandelt werden.

auf einen bereits geladenen Bergkristall gelegt. Der Bergkristall vermittelt ihm die notwendige Energie. Falls wir keinen Bergkristall haben, laden wir den Stein bei Tageslicht ohne direkte Sonneneinstrahlung.

Der Aquamarin ist der Stein des Meeres und seiner Farbe, der Stein des Wasserelements, in dem sich der azurblaue, wolkenlose Himmel widerspiegelt. Sein durchscheinender Schimmer der unendlichen Weiten verklärt unsere Seele, erhellt und reinigt sie. Er ist der Stein der Mystiker und der Suche nach dem reinen Herzen. Durch ihn bewahren wir uns die Unschuld und die Reinheit der Sinne. Sein Strahl bringt Licht und Glanz in alle versteckten Winkel der Seele. In den düsteren und hoffnungslosen Zeiten lindert er durch einen Hoffnungsschimmer Depressionen und Weltschmerz.

Den alten Überlieferungen nach war der Aquamarin ein Stein der Visionäre, der Mystiker und Heiler. In gewisser Hinsicht gilt er als solcher auch noch heutzutage. Er sollte seinem Besitzer ewige Jugend, die Treue des Partners, die

Aquamarin auf Rauchquarz, x 25 mm, Schorlova Gora, Russland

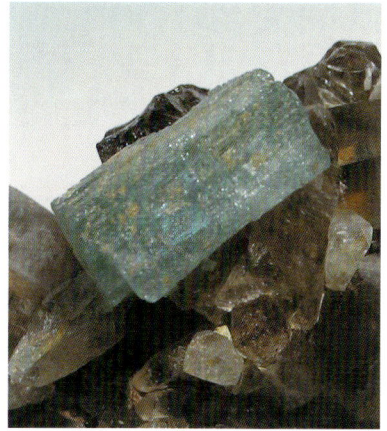

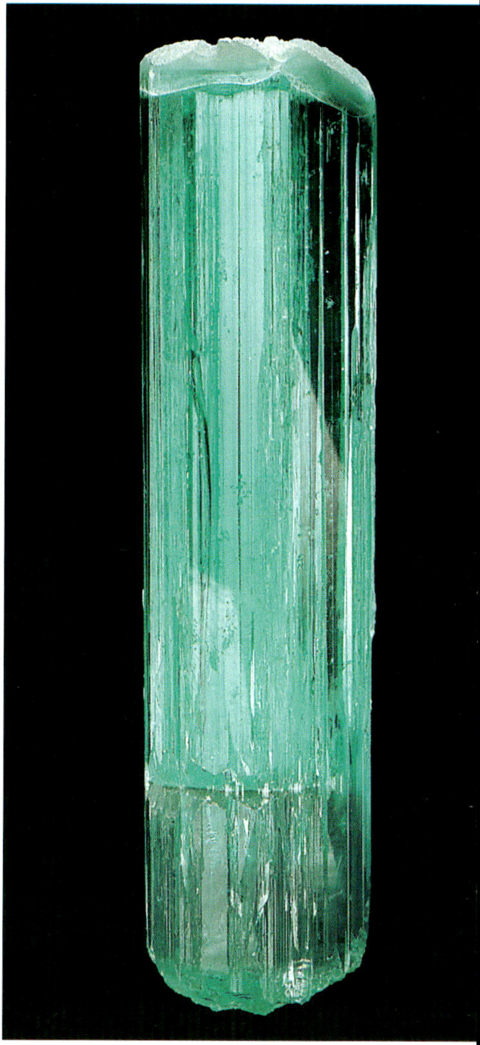

Aquamarin, 132 mm, Shigar, Pakistan

Glückseligkeit der Liebe und Glück im Leben bringen. Sein klärender Schein gibt unserem Gemüt ein Gefühl der Zufriedenheit, dämpft unsere Gereiztheit und Aggression und sichert das Gleichgewicht. Er ist ein Stein der Meditation, unser geistiger Begleiter.

Heliodor
(goldene bis grünliche Beryll-Varietät)

Silikat $Al_2Be_3(Si_6O_{18})$

H – 7,5–8. **D** – 2,75. **F** – goldgelb, gelb mit grünlichem oder honigfarbenem Anflug, zitronengelb. Färbung durch Beimengungen von Fe, Cr. **BM** – selten Asterismus und Katzenaugeneffekt. **T** – durchsichtig, durchscheinend. **G** – glasig. **K** – hexagonal: prismatische, oft vertikal geriefte Kristalle. **GE** – pegmatitisch.

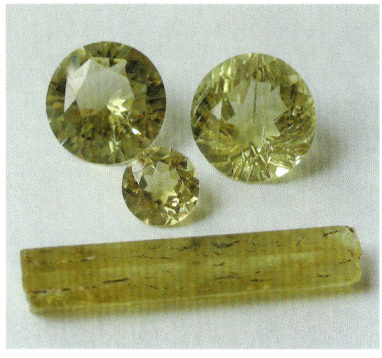

Heliodor, x 70 mm, Brillantschliff 20 ct, Brasilien

Wegen seiner feinen Farbschattierungen und der hohen Schliffqualität ist Heliodor ein gesuchter und geschätzter Edelstein.
Name: Nach dem griechischen *helios doron* – Geschenk der Sonne. **Fundorte:** Namibia (mit Beimengungen von Uran, dadurch schwach radioaktiv), Madagaskar, Simbabwe, Botswana, Brasilien, USA, Indien, Sri Lanka, Ukraine, Russland. **Astrologie:** Sternzeichen Löwe. **Chakra:** Nabel, Solarplexus. **Reinigung:** So wie bei den anderen Edelstein-Varietäten des Berylls reinigen wir ihn nach jeder Anwendung sorgfältig mit Wasser und laden ihn bei indirektem Sonnenlicht auf.

Heliodor ist ein Stein der Aufklärung und des tiefen Gefühls in der geistlichen Sphäre. Bei der Meditation legen wir den Stein auf den Solarplexus und auf das Herz-Chakra, wo er unsere Unruhe und zerstreute Gedanken beruhigt. Wie von einem goldenen Lichtstrahl werden wir in den Mittelpunkt unseres Geistes geführt. Sein Schein reinigt den Übergang zwischen Bewusstsein und Unbewusstsein unseres Inneren. Er hilft uns somit die alten Muster und Hemmungen aus dem Unterbewussten ins Bewusste zu heben, um sie dann dort verarbeiten zu können.

Heilwirkungen: Als harmonisierendes Element bringt der Heliodor alle Prozesse im Organismus zum Einklang. Er beeinflusst vor allem die Herztätigkeit und den Herzrhythmus, den Kreislauf, die Blutzirkulation zwischen Herz und Lunge, er fördert die Sauerstoffversorgung des Bluts, was wiederum zur Beseitigung von Schadstoffen beiträgt. Seine stärkste Wirkung entwickelt er aber in der Gegend des Solarplexus. Dort schützt er die Nervenstränge und verhindert Schäden, die zur Beeinträchtigung der Funktionen der entsprechenden Organe beitragen könnten. Auf dem Nabel-Chakra beeinflusst er positiv den Verdauungstrakt. Durch Auflegen auf die Augenlider können wir den Prozess zunehmender Kurz- sowie Weitsichtigkeit verlangsamen. Wir müssen jedoch mit seiner schwachen Radioaktivität rechnen, deshalb wird er auf dem Körper nur für kurze und unbedingt notwendige Zeit aufgelegt. Auf keinen Fall kann der Stein den ganzen Tag getragen werden.

Morganit

(rosa bis violette Beryll-Varietät)

Silikat $Al_2Be_3(Si_6O_{18})$

H – 7,5–8. **D** – 2,71-2,9. **F** – rosa, rosarot, violett. Färbung wird durch Beimengungen von Cs, Li und Mn verursacht. **BM** – selten Katzenaugeneffekt. **T** – durchsichtig, durchscheinend. **G** – glasig. **K** – hexagonal: kurzprismatische Kristalle. **GE** – pegmatitisch, Seifen.

Morganit ist eine seltene Beryll-Varietät. Unter diesem Namen ist er erst seit 1911 bekannt.

Von Fundorten in den USA stammt der *Bixbit*. Dieser Beryll weist eine satte rote Färbung auf, bildet aber kleinere Kristalle.

Name: Nach dem amerikanischen Sammler J. P. Morgan (in Russland wird er nach dem russischen Mineralogen als *Worobjewit* bezeichnet). **Fundorte:** USA, Brasilien Madagaskar, Mosambik, Simbabwe, Namibia, China, Italien, Russland, Kasachstan. **Astrologie:** Sternzeichen Waage und Stier. **Chakra:** Herz, Solarplexus. **Reinigung:** Wie bei den anderen Farbvarietäten des Berylls muss auch der Morganit sorgfältig und regelmäßig mit Wasser gesäubert werden. Er wird nur unter Einwirkung von indirektem Sonnenlicht geladen, sonst könnte der Stein seine Farbe vollkommen verlieren.

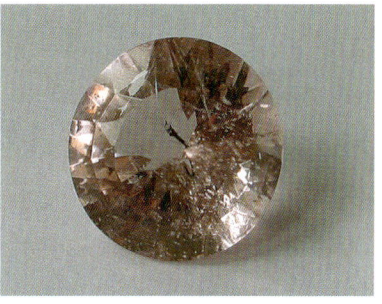

Morganit, Brillantschliff 45 ct, Pala, Kalifornien, USA

Morganit ist ein Stein der Reinheit des Herzens und des klaren inneren Blicks. Seine Vibration ist zart, kaum bemerkbar, aber wenn wir ihn mit notwendiger Sorgfalt behandeln, säubern und ihn, falls möglich, immer auf dem Herzen tragen, ist seine Wirkung von langer Dauer und ununterbrochen.

Heilwirkungen: Die zarten rosa Farbtöne des Morganits wecken in uns das Mitgefühl mit allem Lebenden um uns und den Respekt vor der göttlichen schöpferischen Kraft. Mit seiner Hilfe können wir in uns derbe Angewohnheiten, Rücksichtslosigkeit, Fanatismus und schlechte Sitten Schritt für Schritt beseitigen. Er hat eine positive Wirkung auf die Lungenfunktion. Er wirkt anregend auf den Stoffwechsel. Seine beruhigende Kraft wirkt vorbeugend gegen stressbedingte Erkrankungen. Er stärkt schlaffe Muskeln, lindert Muskelschmerzen und wirkt krampfhemmend. Wirksam in solchen Fällen ist eine Massage mit dem Morganitstein. Es wird auch ein lindernder Einfluss bei chronischen Nierenbeschwerden wie zum Beispiel Entzündungen, Harnleiterbrennen, Nierensteinen und Nierensand, Blasenschwäche usw. angegeben. Die regelmäßige Einnahme von Morganitwasser am Morgen kann durch das Auflegen von Steinen auf die betroffenen Stellen unterstützt werden. Der dunkelrote Beryll *Bixbit* fördert unsere äußere und innere Aktivität.

41

Chiastolith

Silikat Al$_2$[O(SiO$_4$)]

(Andalusit-Varietät, der so genannte Kreuzstein)

H – 6,5-7,5. **D** – 3,13-3,17. **F** – grau, braun, verursacht durch Beimengungen von Mn, die Färbung der Kreuzes durch C. **BM** – im Querschnitt erscheint das dunkle Kreuz auf hellem Grund (bzw. umgekehrt). **T** – opak, im Schliff durchscheinend. **G** – matt. **K** – rhombisch: prismatische Kristalle mit rechteckigem Querschnitt. **GE** – pegmatitisch, Seifen.

Der Chiastolith wurde wegen seines charakteristischen Kreuzes schon immer als Amulett geschätzt und angewandt. Die vertikale so genannte männliche Linie steht für das Göttliche, Intellektuelle, Positive und Aktive. Die horizontale so genannte weibliche Linie hingegen ist irdisch, rational, negativ und passiv. Er symbolisiert als Gesamtheit die Vereinigung der Gegensätze, die menschliche Identität. Der Kreuzungspunkt der Linien symbolisiert den Mittelpunkt, unser Herz, das Zentrum der Liebe. Nach der chinesischen Symbolik ist das Kreuz auf dem Quadrat das Zeichen für die Erde und umschrieben mit einem Kreis das Zeichen für den Himmel.

Name: Nach dem griechischen *chiastos* – Kreuz. **Fundorte:** Australien, China, Russland, USA, Chile, Algerien, Spa-

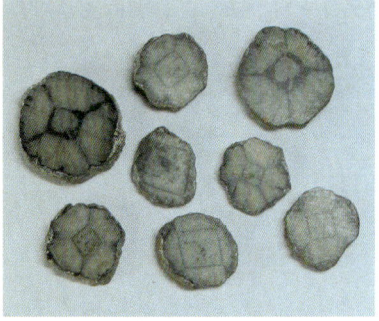

Chiastolith, Schnitt 15 mm, Modac, Kalifornien, USA

nien, Frankreich. **Astrologie:** Sternzeichen Stier. **Chakra:** Nabel, Solarplexus. **Reinigung:** Über Nacht im Glas mit Wasser oder einige Minuten unter fließendem Wasser. Chiastolith wird gute zwei Stunden unter Einwirkung von Sonnenstrahlen aufgeladen.

Unser ganzes Leben lang tragen wir in uns das Kreuz, den Gegensatz des Guten und Bösen, das Karma, das Schicksal, das wir uns mit unseren Gefühlen, unserem Denken und unseren Taten erschaffen. Unser eigenes Ego stellt unser Kreuz dar. Bei der Meditation mit diesem Stein sollten wir uns dieser Wahrheit bewusst werden und all unser Streben zum Guten wenden. Das Kreuz symbolisiert auch das Gleichgewicht der Vollkommenheit. In seiner Mitte, in der Oase des Friedens und der Glückseligkeit, befindet

Chiastolith, Cabochons 20 mm, China

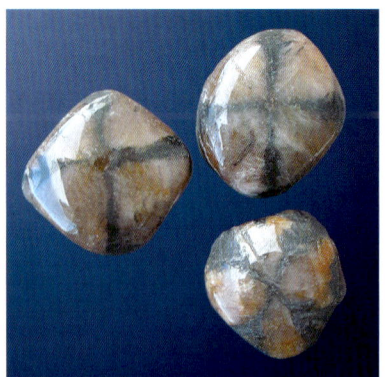

Heilwirkungen: Chiastolith fördert unsere Bewegungsorgane, vor allem das Bindegewebe, Gelenke und die Knochen. Er heilt verschiedene akute Lähmungen und verzögert den Prozess bei Multipler Sklerose. Er vertieft den Schlaf, vor allem im Anfangsstadium. Bei Erschöpfung und stressbedingter Müdigkeit sowie bei seelischer Unausgewogenheit wird der Chiastolith auf den Solarplexus aufgelegt. Bei Rheumafieber oder Gicht ist es empfehlenswert, ihn eher auf das Nabel-Chakra zu legen. Das Chiastolithwasser verleiht uns auch bei Morgenmüdigkeit, wenn wir durch den Schlaf nicht genug Kräfte sammeln konnten, die benötigte Energie.

sich die Erlösung, das Nirwana, die Befreiung aus dem Alltagstrott. Mit Hilfe des Chiastoliths werden wir uns

Chiastolith, x 75 mm und Querschnitte, Bimbowrie, Australien

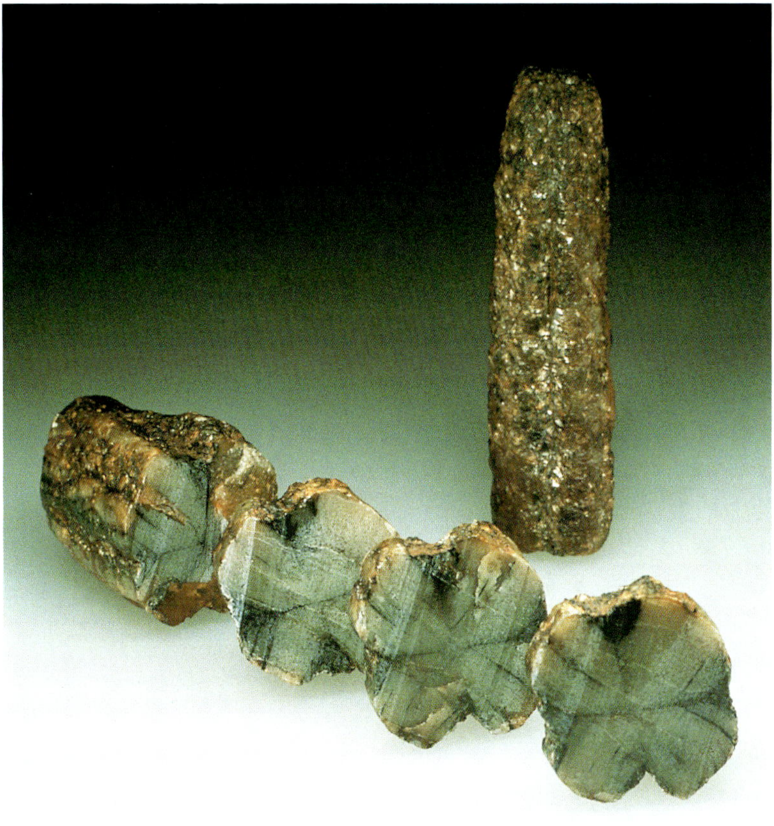

unserer eigenen Identität und unserer Lebensaufgabe bewusst. Er stärkt unsere Standhaftigkeit und unseren Glauben, wenn uns einmal ein Gefühl der Vergeblichkeit und der Hoffnungslosigkeit einholt.

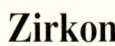

Zirkon

Silikat ZrSiO$_4$

H – 6,5-7,5. **D** – 3,9-4,8. **F** – farblos *(Matura-Diamant)*, gelb *(Jargon)*, rotbraun bis orangerot *(Hyazinth)*, grün bis blau *(Starlit)*. Die Färbung wird durch Beimengungen von Y, Nb, V und Lanthanoiden verursacht. **BM** – selten Katzenaugeneffekt; hat nach dem Diamanten die höchste Lichtbrechung und Dispersion. **T** – durchsichtig, durchscheinend. **G** – glasig, diamantartig, fettig. **K** – tetragonal: prismatische Kristalle, manchmal dipyramidal. **GE** – magmatisch, pegmatitisch, Seifen.

Der rot bis orange gefärbte Hyazinth wurde bereits seit der Antike als Talisman gegen Vergiftungen und Schmerzen getragen. Im Mittelalter war der Jargon als Stein der Weisheit sehr geschätzt, der auch vor bösen Geistern schützen sollte. Wie beim Heliodor sollte seine schwache Radioaktivität in Betracht gezogen werden. Deshalb sollte er nur für kurze Zeit mit dem Körper in Kontakt sein. **Name:** Abgeleitet von der chemischen Zusammensetzung. **Fundorte:** Sri Lanka, Birma, Thailand, Australien, Russland, Madagaskar, Republik Südafrika, Tansania, Brasilien, Kanada. **Astrologie:** Hyazinth – Sternzeichen Schütze und Stier; Starlit – Sternzeichen Jungfrau. **Chakra:** Den Farben entsprechend: Hyazinth – Sakral-Chakra; Jargon – Nabel-Chakra (Solarplexus); Starlit – das Dritte Auge und das Stirn-Chakra. **Reinigung:** Die Steine werden

Zirkon, Rohsteine 12 mm, Tansania

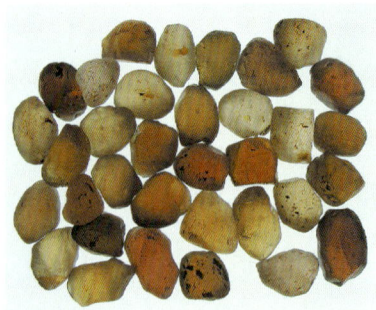

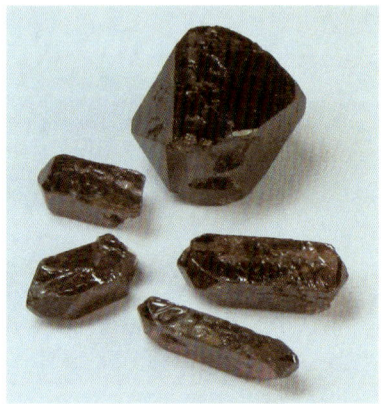

Zirkon, xx 15 mm, Singida, Tansania

über Nacht sorgfältig in einer Schüssel mit Wasser gereinigt, anschließend werden sie auf einem Bergkristall unter Einwirkung von indirektem Sonnenlicht geladen.

Der *Hyazinth* gehört durch seine Farbtöne von Rot bis Orange dem Zentrum der Milz und der Vitalität an. Oft weist er einen braunen Ton auf, der eigentlich als sein Grundton zu betrachten ist. In dieser Farbe vereinen sich drei Farbtöne: Rot (Energie), Gelb (Intelligenz) und Blau (Ruhe und Selbstbeherrschung). Er fördert unsere Menschenkenntnis und die daraus resultierende Toleranz, Geduld und Güte. Er verleiht uns innere Sicherheit, stärkt den Optimismus und die Standhaftigkeit. Einer-

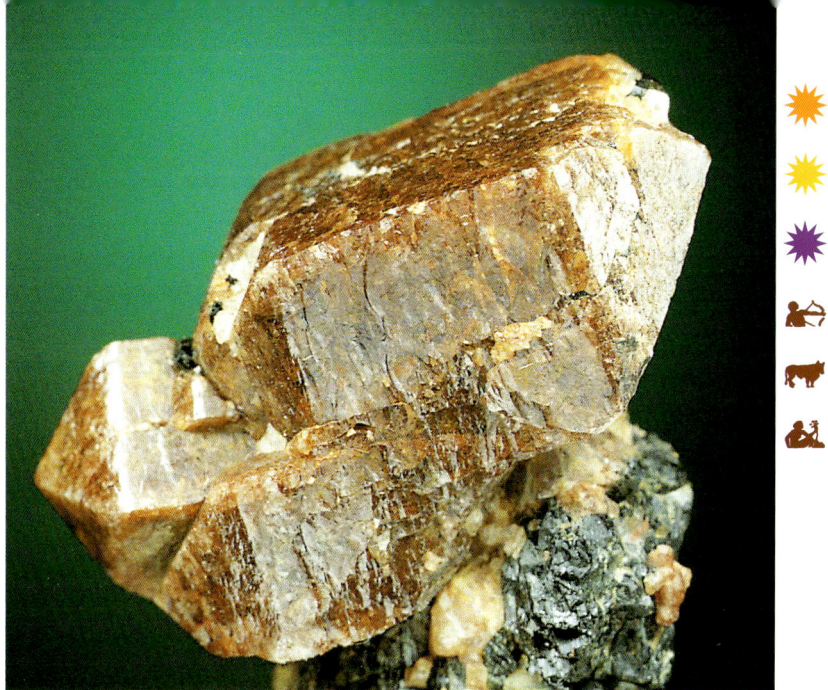

Zirkon, xx 24 mm, Kipawa, Quebec, Kanada

seits unterdrückt er überschüssige Energie, dämpft unseren Ärger, hemmt das Aufbrausende in uns und unsere Besessenheit. Andererseits vertreibt er melancholische Anwandlungen sowie körperliche und seelische Erschöpfung. Durch seine ausgeglichene Vibration bleibt der harmonische Einklang aller Organe erhalten.

Starlit ist die tiefblaue Zirkon-Varietät, deren Zentrum das Dritte Auge und das Stirn-Chakra ist. Er beruhigt mit seinem tief gleißenden Strahl seelische Erregung und unterstützt das rationale Denken. Richten wir bei der Meditation unseren Blick in sein Blau, entdecken wir in uns Eigenschaften wie Anteilnahme, Mitgefühl und Interesse den anderen gegenüber. Durch ihn sind wir uns der Vergänglichkeit bewusst, wodurch wir dem Wesentlichen vor dem Unwichtigen, Materiellen, Vorrang geben und so den Sinn des Lebens finden.

Heilwirkungen: Der *Hyazinth* fördert das Stoffwechselsystem, wirkt lindernd bei Asthma, Bronchial- und Atemwegserkrankungen. Durch das Trinken von Hyazinthwasser wird die Tätigkeit der Bauchspeicheldrüse, der Leber und der Milz angeregt und die Heilung von Magen und Gedärmen unterstützt. Durch Einreiben können Hauterkrankungen geheilt werden. Der Überlieferung nach soll er auch bei Geburten helfen. *Starlit* heilt vor allem Bronchien- und Lungenerkrankungen. Hier werden Steine oder Umschläge aufgelegt. Bei Allergien und Hauterkrankungen werden die betroffenen Stellen mit Starlitwasser eingerieben. Zur Appetitanregung und Verdauungsförderung kann das Wasser auf nüchternen Magen eingenommen werden. Starlit hilft auch bei Störungen der Leber-, Milz- und Bauchspeicheldrüsenfunktion.

Granat

(Mineraliengruppe mit ähnlichen Eigenschaften)

Silikat $X_3Y_2(SiO_4)_3$; X^{2+} – Mg, Fe, Ca, Mn; Y^{3+} – Al, Fe, Cr, Ti, Zr, V

H – 6,5-7,5. **D** – 3,4-4,3. **F** – zu den bekanntesten gehören: *Almandin* (violettrot); *Andradit* (rotbraun) mit den Varietäten *Demantoid* (grün) und *Melanit* (schwarz); *Grossular* mit den Varietäten *Tsavorit* (smaragdgrün) und *Hessonit* (rotbraun), *Pyrop* (rot), *Rhodolith* (violettrot, rosa), *Spessartin* (gelb, orange, rotbraun, braun), *Uwarowit* (smaragdgrün). Die Färbung wird durch Beimengungen von Cr und Fe verursacht. **BM** – selten kann bei Cabochon-Schliff Katzenaugeneffekt auftreten, manchmal rufen mikroskopische Einschlüsse von Rutilnadeln Asterismus hervor. **T** – durchscheinend bis opak. **G** – fettig, seidig bis glasig. **K** – kubisch: rhombododekaedrische und trapezoedrische Kristalle, extrem selten Oktaeder und kubische Kristalle. **GE** – magmatisch, metamorph, pegmatitisch, oft auch in Edelsteinseifen.

Zur Granatgruppe gehören zwölf selbstständige Edelsteine. Als schönster gilt der *Böhmische Granat*, ein taubenblutroter Pyrop, der seit dem 16. Jahrhun-

Grossular, 63 mm, Jeffrey Quarry, Asbestos, Quebec, Kanada

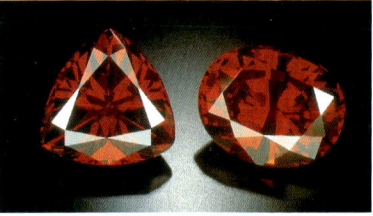

Spessartin, 15,5 und 16,45 ct, Pakistan

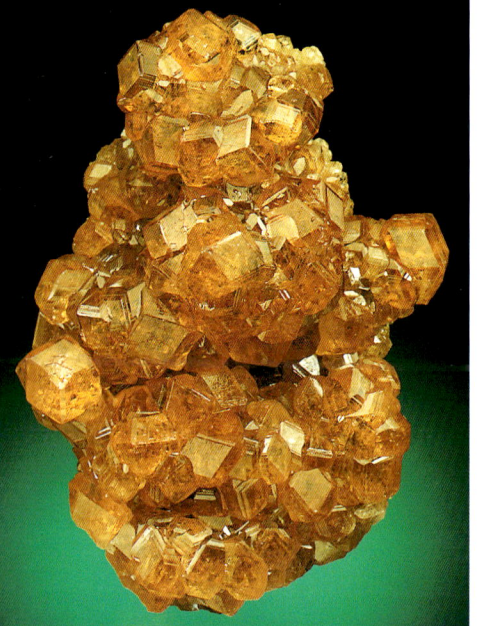

dert als Amulett gegen den bösen Blick getragen wird. Dem Granat wird aber auch die magische Kraft der Liebe zugeschrieben.

Obwohl er im Allgemeinen mit der roten Farbe und den roten Farbtönen in Verbindung gebracht wird, kommt er in allen Farben außer in Blau vor.

Name: Vom lateinischen *granum* – Korn (bzw. Granatapfel). **Fundorte:** Republik Südafrika, Russland, USA, Brasilien, Argentinien, Australien, Tansania, Zaire, Simbabwe, Nigeria, Madagaskar, Kenia, Sri Lanka, Indien, Pakistan, Mongolei, Österreich, Deutschland, Italien, Tschechische Republik. **Astrologie:** Sternzeichen Löwe, Widder und Skorpion. **Chakra:** Grund-Chakra, Herz-Chakra, bei Bedarf auch die anderen Chakren; Melanit – Neben-Chakra der Hände. **Reinigung:** Die Granate

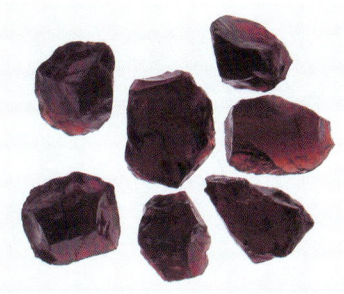

Almandin, Rohsteine 10 mm, Tansania

werden unter fließendem lauwarmem Wasser gereinigt oder man legt sie über Nacht in eine Schüssel. Unter der Einwirkung von Sonnenstrahlen kann man sie beliebig lange laden, bis wir ihre reinigende Glut verspüren.

Granat ist ein Stein des Feuers und der Leidenschaft, aber auch der Verwandlung und der Reinheit des Herzens. Er verleiht Leben spendende Energie, sexuelle Vitalität, grenzenlose Fantasie und die Sehnsucht, das bisher Unbekannte zu erforschen. Er regt uns ständig zu immer währender Tätigkeit an

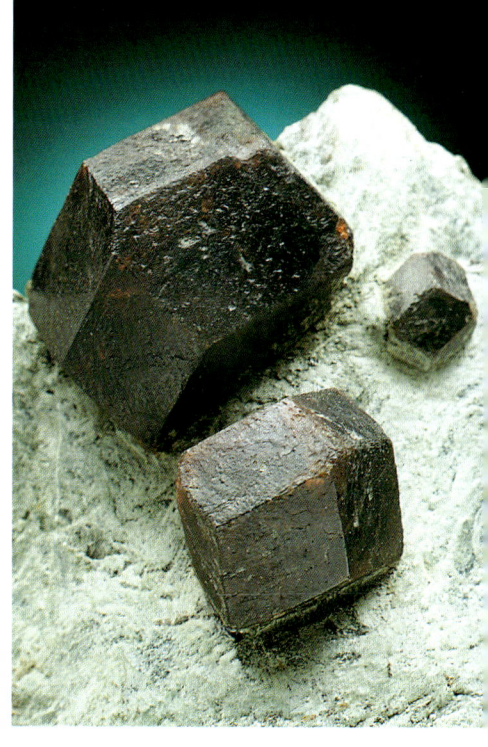

Almandin, x 38 mm, Ötztal, Tirol, Österreich

Heilwirkungen: Die roten Granat-Varietäten stärken und aktivieren unseren Organismus, fördern die Herztätigkeit, regulieren den Blutdruck und Kreislauf und wirken anregend auf die Bildung der roten Blutkörperchen. Seine nicht geringere positive Heilungskraft ist von alters her bekannt und wurde bei seelisch bedingten Störungen der Fortpflanzungsorgane und bei Impotenz angewandt. Durch die Massage mit einem Granat-Rohstück lindern wir Schmerzen rheumatischen Ursprungs. Die Funktion von Leber und Milz wird durch Einnehmen von Granatwasser gestärkt, von außen angewandt heilt es Hautentzündungen.
Hessonit, die rotbraune Grossular-Varietät, hilft bei verschiedenen Lähmungen, wirkt vor allem auf Nerven und Gelenke, aktiviert die verminderte Bewegungsfähigkeit und stärkt schlaffe Muskulatur. Die grünen Granat-Varietäten helfen uns bei der Überwindung von Depressionszuständen und Melancholieattacken, durch die der Körper seine allgemeine Erschöpfung signalisiert. Äußerlich angewandt hat das Granatwasser eine beruhigende und regenerierende Wirkung auf müde Haut und die Schleimhäute. Innerlich angewandt wirkt es auf die Leber und die umgebenden Organe ebenfalls beruhigend und reinigt sie zugleich.
Der grüne ***Grossular*** beeinflusst die Bildung und das Wachstum der Knochen und ist auch anderweitig bei Knochenerkrankungen wie zum Beispiel Osteoporose hilfreich.

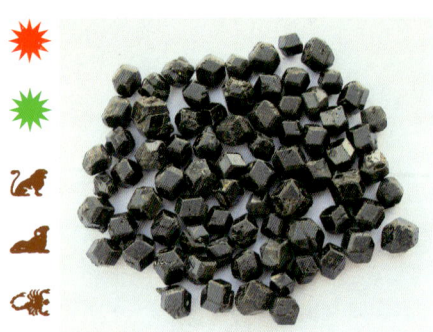

Melanit, xx 5 mm, Bolivien

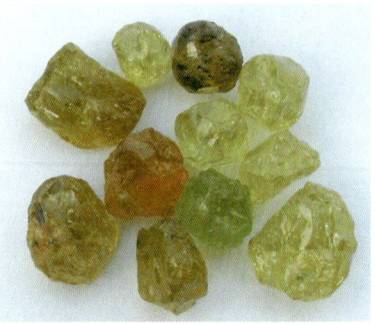

Grossularandradit, 10 mm, Diakon, Mali

und weckt in uns Begeisterung und Mut, unbeschrittene Wege zu suchen. Er unterstützt uns bei der Entscheidung, das Überholte zu verändern, er hilft uns in Krisensituationen sowie in schweren

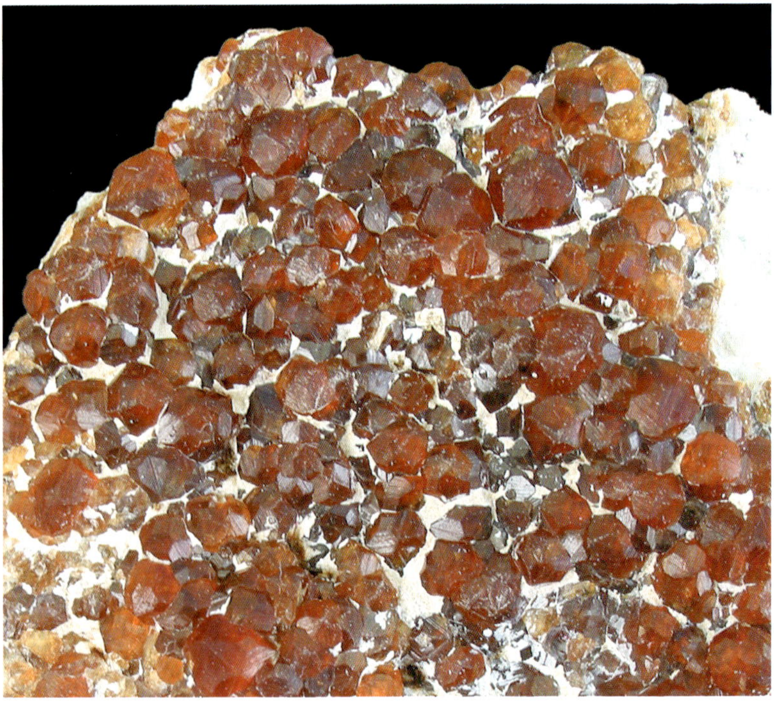

Grossular, 70 mm, Hunan, China

Zeiten und weckt in uns eine immer während Hoffnung.

Der feurigste Stein der Granatgruppe ist der ***Pyrop***, und es ist kein Zufall, dass sein Name von dem Wort Feuer abgeleitet ist. Der rote Granat hilft uns Hemmungen zu überwinden, an denen die

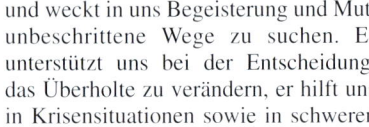

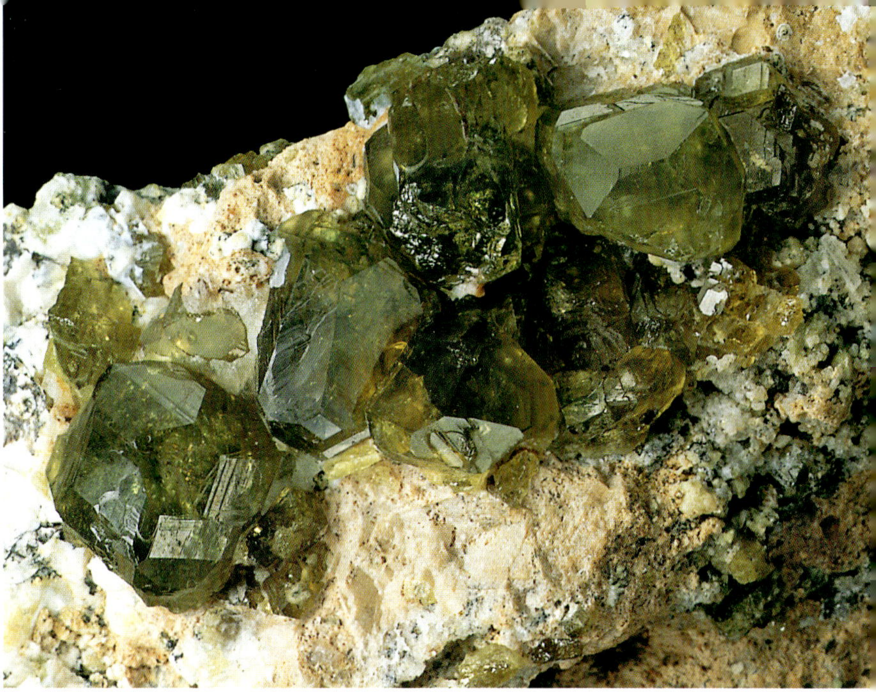

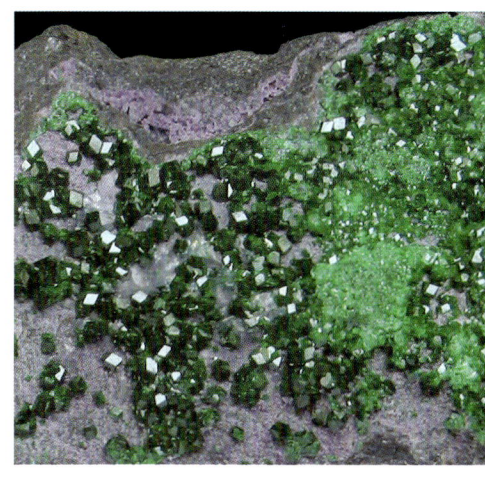

Demantoid, 50 mm, Usakos, Namibia

Verwirklichung unserer Vorsätze scheitert. Er stärkt den Willen, unsere Vorsätze auszuführen und nicht aufzugeben. Der Granat verleiht uns aber nicht nur Energie, Unermüdlichkeit und Leidenschaft, auch unsere Lebensfreude wird durch ihn jeden Tag geweckt. Er lehrt uns, sich an den einfachen Dingen des Lebens zu erfreuen, sich verzaubern zu lassen von allem Lebenden um uns in unserer Umwelt, zu der wir untrennbar gehören. Wenn wir den roten Granat auf das Grund-Chakra und den grünen auf das Herz-Chakra legen, verbinden wir das Sexualverlangen mit der übersinnlichen Liebe des Herzens. Der beiderseitige Energiestrom zwischen ihnen beseitigt eventuelle Blockaden auf dieser Bahn. Das Herz verklärt die Sexualaktivität der Geschlechtsorgane mit Liebe, wobei der Geschlechtstrieb mit seinem Energiepotenzial zu heftige emotionale Aufwallungen verhindert.

Abschließend erwähnen wir noch den schwarzen Granat, den **Melanit**, der dem Neben-Chakra der Hände zugeordnet ist. Er beseitigt Blockaden in unserem Gefühls- und Sexualleben.

Uwarowit, xx 2 mm, Sarany, Russland

Turmalin

Silikat $XY_3Z_6[(OH,F)_{1+3}(BO_3)_3(Si_6O_{18})]$ X^+ – Na;
Y^{2+} – Fe, Mg, Ca, Mn, (Li+Al); Z^{3+} – Al, Fe

H – 7-7,5. **D** – 3,02-3,41. **F** – zu den bekanntesten gehören: *Elbait* (mehrfarbig), *Indigolith* (blau), *Rubellit* (rosa), *Verdelith* (grün), *Liddicoatit* (mehrfarbig). Vom Elbait unterscheiden sich durch höhere Beimengungen von Ca *Dravit* (braun, aber auch gelb, grün und grau), *Uvit* (braun), *Schörl* (schwarz, selten braun- oder blauschwarz). Die Färbung wird durch Beimengungen von Li, Mn und Cr verursacht. **BM** – die Kristalle des so genannten *Watermelon-Turmalins* haben im Querschnitt eine rote Mitte und einen grünen Rand (bzw. umgekehrt); seltener zeigt der Turmalin im Cabochon-Schliff den Katzenaugeneffekt. **T** – durchsichtig bis opak. **G** – glasig. **K** – trigonal: prismatische, vertikal geriefte Kristalle mit dreikantigem Querschnitt. **GE** – pegmatitisch, metamorph, magmatisch, Seifen.

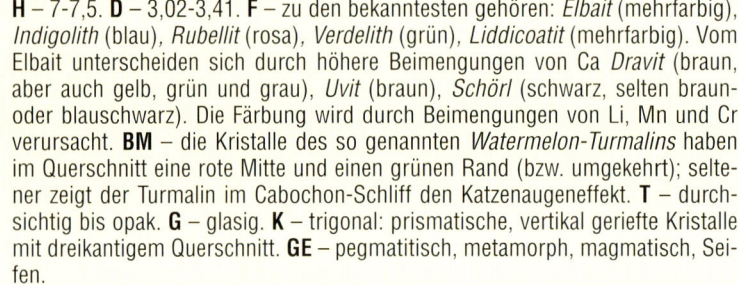

Turmalin hat von allen Edelsteinen die komplizierteste chemische Zusammensetzung. Durch die Schwankungen der

Schörl mit Spessartin, Gilgit, North Areas, Pakistan

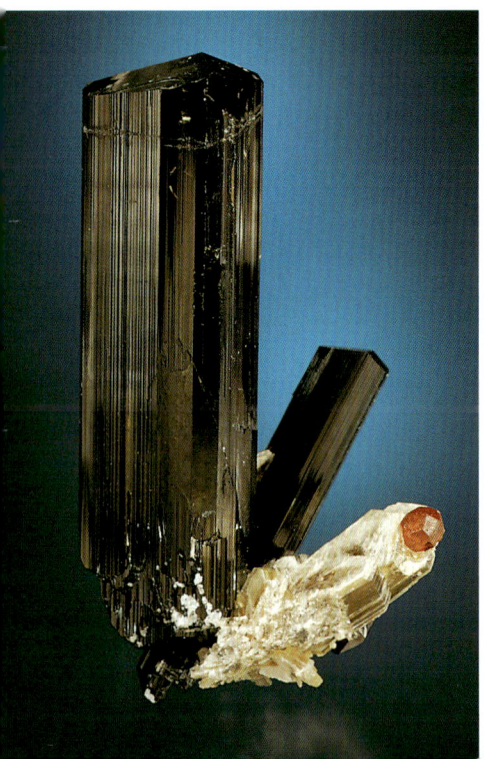

chemischen Zusammensetzung wird auch die breite Skala seiner Farben beeinflusst. Dank seines häufigen Vorkommens, der farblichen Vielfalt und nicht zuletzt auch des erschwinglichen Preises ist er nicht nur als Edelstein für die Schmuckverarbeitung, sondern auch als Talisman allgemein beliebt. Der Turmalin kann bei seiner Vielfalt der Farben sogar eine Verbindung mehrerer Farben in einem Kristall ausbilden. Bei Reibung oder Erhitzen weist er pyroelektrische Eigenschaften auf (feine Staub- oder Aschepartikelchen werden vom positiv geladenen Ende des Kristalls angezogen). Er soll Inspiration, Mystik und Spiritualität bei Künstlern anregen.

Name: Nach dem singhalesischen Wort *tora malli* – mehrfarbig. **Fundorte:** Brasilien, USA, Afghanistan, Pakistan, Sri Lanka, China, Australien, Sambia, Madagaskar, Tansania, Mosambik, Kenia, Namibia, Russland, Ukraine, Italien, Norwegen, Tschechische Republik. **Astrologie:** Rubellit – Sternzeichen Waage und Skorpion; Verdelith und Indigolith – Krebs und Fische; Schörl – Steinbock. **Chakra:** Den Farben entsprechend oder je nach Bedarf. **Reinigung:** Kurz unter fließendem lauwarmem Wasser oder über Nacht in einem Wasserglas zusammen mit einem Bergkristall. Alle Varietäten können unter direkter Sonnenstrahlung geladen werden.

Wegen seiner guten Leitfähigkeit und dem Reichtum an Mineralstoffen ist der Turmalin ein sehr dynamischer, stärkender und regenerierender Stein. Seine unterstützende Wirkung in den verschiedenen Zentren unseres Körpers wird noch durch die Vielfalt der Farben betont. Die bekanntesten und zugleich auch meistangewandten sind die grünen und die rosa Steine, die das Herzzentrum beeinflussen. Wirksam sind auch die blauen Steine für das Halszentrum und das Zentrum des Dritten Auges. Für die Nebenzentren sind die schwarzen Steine nicht minder wichtig. Die ausgeprägten länglichen Rillen der Kristalle, die typisch für den Turmalin sind, vermitteln einen starken Energiefluss, der wie ein Laserstrahl die Blockaden der vergangenen seelischen und emotionalen Muster niederreißt. In solche freien Räume kann das Licht dringen, die positive Kraft, die unsere Lebensfreude, Vitalität und innere Sicherheit bekräftigt.

Elbait und *Liddicoatit*, die zwei schönsten und beeindruckendsten Varietäten des Turmalins, können jeden positiv stimmen. Mit Sonnenenergie geladen, haben sie die Fähigkeit, negative Energien zu absorbieren und sie zugleich durch positive Energie zu ergänzen. Es sind empfindliche Steine für empfindliche Menschen. Deshalb üben sie auch einen besonders starken Einfluss auf das Nervensystem aus, das die Organe und Drüsen beherrscht. Jeder der Farbtöne, die Freude, Harmonie und Gleichgewicht und hiermit verbunden Gesundheit spenden, hat seinen bestimmten Platz in einem bestimmten Energiezentrum, und diese werden dadurch als eine unteilbare Gesamtheit verbunden. Elbait und Liddicoatit sind Steine der Meditation, Inspiration und kreativen Visionen, durch die wir in unserem Leben Licht,

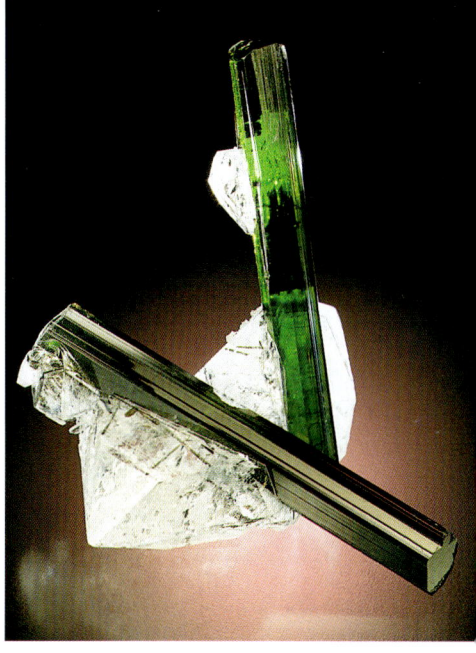

Verdelith auf Quarz, 59 mm, Minas Gerais, Brasilien

Frieden und Liebe erfahren. Sie wecken unsere Fantasie und das Verlangen, unsere Visionen zu verwirklichen, sie geben uns den Glauben an unsere eigenen Fähigkeiten. Sie klären unsere Sinne. Verlieren wir einmal den Boden unter den Füssen, verhindern sie, dass Stress, Unruhe und Enttäuschung sich zu Ärger und Wut auswachsen, zu Reaktionen, die der Ursprung aller Gewalt sind.

Indigolith, ein dunkelblauer Turmalin, bringt uns die Botschaft von Frieden, Ruhe und Ausgeglichenheit, er zerstört unsere emotionalen Barrieren. Er beseitigt schwer zu lösende Hemmungen, die uns wegen unserer Angst vor Enttäuschungen und Spott nicht gestatten, uns der Liebe völlig zu öffnen. Er weckt das Verlangen nach freien Entscheidungen und den Willen, uns selbst sowie auch unsere Umgebung mit einem gewissen Abstand zu betrachten. Er bringt Ordnung in wirre Gedanken und befreit so-

Heilwirkungen: Der Turmalin reguliert das gesamte Stoffwechselsystem, stärkt den geschwächten und erschöpften Organismus und hilft bei der Erholung nach Operationen. Er weckt unseren Selbsterhaltungstrieb, wodurch auch unsere Gesundheit gefestigt wird. Er aktiviert Hormone und Enzyme, die unsere Lebensfunktionen beschleunigen und unsere Sinne und Gefühle erfrischen und verklären. Er hat allgemein einen positiven Einfluss auf psychosomatische Erkrankungen, lässt unsere veralteten Denkmuster einstürzen und unterstützt uns darin, unsere Vorhaben nicht aufzugeben, auch wenn es uns hoffnungslos erscheint. Wir können den Turmalin zur Vorbeugung gegen Schwindelanfälle und Übelkeitszustände anwenden, des Weiteren zur Gedächtnisstärkung, bei verschiedenen Infektionen und bei Multipler Sklerose.

Elbait und *Liddicoatit* regulieren positiv die Tätigkeit der Hormondrüsen, den Stoffwechsel und das Immunsystem. Sie üben einen positiven Einfluss auf die gesunde Zellteilung in den Organen aus, wodurch der Organismus, vor allem die Drüsen und Schleimhäute gegen Krebserkrankungen geschützt werden. Sie verringern psycho-

somatische Probleme wie zum Beispiel Unersättlichkeit oder Bulimie.

Die lichten Töne des *Indigoliths*, die im Hals-Chakra eine klare und verständliche Aussprache fördern, helfen auch bei der Behandlung von Erkrankungen der Atemwege. Die dunkleren Töne wecken im Zentrum des Dritten Auges unsere abgestumpften Sinne und im Vitalitäts-Chakra fördern sie, vor allem bei chronischen Nierenproblemen, die Entwässerung. Zusammen mit dem Bergkristall beschleunigen sie die Heilung von Verbrennungen.

Der *Rubellit* verleiht eine vitale Energie, die das Herz, den Kreislauf und die Geschlechtsorgane stärkt. Er unterstützt die Funktion der Milz und der Leber und reinigt das Blut. Sein Einfluss ist auch bei Frauenbeschwerden oder Störungen wie zum Beispiel bei Unfruchtbarkeit, Unregelmäßigkeiten und Beschwerden bei der Menstruation und beim Klimakterium nicht zu unterschätzen. Er fördert das Stoffwechselsystem und lindert Hämorrhoidenschmerzen. Er hilft bei plötzlicher Übelkeit und aktiviert die Fähigkeit, gegen Infektionskrankheiten anzukämpfen.

Verdelith hilft bei der Behandlung von Herzkrankheiten, stärkt die Herzmuskeln und die

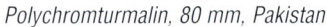

Polychromturmalin, 80 mm, Pakistan

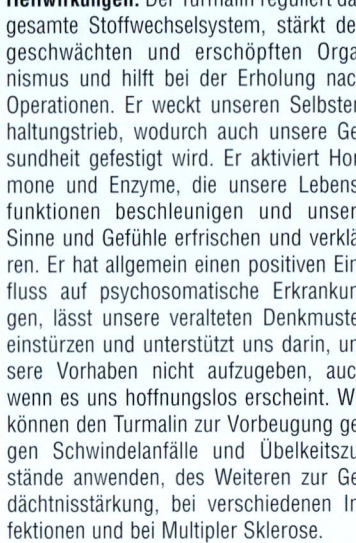

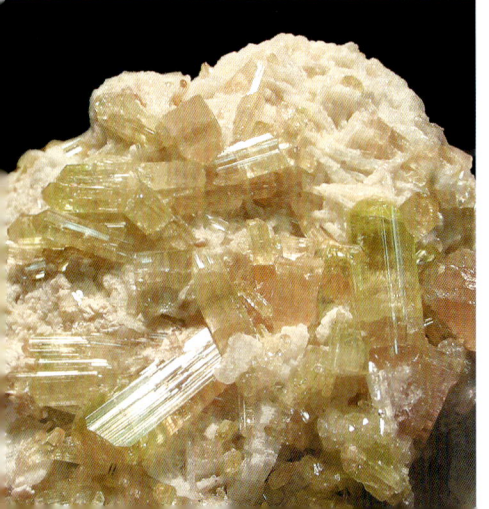

mit unser Denken von beschränkten, kleinlichen Mustern, die unsere Inspiration bremsen und uns in der Erkenntnis des Wahren hindern. Er lehrt uns verantwortlich zu handeln und vertieft unsere Toleranz.

Rubellit, ein rosa und dunkelrot gefärbter Turmalin mit sanft violettem Anflug, symbolisiert die Mutterliebe, die unpersönliche opferbereite Liebe im wahren Sinne des Wortes. Er stärkt und gleicht die Energie im Herzzentrum aus und verleiht uns eine erhöhte Wahrnehmungsfähigkeit, so dass wir auch die feinsten Liebesemotionen durchleben können. Er neutralisiert quälende Herzkonflikte. Er befreit uns von Blockaden und Psychosen. Verschlossenen und gefühlskalten Menschen hilft er, sich von den Hemmungen und Ängsten zu befreien, die sie daran hindern, Gefühle zu zeigen und das Herz zu öffnen. Rubellit verleiht unserer seelischen Entwicklung Dynamik und Flexibilität. Unter seinem Einfluss sind wir eher zu Zugeständnissen bei Konflikten und zu kleinen Änderungen bereit, wenn dies zum Erreichen des Ziels beiträgt.

So wie der Rubellit vibriert auch der **Verdelith** in einer breiten Skala sanfter Töne. Sein Grün ist das Grün der Natur. Er bringt Frieden und Ausgeglichenheit in unser Denken. Er führt uns zur Geduld und zu Kompromissen in Zwistigkeiten. Die vitale Kraft des Verdeliths belebt und verjüngt unseren ganzen Organismus, sie bringt Harmonie in die mentalen und emotionalen Bereiche und lässt uns die verankerten Denkweisen durch die Gefühle unseres Herzens ersetzen. Verdelith lässt uns das verlorene Gleichgewicht und den Sinn des Lebens finden. Er hilft uns bei Entscheidungen an den Kreuzwegen des Lebens, wenn wir uns nicht sicher sind, welcher Weg unserem reinen Gewissen nach der richtige ist.

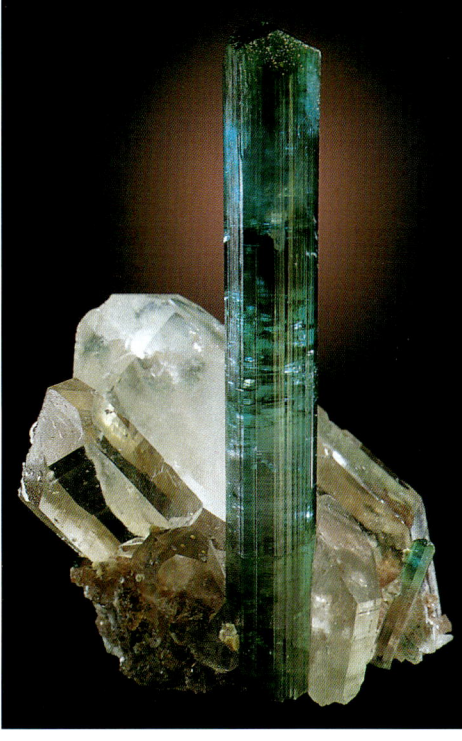

Indigolith auf Quarz, 75 mm, Minas Gerais, Brasilien

Blutgefäßwände, gleicht den Blutdruck und Kreislauf aus und lindert Asthmabeschwerden. Er beeinflusst die Drüsentätigkeit, die Tätigkeit des Lymphsystems und der Thymusdrüse. Er stärkt das Immunsystem, die Widerstandsfähigkeit gegen Infektionserkrankungen und fördert den Stoffwechsel. Er hilft gegen Dickdarmbeschwerden, hilft bei Verstopfung und Durchfall und beseitigt giftige Schadstoffe aus dem Körper. Er wird zur Linderung oder Verzögerung bei der Parkinsonschen Krankheit und bei Multipler Sklerose empfohlen.

Der **Watermelon-Turmalin** hilft beim Zellaufbau und hemmt dessen übermäßiges, unkontrolliertes Wachstum, wodurch er praktisch auch zur Vorbeugung und Heilung von Krebserkrankungen beiträgt.

Er regeneriert die Nerven, einerseits bei Lähmungen nach Unfällen, andererseits auch bei Multipler Sklerose. Das Wasser ist bei Hautentzündungen, bei Zahnfleischbluten und Paradontose wirksam.

Dravit und **Uvit** helfen bei Magen- und Darmerkrankungen. Sie regenerieren die Zellen, das Gewebe, lösen Verkrampfungen und Muskelverspannungen. Das Wasser reinigt unreine Haut.

Schörl stärkt die Widerstandsfähigkeit gegen nervenschädigende Viren. Er stärkt auch das Nerven- und Lymphsystem, das Herz, den Kreislauf und die Muskulatur, wo er krampflindernd wirkt. Er bringt Linderung bei Schmerzen aller Art. Er hilft bei Nebennierenstörungen und Gelenkentzündungen.

53

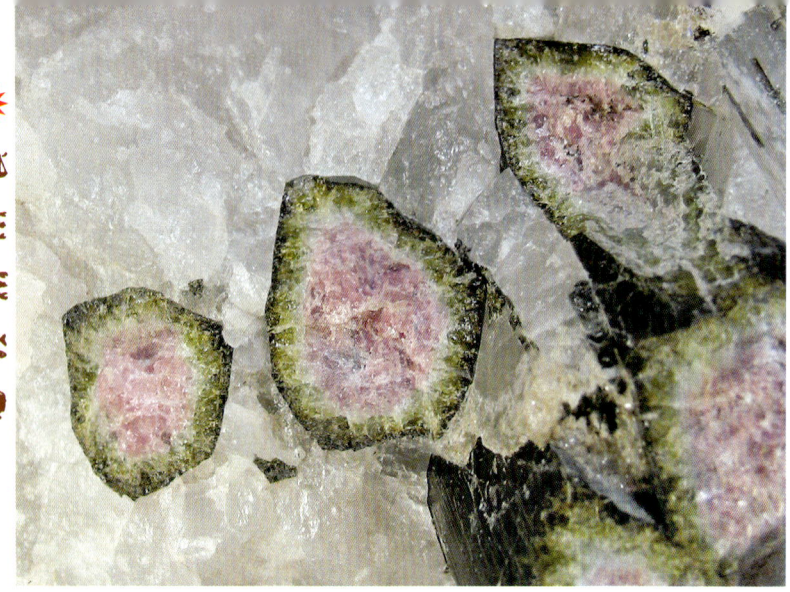

Watermelon-Turmalin, 85 mm, Brasilien

Die so genannten **Watermelon-Turma-line** sind Kristalle mit rosa bis rosaroter Mitte und grünem Rand, die im Querschnitt an eine aufgeschnittene Melone erinnern. Dieser zweifarbige Turmalin symbolisiert die Gegensätze (Yin und Yang), das weibliche und männliche Prinzip (negativ und posi-

Liddicoatit, 30 mm, Madagaskar

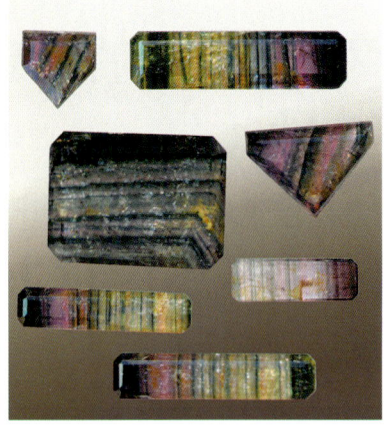

tiv), die Zweideutigkeit des Universums, die Lebensgrundlage. In unserer Welt kann das eine ohne das andere nicht existieren und gerade diese beiderseitige Abhängigkeit voller Spannungen lehrt uns in gegenseitiger Achtung, Toleranz, in Verständnis, Freundschaft und Liebe zu leben. Das Gleichgewicht in der Polarität ist auch der Sinn bei der Heilung von seelischen Störungen, vor allem bei Personenspaltung oder Schuldgefühlen, die durch nicht bewältigte Konflikte in der Partnerschaft verursacht werden. Die tief im Unterbewusstsein gespeicherten seelischen Wunden, die uns daran hindern, uns frei zu entfalten, kann dieser zweifarbige Turmalin in unser Bewusstsein emporheben und es liegt dann nur an uns, sie zu verarbeiten. Dies führt uns zur Unabhängigkeit, Selbstkontrolle, zu gesundem Urteilsvermögen. So sind wir auch fähig, der anderen Seite zuzuhören. Er erleichtert uns den Weg von erstarrten Denkweisen zur Freiheit, Offenheit und Flexibilität. Dieser zweifarbige Kristall, der die Farben auch umgekehrt aufweisen kann, mit grüner Mitte und rosa Rand, hat auf unser Nervensystem und Herz einen allgemein beruhigenden Einfluss.

Weniger bekannte Turmalin-Varietäten sind die bräunlichen Steine **Dravit** und **Uvit**. Sie gehören nach ihrem Einfluss vor allem in den Bereich des Nabel-Chakra und des Solarplexus. Diese Steine wirken vorbeugend gegen Depressionen, grundlose Angstzustände, gegen Verfolgungswahn und Minderwertigkeitskomplexe.

Die letzte, nicht aber unbedeutendste Turmalin-Varietät ist der schwarze **Schörl**. Seine größte Stärke ist der Abbau von organischen, emotionellen, mentalen und seelischen Blockaden, die uns daran hindern, gesund und rein zu leben. Einerseits können wir mit seiner Hilfe in die dunkelsten Tiefen unseres Unterbewusstseins eindringen, anderseits reinigt er auch alle Verbindungen zwischen den einzelnen Zentren, so dass die Energie zwischen ihnen frei fließen kann. Mit Hilfe der langen dünnen Kristalle können im Körper auch energetische Blockaden aller Art erfolgreich beseitigt werden. Die negative Energie wird hierbei über die Kristallenden zur Erde gerichtet, wo sie dann leichter abgeleitet werden

Bunte Turmaline, Halskette, Brasilien

kann. Schörl ist zugleich auch als der stärkste Schutzstein bekannt. Er schützt uns vor äußerlichen negativen Einflüssen und vor Umwelteinwirkungen, wie zum Beispiel vor der kosmischen und irdischen Strahlung, vor pathogenen Zonen oder unterschwelligen Strömungen. Er bietet aber auch Schutz vor den Wirkungen unserer unmittelbaren Umgebung, vor Neid und Bosheit. Schörl bildet für uns eine Art Schutzschild, das die negative Energie abwehrt und zerlegt, noch bevor sie in das Feld unserer Aura eintreten kann. Zusammen mit dem Rosenquarz und dem Bergkristall eignet sich der Schörl auch als Stein für den Schlafraum. Durch das ständige Reinigen des Raums trägt er zum ungestörten Schlaf bei. Mit den dünnen Schörlkristallen können wir auch die Reflexzonen der Fußsohle stimulieren. Er fördert unsere bodenständigen Eigenschaften wie Ernst, Selbstkontrolle, Disziplin, gesunden Ehrgeiz und Zielstrebigkeit. Er lindert Neurosen. Er hilft uns abstrakte Gedanken und Begriffe zu verstehen, eigene Fehler zu erkennen und zu analysieren. Er löst die durch Überarbeitung oder Stress verursachten Spannungen, hilft bei der Orientierung und schützt vor bösen Gedanken, die uns auf einen falschen Weg verleiten könnten.

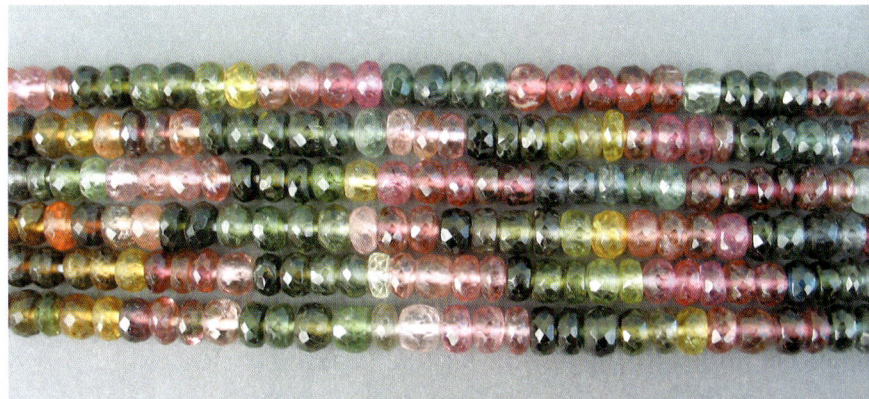

Cordierit

Silikat $Mg_2Al_4Si_5O_{18}$

(die Edelstein-Varietät wird Iolith genannt)

H – 7-7,5. **D** – 2,53-2,78. **F** – dunkelblau, violett bis graublau. **BM** – sehr starker Trichroismus. Hierbei kommt es längs der optischen Symmetrieachsen zu unterschiedlicher Lichtabsorption. Je nach Blickwinkel erscheint der Stein in verschiedenen Farben, von grau, blau bis violett. **T** – durchsichtig, durchscheinend. **G** – glasig, fettig. **K** – rhombisch: kurzprismatisch, oft Zwillinge. **GE** – pegmatitisch, metamorph, Seifen.

Der Legende nach wurde er von den Wikingern wegen seines Trichroismus auf hoher See zur Navigation benutzt. Er wurde bis ins Mittelalter als eine Saphir-Varietät angesehen, was aber seine Schönheit und seinen Einfluss auf unsere Gesundheit auch heute nicht verringert.

Name: Cordierit nach dem französischen Geologen P. L. Cordier, Iolith nach dem griechischen *ion* – Veilchen und *lithos* – Stein. **Fundorte:** Birma, Indien, Sri Lanka, China, Russland, Madagaskar, Tansania, Namibia, USA, Brasilien, Schweden, Finnland. **Astrologie:** Sternzeichen Schütze. **Chakra:**

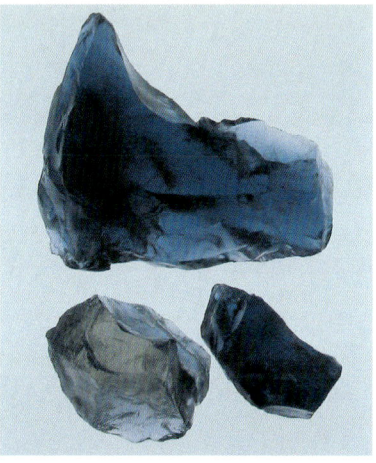

Cordierit, Rohsteine 25 mm, Tansania

Cordierit, x 35 mm, Norwegen

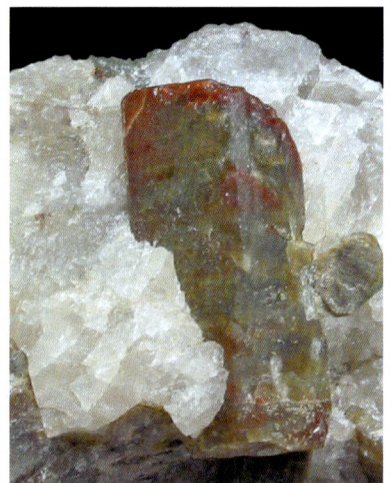

Stirn und Scheitel. **Reinigung:** Genauso wie der Saphir wird er über Nacht in einer Schüssel mit Wasser gereinigt oder einige Minuten unter fließendes lauwarmes Wasser gehalten. Wegen seiner Empfindlichkeit sollte er eher nur unter Einwirkung von indirektem Sonnenlicht und nur für kurze Zeit geladen werden.

Cordierit bzw. *Iolith* ist ähnlich wie der Saphir ein Stein der Meditation. Er hilft uns eine Harmonie der Seele und der geistigen Sehnsucht sowie die Harmonie des empirischen Denkens mit den Gefühlen zu finden. Wenn wir ihn auf das Stirn-Chakra legen, können wir

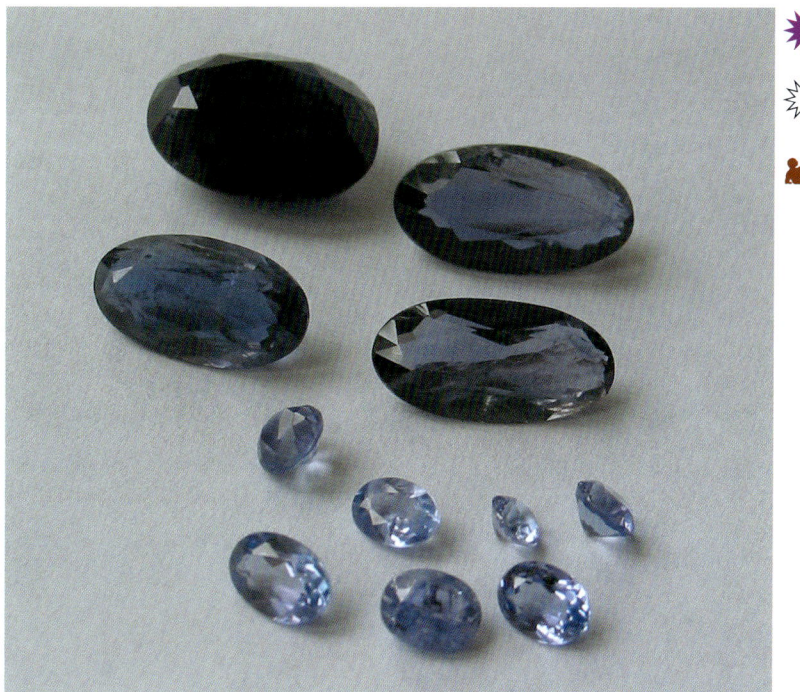

Iolith, Schliff 10 ct, Brasilien

außerdem unsere intuitiven Fähigkeiten intensiv stärken. Diese Intuition lässt uns auf geistigen Wege Erleuchtung finden und führt uns zum Wesentlichen. Auf der psychischen Ebene hält er uns im absoluten Gleichgewicht, nimmt uns die Angst vor der Zukunft und wirkt vorbeugend gegen wiederholte Depressionen. Bei allen wichtigen Entscheidungen zeigt er uns den richtigen Weg, wobei er unseren Glauben und unsere Entschlossenheit stärkt, trotz aller Hindernisse auf diesem Weg zu bleiben und das Ziel zu erreichen.

Heilwirkungen: Der Cordierit regeneriert vor allem den nur ungenügend funktionierenden oder nach einer Krankheit geschwächten Verdauungstrakt. Hierbei wird er zur Unterstützung der Behandlung von Geschwüren und zur Anregung der Verdauung verwendet. Empfehlenswert sind einige Schlucke des Wassers, in das wir über Nacht einen Kristall oder ein Rohstück des Cordierits gelegt haben. Jeden Morgen auf nüchternen Magen eingenommen, hilft es bei Blähungen, Sodbrennen und Magenübelkeit. Bei akuten Schmerzen wird der Stein auf die betroffene Stelle aufgelegt. Er wirkt fördernd auf die Funktion der Hypophyse und anderer Drüsen (bewirkt eine bessere Versorgung des Organismus mit Mineral- und Nährstoffen), auf den Stoffwechsel sowie auf die Herz- und Nierenfunktion. Er stimuliert den Kreislauf, senkt den Blutdruck und lindert Schmerzen und Krämpfe. Er wirkt also im Allgemeinen kräftigend auf unseren gesamten Gesundheitszustand.

Bergkristall
(reine Quarz-Varietät)

H – 7. **D** – 2,65. **F** – farblos, manchmal milchig trüb. **BM** – Irisieren, Aventurisieren, der *Milchquarz* weist Katzenaugeneffekt auf, oft sind Einschlüsse (Inklusionen) von Chlorit, Rutil, Turmalin, Goethit, Pyrit, Gold usw. zu finden. **T** – durchsichtig, durchscheinend. **G** – glasig. **K** – trigonal: hexagonale prismatische Kristalle, abgeschlossen durch rhomboedrische oder pyramidale Flächen. Die Kristalle weisen in der Form viele Unregelmäßigkeiten auf, wie z.B. bei den so genannten *Skelett*- oder *Phantomquarzen*. Die Flächen der Kristalle sind quer gerieft. **GE** – magmatisch, pegmatitisch, hydrothermale Gänge, alpine Klüfte, Sedimente.

Der Bergkristall ist eine reine Varietät des gemeinen Quarzes. Er ist eines der meistverbreiteten Mineralien und seit Urzeiten sehr beliebt. Im alten Griechenland glaubte man, er sei das versteinerte Eis des heiligen Wassers, das auch die stärkste Glut nicht zum Schmelzen zu bringen vermag. Im Buddhismus wird er zu den sieben Schätzen gezählt, er ist der Stein der geistigen Erkenntnis, der Reinheit und der vollkommenen Einsicht. Im christlichen Glauben symbolisiert die Kristallkugel das reine, weiße göttliche Licht, welches das gesamte Farbspektrum enthält, so wie es als Regenbogen am Himmel zu sehen ist. Allgemein stellt

Doppelender-Quarze, xx 60 mm, Muli, Guezhou, China

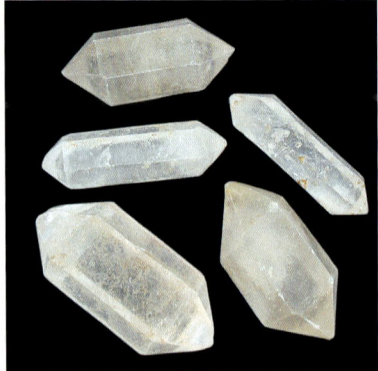

der Bergkristall die Reinheit in allen Ebenen und Formen dar.
Name: Nach dem griechischen *krystallos* – Eis. **Fundorte:** Madagaskar, USA, Brasilien, Indien, Sri Lanka, Österreich, Schweiz, Russland, Ukraine, Polen. **Astrologie:** Sternzeichen Löwe, Steinbock und Wassermann. **Chakra:** Vorwiegend Scheitel und Stirn, eignet sich aber auch für praktisch alle anderen Chakren. **Reinigung:** Über Nacht in einer Schüssel mit Wasser oder einige Minuten unter fließendem Wasser. Manchmal wird empfohlen, den Bergkristall auf einen Hämatit zu legen, damit er sich entladen kann. Danach kann er wieder beliebig lange an der Sonne aufgeladen werden. Es ist ratsam, auf die Unterlage zu achten, vor allem bei den geschliffenen Kugeln, die oft als Linse wirken, so dass die Unterlage durchbrennen kann.

Der Bergkristall, der „Stein der Steine", galt über Jahrtausende hinweg als wirksamer Talisman mit geheimnisvollen magischen Kräften. Von den Schamanen in Australien und Neu-Guinea wurde mit seiner Hilfe Regen beschworen. In Tibet wird er bis heute als Heilmittel bei offenen Wunden angewandt. Bei den Japanern symbolisiert er Geduld, Weisheit und Vollkommenheit, und die Indianer benutzen ihn als Vermittler bei der

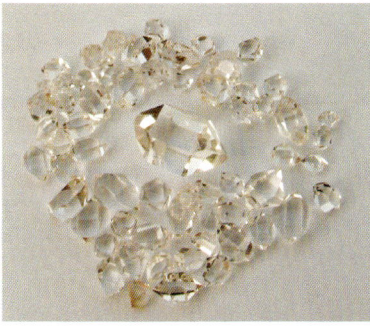

*„Marmarosch-Diamanten", der größte
6 mm, Marmarosch, Rumänien*

Kommunikation mit dem Jenseits. Bei
den alten Römern war er als Heilmittel
bei Drüsenschwellungen, Fieber und
Schmerzen bekannt. Später, im Mittelalter, wurde er zu Staub zerstoßen und gegen Dysenterie, Durchfall, Koliken und
Gicht eingenommen. Wurde ein Berg-
kristall-Trommelstein in den Mund ge-

Quarz, 70 mm, Cavnic, Rumänien

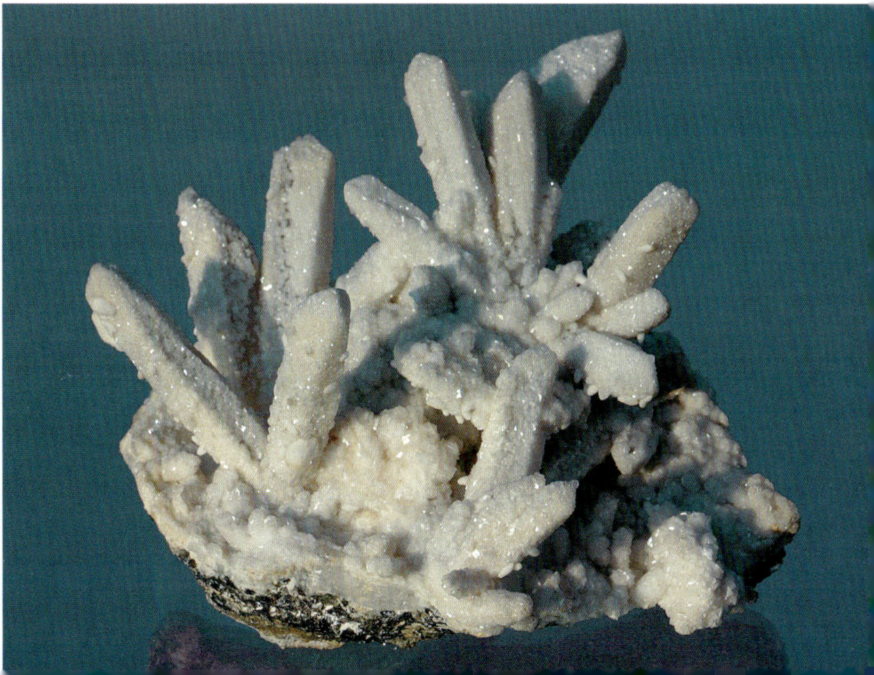

nommen, konnte er den Durst lindern.
Auf die Zunge gelegt sollte er Fieber
senken. Von den Menschen aller Kulturen wurde er geschätzt und praktisch angewandt – und das hat sich bis heute
nicht geändert.
Der Bergkristall symbolisiert das Licht
auf Erden, dessen reinigende, heilende
Energie. Er wirkt als ein Katalysator, der
den Energiewechsel beschleunigt. Er
entzieht uns die negative Energie und
lädt uns mit positiver Energie auf.
Durch ihn wird unser Gleichgewicht erhalten und er verleiht uns die notwendige Kraft. Bei der Meditation wird er
zum Spiegel der Seele, zum Begleiter
auf unserem Weg in das transzendente
Zentrum. Auf der magischen Ebene
trotzt er allem, was widersprüchlich auf
ihn einwirkt – der ewigen Dunkelheit,
dem Bösen, der negativen Energie, der
schwarzen Magie. Als Pendel verwenden wir ihn zur Erhaltung des Positiven
und Negativen, als Kugel zur Unterstützung von hellseherischen Fähigkeiten.
Allgemein kann er als Trommelstein

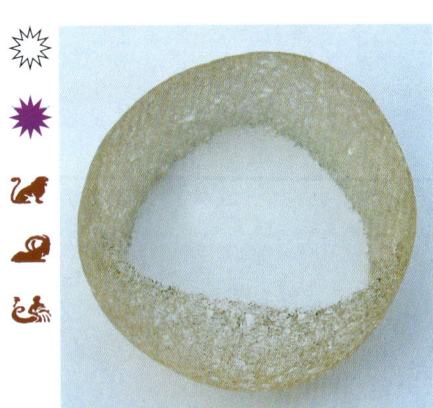

Bergkristall-Findling mit Anschliff, 55 mm, Brasilien

oder als Kristall unsere Inspiration und Intuition anregen. Der Bergkristall verbindet die Seele mit dem Universum, er reinigt und schützt unsere Aura. Alle Blockaden, die das Fließen von Energie verhindern, sowie jede Unreinheit und Disharmonie der Seele können mit seiner Hilfe beseitigt werden. Durch ihn werden unsere Gefühle, Gedanken und Träume verklärt und er verleiht uns neue Leben spendende Energie. Er zeigt uns, wie wir wirklich sind. Dadurch hilft er uns, den karmischen Ballast zu beseitigen. Jede Abweichung, die uns auf dem Wege zur Erlösung behindern könnte,

Chloritphantom im Bergkristallanschliff, 35 mm, Nord-Ural, Russland

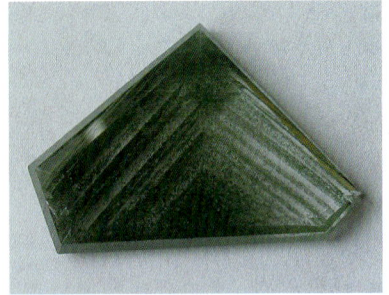

sehen wir mit Hilfe des Bergkristalls besser und schärfer, wodurch wir sie auch besser beseitigen können.

Das natürlich reine Wesen des Bergkristalls kann die Energie stärken, konzentrieren, aufbewahren, übertragen oder umwandeln. Wenn unser Körper und unser seelischer Zustand geschwächt sind und aus dem Gleichgewicht geraten, entstehen Spannungen, später dann kommen Schmerzen und Krankheiten. Dies können wir allerdings vermeiden, indem wir uns vorbeugend schützen. Wir tragen den Bergkristall bei uns, wir meditieren mit ihm und wenn eine Krankheit trotzdem ausbricht, kräftigen wir mit dem Bergkristall die betroffenen Stellen. Diese werden dadurch wieder in Einklang mit dem Gesamtorganismus und allen energetischen Zentren gebracht.

Der Bergkristall hat die ungewöhnliche Eigenschaft, dass er an allen energetischen Zentren des Körpers und gegen alle Schmerzen anzuwenden ist. Eine üppige Druse des Bergkristalls sollte in

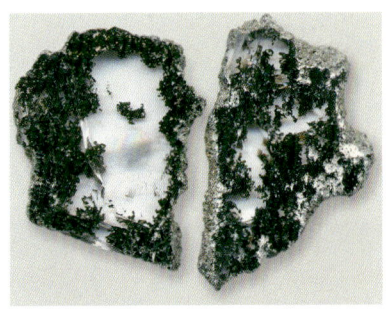

Chloritinklusionen im Bergkristallanschliff, 30 mm, Nord-Ural, Russland

keiner Wohnung fehlen, wo ein gründlicher Energieaustausch notwendig ist. Hier wirkt er nicht nur als harmonisches Element, das die zwischenmenschlichen Beziehungen in der Familie beeinflusst, sondern zusammen mit dem Rosenquarz auch als Schutz vor Elektrosmog und

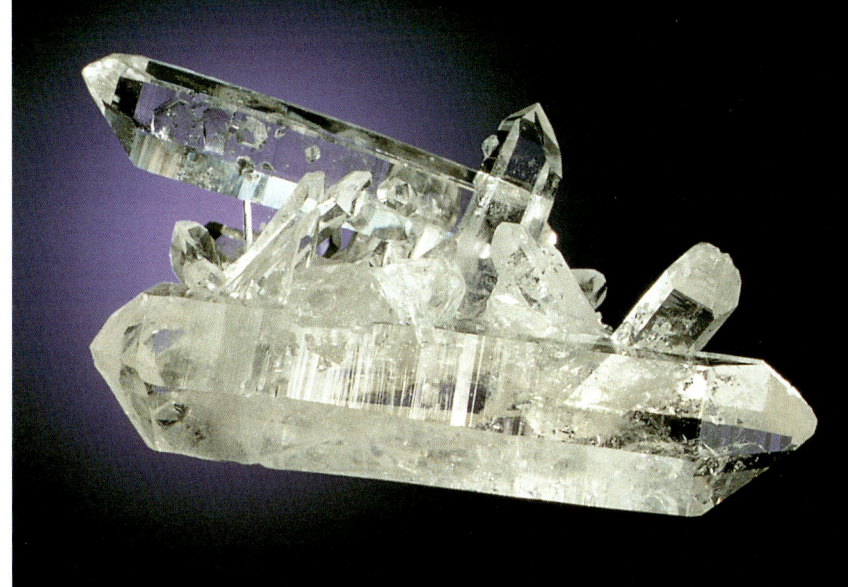

Bergkristall, 66 mm, La Gardette, Bourg d'Oisans, Frankreich

Strahlungen. Mit seiner Hilfe können auch, falls notwendig, die pathogenen Zonen neutralisiert und ausbalanciert werden.

Doppelender sind „zweiseitig" entwickelte Kristalle mit Spitzen an beiden Enden. Sie dienen zum Entfernen von Blockaden und zur Verbindung der einzelnen Chakren. Hierzu gehören die als *Herkimer-Quarze* oder auch *Marma-rosch-Diamanten* bekannten kleinen, farblos klaren Kristalle, die unsere Sinne verklären und Schmerzen lindern. Der so genannte *Phantomquarz*, der im Inneren durch Einschlüsse sichtbar gewordene frühere Wachstumsflächen aufweist, beseitigt unsere alten Muster, welche die weitere geistige Entwicklung behindern. Noch einmal betont werden soll die Tatsache, dass der Bergkristall alle anderen Steine ohne Unterschied reinigt, belebt und in ihrer Wirkung unterstützt.

Heilwirkungen: Im Halszentrum wirkt der Bergkristall positiv auf die Funktion der Schilddrüse, im Herzzentrum auf das Herz, den Kreislauf und auf die Lunge, im Nabelzentrum auf den Verdauungstrakt usw. Die für die Gesundheit wichtigste Eigenschaft des Bergkristalls ist allerdings seine Fähigkeit, neuralgische Schmerzen zu lindern. Er hilft bei Übelkeit, Schwindelanfällen, Kopfschmerzen und Migräne. Bei Hauterkrankungen und Verbrennungen wird die Anwendung des Kristallwassers empfohlen. Einige Schlucke dieses Wassers helfen auch bei Durchfall und Magenverstimmungen. Der Bergkristall ist ein Universalheilmittel für alle Beschwerden, Leiden und Krankheiten. Er wird auf die entsprechenden Chakren gelegt, die geschwächt oder blockiert sind. Er kann auch zwischen die einzelnen Chakren aufgelegt werden, um den Energiefluss zu fördern, oder direkt auf die betroffenen kranken Stellen. Halsketten oder Anhänger werden zur Vorbeugung getragen. Das Kristallwasser kann ebenso wie bei anderen Steinen entweder äußerlich oder als Elixier angewandt werden.

Turmalinquarz

Oxid SiO$_2$

(Bergkristall mit Turmalin-Einschlüssen)

H – 7 / 7-7,5. **D** – 2,65 / 3,02-3,41. **F** – Bergkristall farblos, manchmal milchig trüb (dabei handelt es sich oft um Rauchquarz), Turmalin-Schörl schwarz. **BM** – im Bergkristall können auch weitere Farbvarietäten des Turmalins als Einschlüsse (Inklusionen) vorliegen. Der Bergkristall verstärkt ihre Heilwirkung, ansonsten bleiben ihre Eigenschaften bestehen. **T** – durchsichtig, durchscheinend. **G** – glasig. **K** – meistens sind nadelförmige Turmalinkristalle in den hexagonalen prismatischen Kristallen eingeschlossen. **GE** – magmatisch, pegmatitisch, Seifen.

Bergkristall mit Turmalin-Einschlüssen, auch als Turmalinquarz bezeichnet, wurde im alten China als der Stein der Gegensätze Yin und Yang und der Harmonie von Körper und Geist geschätzt. **Name:** Kristall nach dem griechischen *krystallos* – Eis. Schörl ist ein Begriff aus der deutschen Bergmannssprache, der so viel wie Schmutz, unbrauchbares Erz bedeutet. **Fundorte:** Brasilien, China, Russland, Australien, Madagaskar. **Astrologie:** Sternzeichen Steinbock. **Chakra:** Nebenzentren der Hände und Füße, wo sich Blockaden befinden oder je nach Bedarf. **Reinigung:** Wie bei allen anderen Turmalin-Varietäten.

Verdelith im Bergkristall, Antik 25 ct, Brasilien

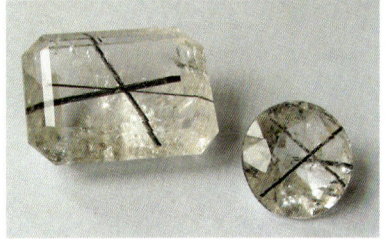

Schörl im Bergkristall, Treppenschliff 40 ct, Brasilien

In diesem Stein der Polarität sind nicht nur zwei Mineralarten verbunden, sondern zugleich auch zwei gänzlich verschiedene Aspekte, die gemeinsam entstanden sind und sich gemeinsam entwickelt haben. Obwohl beide ihre eigene Identität behielten, wurden sie nicht zu Gegensätzen, sondern sie blieben einander verbunden und ergänzen sich. Somit symbolisieren sie unsere Vorstellung von der harmonischen Einheit der Gegensätze.

Turmalin hilft bei der Beseitigung von festen Angewohnheiten, die oft unserer seelischen Entwicklung im Wege stehen. Durch ihn werden wir uns unserer Fehler bewusst. Der Bergkristall dagegen, der Träger des weißen Lichts und der positiven Energie, aktiviert in uns die Entschlossenheit, uns zu reinigen und an uns selbst weiterzuarbeiten. Auf der inneren Ebene hilft uns der Turmalinquarz, das Gebiet des Unterbewusstseins zu be-

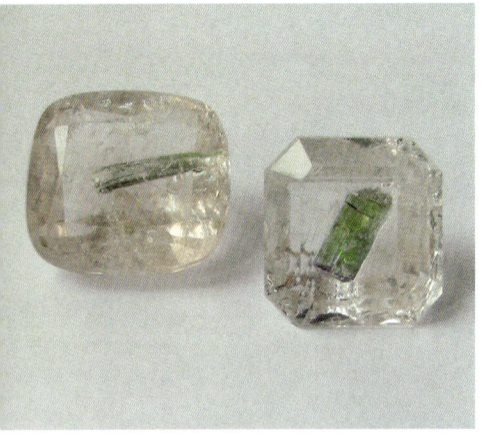

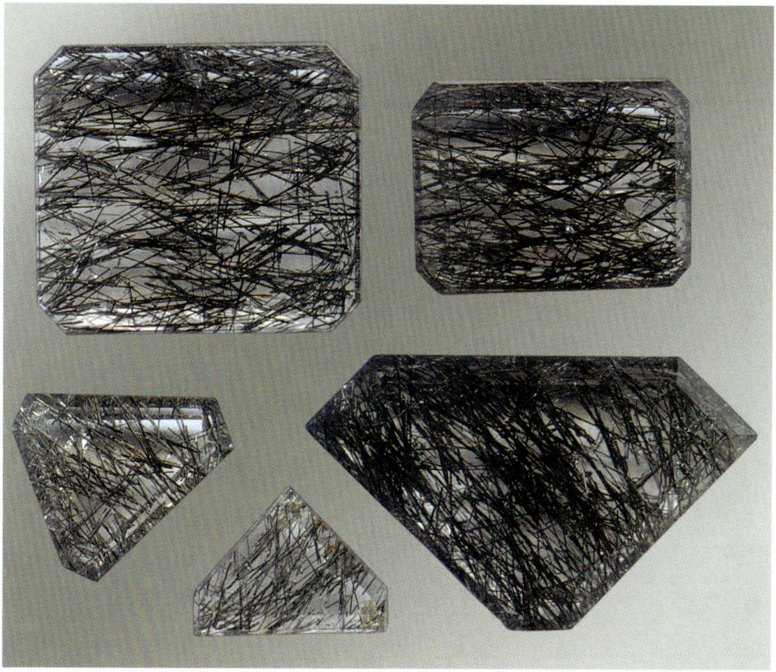

Schörl im Bergkristall, Tafelschliffe
30 mm, Sri Lanka

schreiten. Er erhellt die angesammelten Schatten des Lebens, hilft uns, diese ans Tageslicht emporzuheben, sie zu verarbeiten und somit diese quälende Last für immer loszuwerden. Er lehrt uns auch die Regeln der Resonanz – das Denken, die Gefühle, die wir ausstrahlen, kommen auch grundsätzlich zu uns zurück. Der Turmalinquarz ist unsere zuverlässige Stütze bei allen Schicksalsschlägen.

Unter seinem Einfluss wird uns klar, dass alle unsere Missgeschicke durch unser eigenes Karma verursacht werden. Der Stein hilft uns zugleich auch unseren Kummer oder Groll überwinden und denen verzeihen, die uns verraten haben. Somit hilft der Turmalinquarz auch, Blockaden in der Ehe oder zwischen Eltern und Kindern zu beseitigen, die oft jahrelang ungelöst und unverarbeitet bleiben und uns daran hindern, das Herz zu öffnen und zu Verständnis und Liebe zu gelangen.

Heilwirkungen: Der Turmalinquarz lindert Schmerzen und heilt Erkrankungen infolge von Nervenanspannung, die wir nicht bewältigen konnten, weil sie über unsere Kräfte ging. Es handelt sich dabei vorwiegend um rasende Kopfschmerzen, Magen- und Darmbeschwerden, Herz- und Kreislaufprobleme sowie Rückenschmerzen. In solchen Fällen wird der Stein immer auf die geschwächte Stelle aufgelegt. Im Halszentrum hilft der Stein, sich klar und ohne Heuchelei und Verheimlichungen auszudrücken. In der Herzgegend aufgelegt, stärkt er das Herz, damit es den enormen Ballast des Negativen erträgt, das im Laufe der Therapie aus dem Unterbewusstsein aufsteigt.

Rutilquarz und Rutil

Oxide TiO$_2$ – SiO$_2$

H – 6-6,5 / 7. **D** – 4,23 / 2,65. **F** – goldgelb, rotbraun, dunkelbraun, schwarz.
BM – mikroskopische Nadeleinschlüsse im Rosenquarz, Saphir, Rubin und in
manchen anderen Mineralien verursachen Asterismus und Katzenaugeneffekt.
Zu den wertvollsten gehören die so genannten Rutilsterne – strahlenartig ange-
ordnete Nadeln, die auf den Ilmenitkristall in ihrer Mitte ausgerichtet sind.
T – durchscheinend bis opak. **G** – halbmetallisch, diamantartig. **K** – kurzprismatisch, horizontal gerieft, oft Zwillingsverwachsungen oder dünne Nadeln vor allem als Einschlüsse in Quarz, Korund und weiteren Mineralien. **GE** – Eruptivge-
stein, metamorphe kristalline Schiefer, Seifen.

Rutilnadeln werden manchmal als *Venus-haar* oder *Amorspfeil* bezeichnet. In der Vergangenheit wurde der Rutilquarz als Talisman geschätzt, der vor Intrigen des Jenseits und vor falschen Versprechungen schützen sollte.
Name: Nach dem lateinischen *rutilus* – rötlich. Gekreuzte, ineinander verwachsene Rutilnadeln werden als *Sagenit* bezeichnet nach dem lateinischen *sagitta* – Pfeil. **Fundorte:** Brasilien, Schweiz, Österreich, Australien, Madagaskar, Russland, USA. **Astrologie:** Sternzeichen Zwillinge und Löwe. **Chakra:** Vor allem Nabel und Solarplexus, aber auch Herz, Hals und Grund-Chakra. **Reinigung:** Unter einem Wasserstrahl oder über Nacht in einer Schüssel mit Wasser, das wir danach auch zur Reinigung der Haut verwenden können. Da der Rutil und auch der Rutilquarz sonnenliebende Steine sind, können sie beliebig oft und lange unter der Einwirkung von direktem Sonnenlicht geladen werden.

Die gemeinsamen dynamischen Schwingungen dieser sonst so unterschiedlichen Minerale haben eine universale Wirkung; sie durchdringen unseren Organismus vom Scheitel bis zum Wurzelzentrum. Mit Auflegung des Steins oder mit seinem Wasser kann jede schmerzhafte oder kranke Stelle gestärkt und geheilt werden.

Rutilstern im Quarz, 65 mm, Brasilien

Rutil auf Hämatit, 55 mm, Brasilien

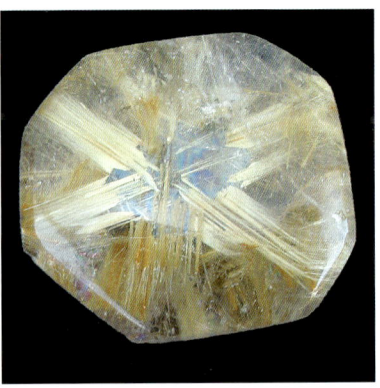

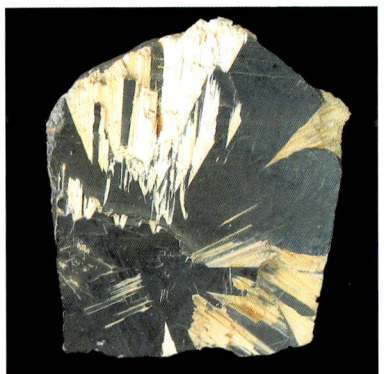

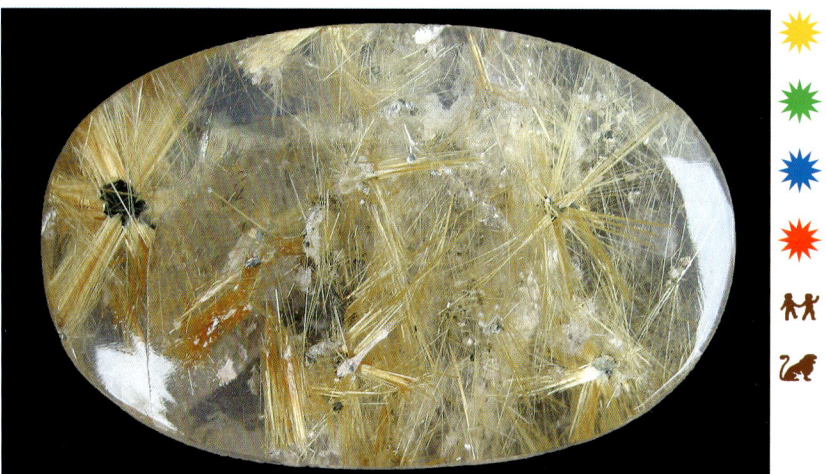

Rutil im Quarz, 75 mm, Brasilien

Die glitzernden Strahlen der *Venus-haare*, eingeschlossen in der kühlen steinernen Schönheit des Bergkristalls, umgeben unsere Seele mit Harmonie und Schönheit und spenden Trost. Sie schützen uns vor den äußeren wie auch inneren Intrigen der dunklen Mächte, die uns entweder durch ihren Einfluss oder durch negative Gefühle der Sinnlosigkeit des Lebens und der Hoffnungslosigkeit bedrohen. Alles Gute fügt sich hier zusammen in einen einzigen vitalen, heilenden, wärmenden, hellen Strom. Er vertreibt alles, was uns auf irgendeine Weise schaden könnte – Schwermut, Angst, Depressionen und die dadurch verursachten Erkrankungen. Im Schlaf beschützt er unsere Träume und beseitigt die Unruhe. Er fördert die Ehrlichkeit, Geradlinigkeit und Zielstrebigkeit.

Rutil, 30 mm, Rist Mine, North Carolina, USA

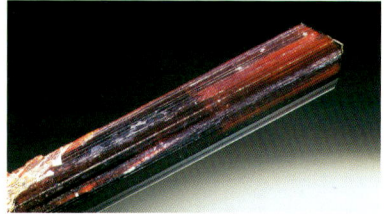

Heilwirkungen: Im Halszentrum heilt der Rutil Erkrankungen der Atemwege, die vorwiegend durch Erkältung oder Infektion verursacht sind. Er hilft bei Asthmabeschwerden, bei chronischer Bronchitis und bei Tuberkulose. Er stärkt die Funktion der Schilddrüse. Er hat einen positiven Einfluss auf die schwierige Regelung von Sexual- und Zeugungsfähigkeitsproblemen, die vor allem durch Scheu und versteckte, nicht zugegebene Ängste verursacht sind. Er fördert das Immunsystem, hilft bei Epilepsie und bei Gleichgewichtsstörungen.

Rutil, der bis zu 60 % Titan enthält, unterstützt genauso wie der Rutilquarz ein gesundes Zellwachstum, stärkt Muskeln und Knochen. Er aktiviert das Immunsystem, die Herztätigkeit, heilt Lungen- und Nierenentzündungen. Er verleiht besonders bei der Erholung nach einer langen Krankheit die notwendige vitale Energie.

Citrin

(goldgelbe Quarz-Varietät)

Oxid SiO$_2$

H – 7. **D** – 2,65. **F** – hellgelb in verschiedenen Tönen. Die Färbung wird durch Fe, Al, Li und durch Einwirkung schwacher radioaktiver Strahlung verursacht. **BM** – Citrin verliert bei einer Temperatur von 200° C die Farbe (bei Amethyst und Rauchquarz verändert sich die Grundfarbe bei einer Temperatur von 560° C zu Gelb). In Bolivien wurde vor einigen Jahren der natürliche *Ametrin* gefunden, ein violett und gelb gefärbter Stein. **T** – durchsichtig. **G** – glasig. **K** – trigonal: hexagonale prismatische Kristalle. **GE** – pegmatitisch, metamorph, Seifen.

Der wertvollste und für unsere Zwecke wirksamste ist der durchscheinende Citrin mit zitronengoldgelben Tönen. Er wurde von jeher als Sonnenstein verehrt.

Name: Nach seiner zitronengelben Verfärbung. **Fundorte:** Madagaskar, Brasilien, USA, Russland, Kasachstan, Frankreich, Spanien, Schottland. **Astrologie:** Sternzeichen Löwe, Zwillinge, Waage und Stier. **Chakra:** Nabel und Solarplexus. **Reinigung:** Der Citrin wird, wie auch alle anderen Quarz-Varietäten, nach jeder Anwendung im lauwarmen Wasser gereinigt; im Unter-

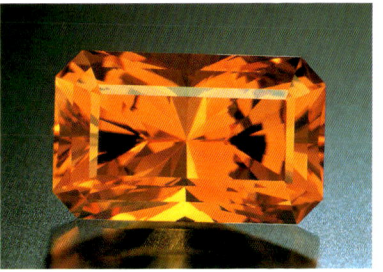

Citrin, 5,74 ct, Brasilien

schied zum Bergkristall wird er nur kurz unter der Einwirkung direkter Sonnenstrahlen geladen.

Der Stein erstrahlt in einem sanften goldgelben Farbton, wodurch er in unser hastiges, ungeordnetes tägliches Leben voll unerwarteter Wendungen und Probleme eine innere Ruhe und ein Gefühl von Gesundheit, Frische, Sicherheit und Wärme bringt. Er überbrückt die Schlucht zwischen der niedrigeren und höheren Bewusstseinsebene. Einerseits weckt er unser Interesse an den öffentlichen Geschehnissen und andererseits kräftigt er unsere Konsequenz und die Sehnsucht, unser wahres inneres Ich zu erkennen. Er unterstützt den Mut, mit Elan an neue Aufgaben heranzutreten, bei denen Flexibilität und dynamisches Denken erforderlich sind. Er hilft uns bei der seelischen Verkraftung von Miss-

Citrin, der größte 25 ct, Brasilien

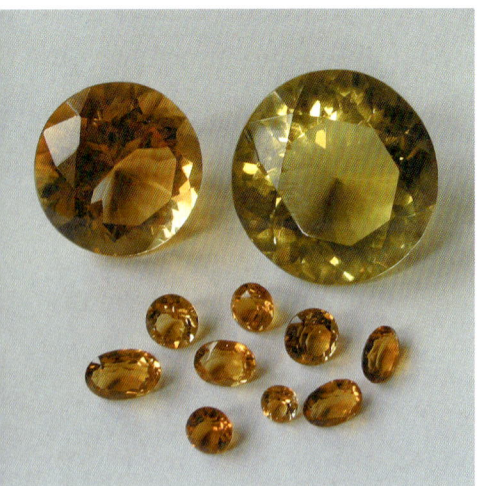

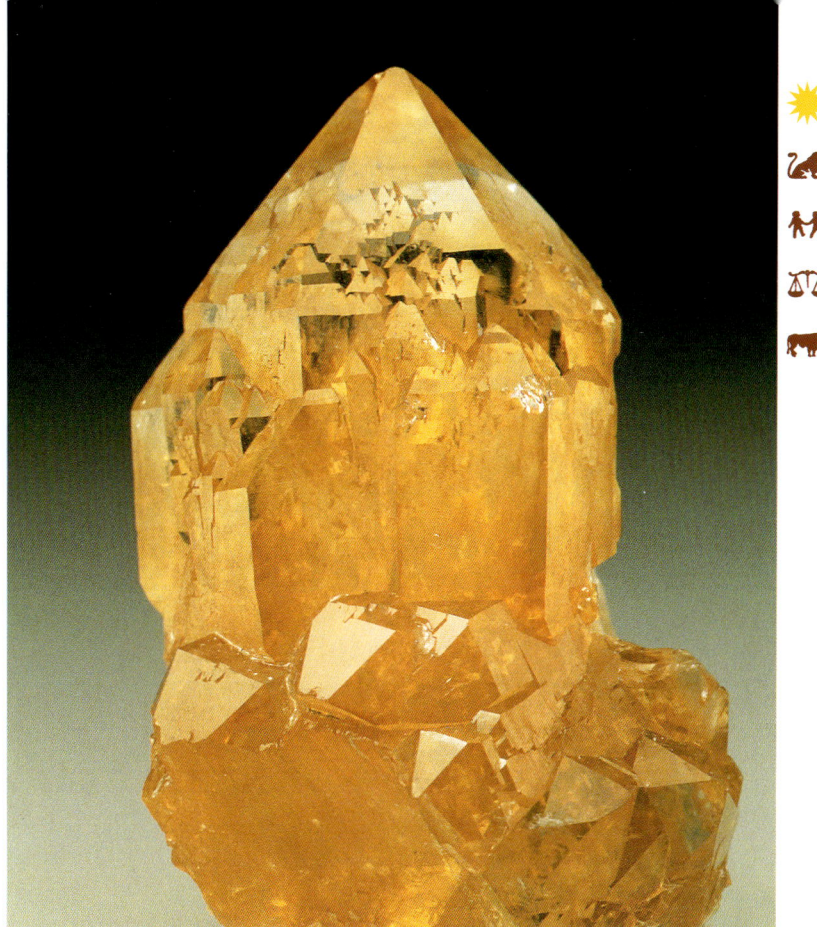

Citrin, 32 mm, Charcas, Mexiko

erfolgen, er lässt uns diese eher als Fehler betrachten, die uns als Belehrung dienen können. Das Erkennen dieser Lebensweisheit schützt uns auf natürliche Weise vor Kleinmut. Die wichtigste Wirkung des Citrins auf den Organismus liegt allerdings im Nabelzentrum und in der Gegend des Solarplexus, wo er uns hilft, Unruhe, Angst und Unzufriedenheit zu bewältigen.

Heilwirkungen: Der Citrin beeinflusst positiv unser Immunsystem, den Stoffwechsel und die Drüsenfunktion. Er hilft bei der Behandlung von Diabetes und bei Verdauungsstörungen, die oft eine psychosomatische Ursache haben und durch täglichen Stress hervorgerufen werden. Im Blut und im Darmtrakt beseitigt er Ballast und Giftstoffe, durch die oft auch Hautunreinheiten hervorgerufen werden. Bei Mangel an weißen Blutkörperchen fördert er ihre Bildung. Im Halszentrum befreit er die Atemwege und heilt Bronchitis. Das Citrinwasser wird zur Behandlung von Schuppen als Haarwasser empfohlen.

Rauchquarz

Oxid SiO$_2$

(braune Quarz-Varietät)

H – 7. **D** – 2,65. **F** – braun in verschiedenen Tönen bis grau, schwarze Varietät *Morion*. Die Färbung wird durch Al, Li, Na und den Einfluss natürlicher radioaktiver Strahlung verursacht. **BM** – irisierend, seltener tritt Katzenaugeneffekt auf. **T** – durchsichtig, durchscheinend bis opak, z.B. Morion. **G** – glasig. **K** – trigonal: hexagonale prismatische Kristalle. **GE** – pegmatitisch, metamorph, Seifen.

Der Rauchquarz ist eine Quarz-Varietät mit Farbtönen von braun bis rauchgrau. Die schwarze Varietät wird *Morion* genannt. Beide wirken heilend, vorwiegend bei Störungen des Zentralnervensystems, vor allem bei Depressionen. **Name:** Nach der Färbung. **Fundorte:** Brasilien, USA, Mosambik, Madagaskar, Russland, Ukraine, Kasachstan, Schottland, Österreich, Italien, Schweiz, Japan, Australien, Tschechische Republik. **Astrologie:** Sternzeichen Steinbock. **Chakra:** Nebenzentren der Hände und nach Bedarf. **Reinigung:** Die Steine, besonders der Morion, werden

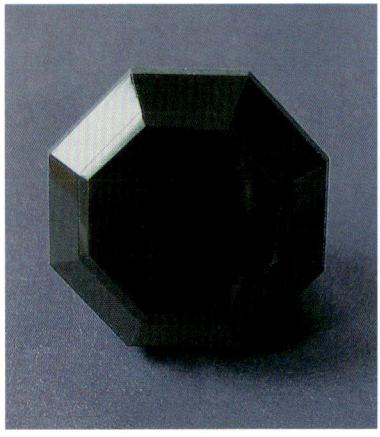

Morion, Treppenschliff 75 ct, Brasilien

Rauchquarz, der größte 80 ct, Alpen, Schweiz

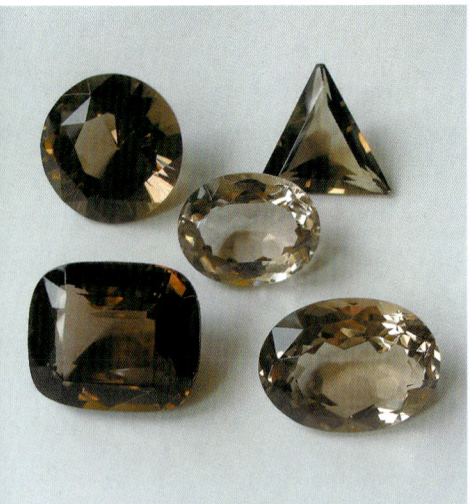

gründlicher als andere Quarz-Varietäten gereinigt, da sie große Mengen negativer Energie an sich binden können. Nach einer anspruchsvollen Anwendung reinigen wir sie über Nacht und auch tagsüber. Wir können die Reinigung in der Schüssel und unter fließendem Wasser auch kombinieren. Geladen werden sie über einen längeren Zeitraum unter Einwirkung von indirektem Sonnenlicht, wobei wir sie auf eine Bergkristalldruse legen.

Diese faszinierende Quarz-Varietät hilft uns, die starke Abhängigkeit von Dingen zu überwinden, die uns von unseren geistigen Bemühungen ablenken. Auf der anderen Seite ist sie für diejenigen ein Halt, die mit der materiellen Welt

Heilwirkungen: Die Kraft und die Wirkung des Rauchquarzes entfalten sich vor allem bei der Heilung von Depressionen. Er wirkt nervenstärkend, lockert innere Spannungen und Krämpfe, lindert Schmerzen aller Art und wirkt positiv bei der Behandlung von Infektionserkrankungen sowie bei Krebsgeschwüren im Anfangsstadium. Durch Massage mit einem Rauchquarz-Rohstück werden Rückenschmerzen gelindert. Mit Rauchquarzwasser stärken wir die Muskulatur und das Fettgewebe, wobei wir gleichzeitig Zellulitis vorbeugen.

Der *Morion*, der schwarze Bruder des Rauchquarzes, baut alte Blockaden und Muster in unserem Unterbewusstsein ab. Als Elixier hilft er die Gift- und Schadstoffe aus unserem Körper zu beseitigen. Das Morionwasser, das auf nüchternen Magen zumeist am Morgen in Ruhe in kleinen Schlucken eingenommen wird, fördert zugleich auch die Nierentätigkeit.

Beide Steine, Rauchquarz und Morion, helfen auch bei der Heilung von Geistesstörungen, die eine sexuelle Deviation zur Folge haben. In einem solchen Fall wird dem Patienten empfohlen, die Steine immer bei sich zu tragen. Dies gilt auch für suizidgefährdete Menschen sowie für Alkohol- und Drogenabhängige.

um sich nicht zurechtkommen können und nur in ihrer eigenen Welt über den Wolken schweben. Der Rauchquarz

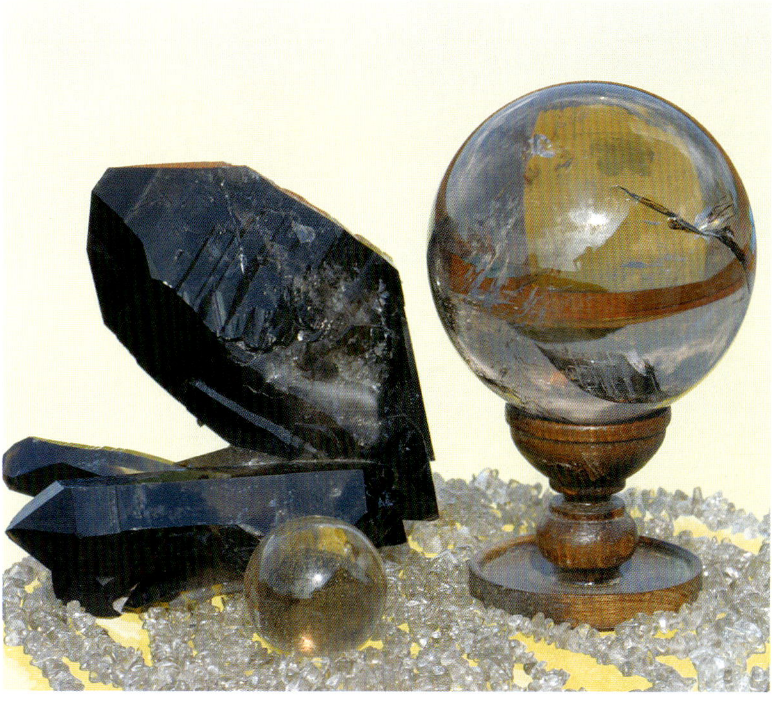

Rauchquarz, Kugel 60 mm, Brasilien

unterstützt das abstrakte Denken, hilft die dadurch erworbenen Erkenntnisse auch durchzusetzen und uns durch nichts und niemanden daran hindern zu lassen.

Rosenquarz

(rosafarbene Quarz-Varietät)

Oxid SiO$_2$

H – 7. **D** – 2,65. **F** – rosa, selten mit violettem Anflug. Die Färbung wird durch Beimengungen von Mn verursacht. **BM** – Asterismus und Katzenaugeneffekt, die durch mikroskopische Rutilnädelchen hervorgerufen werden und vorwiegend bei Rosenquarz aus Madagaskar und Sri Lanka vorkommen. **T** – durchsichtig, durchscheinend, oft milchig trüb. **G** – glasig. **K** – trigonal: selten kleine hexagonale Kristalle, meist Aggregate. **GE** – pegmatitisch.

Der Rosenquarz wurde bereits in der Antike verehrt und als Stein der Liebe und des Herzens getragen. Heutzutage gewinnt er immer mehr an Bedeutung, und zwar als Mittel zur Neutralisierung von Einflüssen der ungesunden Umwelt auf den Organismus.
Name: Nach der Färbung. **Fundorte:** Madagaskar, Sri Lanka, Namibia, Ke-

nia, Mosambik, Brasilien, Indien, USA, Russland, Kasachstan, Tschechische Republik. **Astrologie:** Sternzeichen Stier und Waage. **Chakra:** Herz. **Reinigung:** Die zur Heilung bestimmten Steine werden nach jeder Anwendung gereinigt, die Steine in den Wohnräumen reinigen wir einmal pro Woche. Da der Rosenquarz von manchen Fundstellen, zum Beispiel denen in Brasilien, seine Farbe an der Sonne verliert, laden wir ihn zwar längere

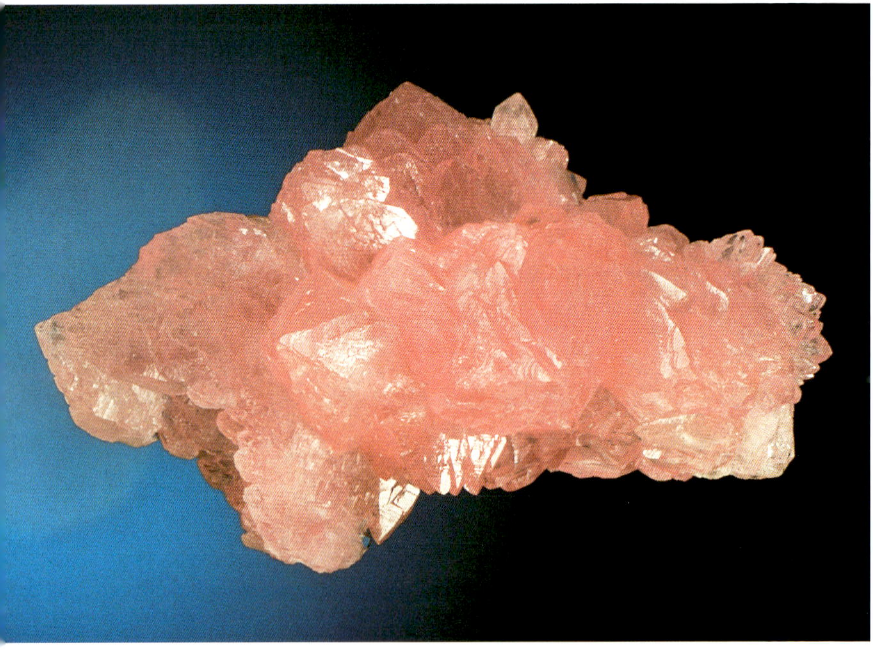

Rosenquarz, 100 mm, Galilea, Minas Gerais, Brasilien

Zeit, jedoch nur unter Einwirkung von indirektem Sonnenlicht auf. Die belebende Energie der Steine kann von Zeit zu Zeit auch verstärkt werden, indem wir sie auf einer Bergkristall- oder Amethystdruse aufbewahren.

Mit seinen sanften rosa Farbtönen weckt der Rosenquarz in uns ein Gefühl der Zärtlichkeit, Sanftmut, Freundschaft und selbstlosen Liebe. Den scheuen Liebhabern hilft er ihre versteckten Gefühle zu zeigen. Sein Schimmer ist wie ein Streicheln, bei dem jede Seele aufblüht. Durch den Rosenquarz können wir die Empfindsamkeit unserer Sinne der Kunst und besonders der Musik gegenüber vertiefen. Er regt unsere Fantasie an, lässt eine reiche Inspiration in uns aufleben, belebt den schöpferischen Geist und verleiht uns die Fähigkeit, weiter zu sehen als unsere Sinne es erlauben. Durch ihn lernen wir bei der Lösung von Problemen und bei der Kommunikation mit anderen Menschen geduldig zu sein. Er lehrt uns auch andere, entgegengesetzte Meinungen zu beachten, um dadurch unseren Horizont erwei-

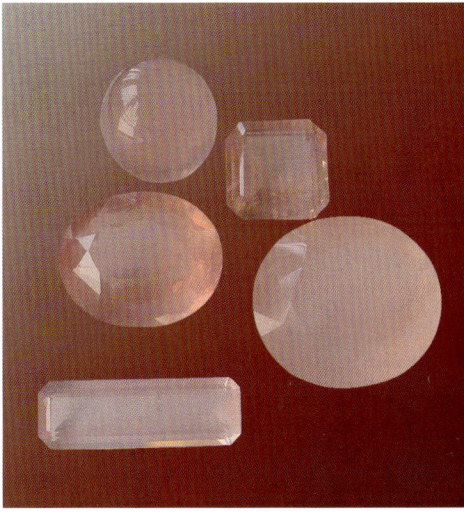

Rosenquarz, der größte 25 ct, Madagaskar

tern zu können. Mit seiner Hilfe können wir alles Böse und Grobe abwehren, das uns in unserer Schwäche manchmal zurückreißen könnte. Bei der Meditation öffnet er unser Herz der übersinnlichen Liebe, die keines Besitzes bedarf.

Heilwirkungen: Der Wirkungsschwerpunkt des Rosenquarzes liegt im Herzzentrum. Hier beruhigt und kräftigt er alles, was mit der Herztätigkeit zusammenhängt sowie mit psychosomatischen Störungen, die durch verletzte und im Nachhinein unterdrückte Emotionen verursacht werden. Er reguliert den Herzrhythmus und hilft bei Schlaflosigkeit, besonders wenn diese von aufgewühlten Gefühlen herrührt. Er hilft bei der Behandlung von Geschlechtskrankheiten bei Männern und Frauen und bei Unfruchtbarkeit. Als bedeutendes Hilfsmittel kann er bei Bluterkrankungen wie zum Beispiel Anämie und Leukämie eingesetzt werden. Durch Einnahme des Rosenquarzwassers können Gifte aus dem Körper beseitigt werden, die sich durch unser Denken, Han-

deln und nicht zuletzt auch durch unsere Lebensweise täglich anstauen. Äußerlich angewandt heilt das Wasser Hautentzündungen. Durch Massage mit dem Trommelstein wird die Haut durchblutet.

Im Allgemeinen wird empfohlen, ein größeres Rosenquarzstück in die Nähe von Geräten mit elektromagnetischer Strahlung wie zum Beispiel Fernseher oder PC zu legen. Empfehlenswert ist es auch überall dort, wo die Gefahr des so genannten Elektrosmog drohen könnte, vor allem im Schlafzimmer, wo wir praktisch ein Drittel des Lebens verbringen. Um uns einen gesunden, ungestörten Schlaf zu sichern, können wir in die Nähe des Betts zusammen mit dem Rosenquarz auch einen schwarzen Turmalin und einen Bergkristall legen.

Amethyst
(violette Quarz-Varietät)

Oxid SiO$_2$

H – 7. **D** – 2,65. **F** – violett, manchmal mit purpurnem Anflug. Die Färbung wird durch natürliche radioaktive Strahlung und durch die Oxide von Fe, Mn und Ti verursacht. **BM** – oft enthält er Goethit-Einschlüsse, die mit ihrer gelben Farbe seine Edelsteinqualität entwerten. **T** – durchsichtig, durchscheinend. **G** – glasig. **K** – trigonal: hexagonale kurzprismatische Kristalle, meist als Drusen oder Geoden. **GE** – metamorph, hydrothermal, Seifen.

Der Amethyst ist wegen seiner violetten Farbe die begehrteste Quarz-Varietät. Von Aristoteles wurde er als sicheres Mittel gegen Trunkenheit empfohlen, weshalb er häufig als Amulett getragen wurde. Später dann galt er auch

Amethyst, 180 mm, Bolivien

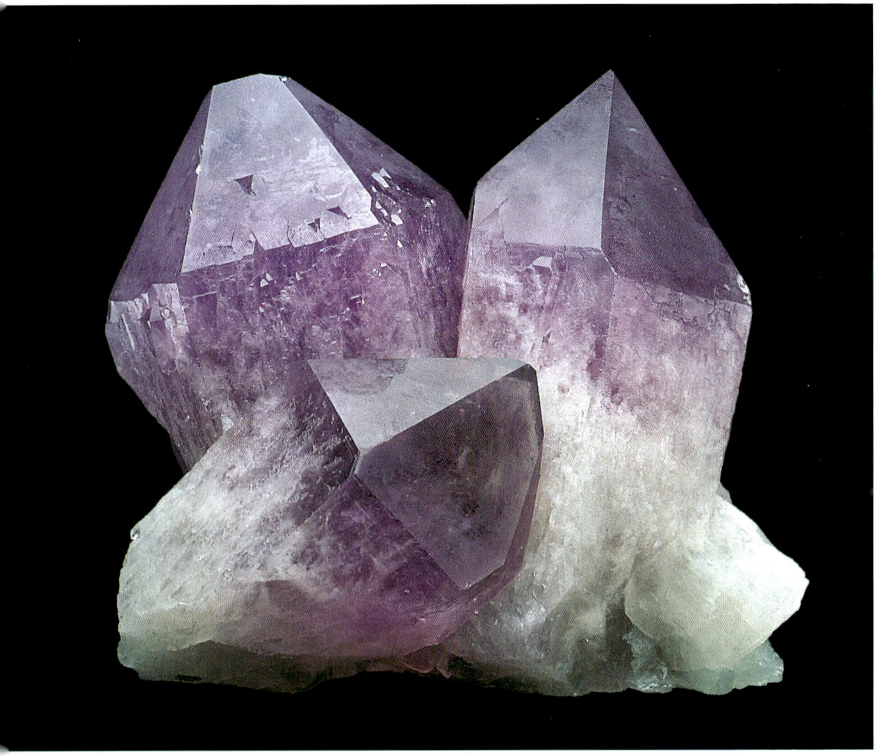

als Stein der Keuschheit und Enthaltsamkeit. Im Mittelalter war er bei den kirchlichen Würdenträgern sehr beliebt.

Zu Beginn der achtziger Jahre kam eine neue Quarz-Varietät auf den Markt, der *Ametrin*. Sein Name entstand durch die Zusammenfügung der Wörter Amethyst und Citrin, da es sich um einen Amethyst mit Citrinzonen handelt. Allerdings verliert der Ametrin im Unterschied zum echten Citrin die gelbe Farbe erst bei doppelt so hoher Temperatur, das heißt erst bei 400° C, wobei sich seine ursprünglich violetten Zonen gelb färben.

Name: Nach dem griechischen *amethystos* – nicht trunken sein. **Fundorte:** Brasilien, Uruguay, USA, Kanada, Mexiko, Bolivien, Sri Lanka, Indien, Birma, China, Madagaskar, Simbabwe, Zaire, Australien, Russland, Deutschland, Tschechische Republik u.a.; Ametrin – der einzige bis jetzt bekannte Fundort liegt in Bolivien, etwa 40 Kilometer von der brasilianischen Grenze entfernt, in der Nähe des Dorfs Santa Corazón. **Astrologie:** Bei den Babyloniern galt er als Stein der im Sternzeichen Widder Geborenen, bei den alten Griechen gehörte er zum Steinbock, weiteren Quellen nach auch zu den Sternzeichen Fische, Schütze und Jungfrau. **Chakra:** Scheitel, nach Bedarf auch alle anderen Chakren. **Reinigung:** Der Amethyst wird nach bzw. vor jeder Anwendung regelmäßig unter fließendem lauwarmem Wasser oder in einer Schüssel mit Wasser gemeinsam mit einem Bergkristall gereinigt. Da der Ame-

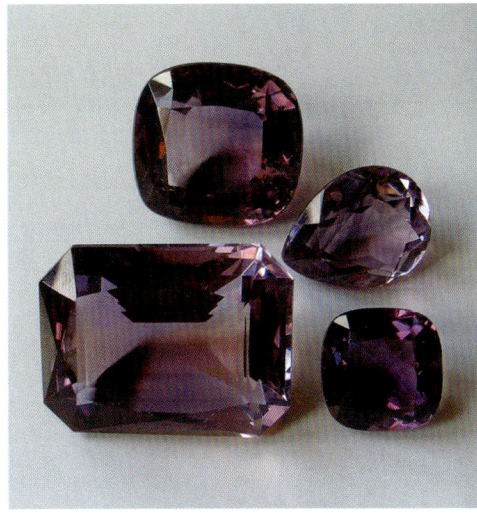

Amethyst, der größte 75 ct, Brasilien

thyst manchmal an der Sonne seine Farbe verlieren kann, wird er im Schatten, außerhalb der Einwirkung direkter Sonnenstrahlen, aufgeladen. Der Ametrin wird ebenso wie alle anderen Quarz-Varietäten unter fließendem Wasser oder über Nacht in einer Schüssel mit Wasser gereinigt. Er verträgt im Unterschied zum Amethyst und Citrin direkte Sonnenstrahlen sehr gut.

Amethyst, Rohsteine 15 mm, Tansania

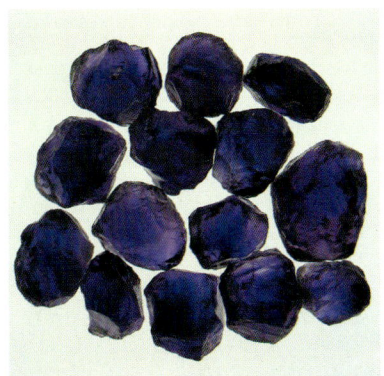

Der Amethyst ist vor allem ein Stein der geistigen Reinheit und Meditation. Der Lehre über Chakren nach gehört er dem höchsten Energiezentrum an, dem Scheitelzentrum. All das Irdische, das sich durch das Rot in seiner violetten Farbe manifestiert, durchdringt mit dem Feuer der Sinne und der Lebenskraft das Blau des geistigen Lebens. Der Stein symbolisiert auch die Verwandlung, er repräsentiert den Prozess der Alchemie und öffnet viele Geheimnisse des Lebens. Er durchleuchtet unsere Tagesvisionen und Nachtträume, erhellt den Blick in die Zukunft und in die Tiefen der anderen Seite des Lebens. Der Amethyst ist ein 73

Heilwirkungen: Der Amethyst ist gegen Schmerzen aller Art wirksam. Er lindert Kummer, bringt Trost und verleiht einen ruhigen, tiefen Schlaf. Bei den durch seelische Anspannung, Stress und unverarbeitete negative Erlebnissen verursachten Störungen ist er besonders wirkungsvoll. Er wird deshalb schon immer gegen Neurosen aller Art, gegen Hysterie und Halluzinationen empfohlen. Im Sakral-Chakra hilft er, sich von der Abhängigkeit von Alkohol, Drogen oder Medikamenten zu lösen. Die zweifellos bekannteste und auch geläufigste Anwendung des Amethysts ist bei Kopfschmerzen und Migräne. In diesem Fall legen wir den Stein auf das Dritte Auge auf, oder es werden mit ihm die Schläfen und der Nacken massiert, je nachdem, wo der Schmerz am intensivsten ist. Er hilft bei zu niedrigem Blutdruck, Diabetes und bei Koordinationsstörungen. Bei Kindern besänftigt er Zorn, Wutanfälle und hysterische Ausbrüche. Weniger bekannt ist seine Wirkung bei der Behandlung von Bluterkrankungen oder die Anwendung des Amethystwassers bei der Bekämpfung von Geschwürbildungen und Hautauschlägen. Durch Einnehmen reinigt das Wasser Blut-gefäße, stärkt die Bauchspeicheldrüsenfunktion und den Stoffwechsel. Größere Geoden werden zusammen mit Bergkristall und Rosenquarz zur Reinigung der Wohnräume empfohlen, sie dienen gleichzeitig auch zur Reinigung, zum Aufladen und zur Aufbewahrung anderer Steine.

Der **Ametrin** bringt den Stoffwechsel ins Gleichgewicht, er hilft auch bei Störungen im Bereich des Verdauungstrakts, der Leber und Nieren und gilt vor allem bei Kindern als stützender Faktor bei Legasthenie. Im Bereich des Solarplexus und des Nabel-Chakra verringert er Ängste, hilft gegen Unruhe, Nervosität, Stress und seelische Zustände, welche die Funktion des Magens und des gesamten Verdauungstrakts beeinflussen. Wenn wir jeweils einen Stein auf das Scheitel- und Nabel-Chakra legen, wird die Energieströmung dazwischen verstärkt. Das Ametrinwasser reinigt und regeneriert das Gewebe und die Zellen. Wird es regelmäßig eingenommen, immer morgens einige Schlucke auf nüchternen Magen, wirkt es mit der Zeit als Wundermittel und verleiht uns für den ganzen Tag eine positive Stimmung.

Amethyst mit Achatpseudomorphosen, Anschliff 120 mm, Horní Halže, Tschechische Republik

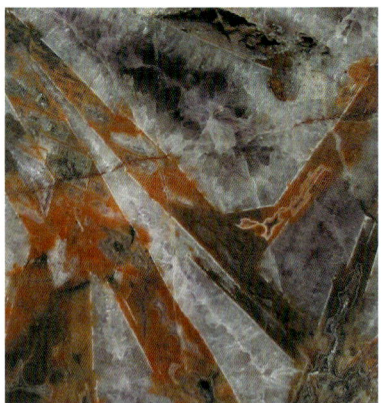

Stein der Inspiration, er bereichert unsere Meditation durch die übersinnliche Liebe, weckt in uns die Opferbereitschaft und Selbstlosigkeit, den Wunsch, unseren Mitmenschen zu helfen. Er wendet uns von der materiellen Welt ab, hin zu höheren geistigen Lebensformen, und ermöglicht uns bereits jetzt in die anderen Dimensionen des Daseins einzudringen. Er hält uns wach und konzentriert, hilft uns, unsere inneren Erlebnisse und Wahrnehmungen auch geistig zu verarbeiten. Unsere Gedankenwelt wird durch ihn für neue Ideen eröffnet, für die schöpferische Inspiration und Intuition. Er bringt Klarheit in verworrene Probleme, die uns bei unserer Entwicklung behindern. Amethyst ist auch der Stein der Reinigung. Seine Energie

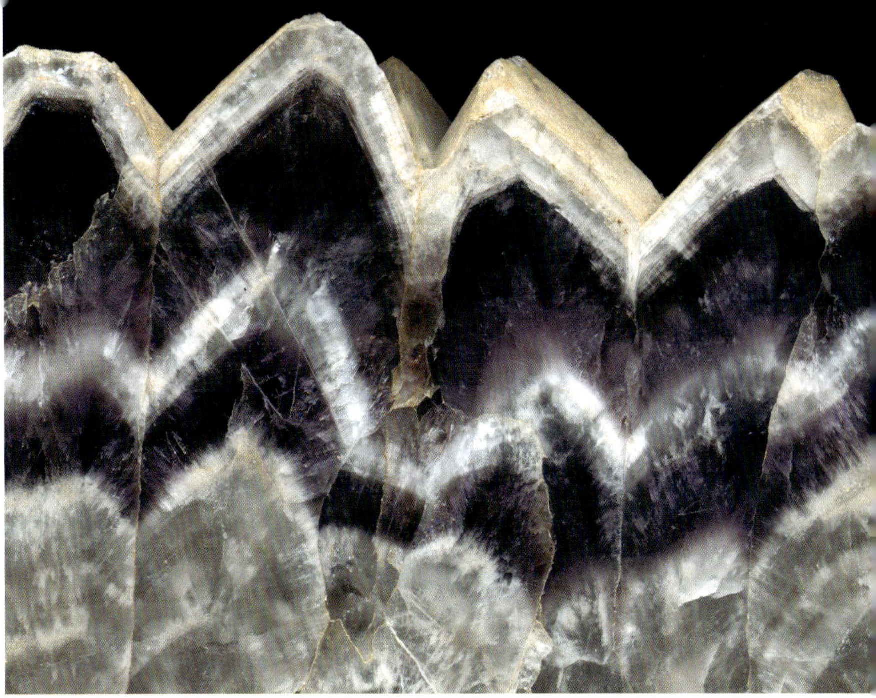

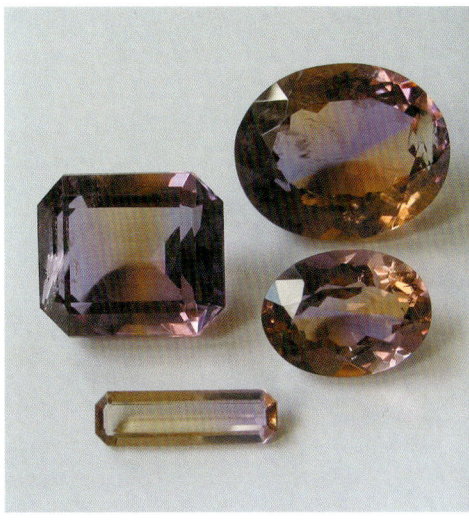

*Trümmeramethyst, Anschliff 120 mm,
Bochovice, Tschechische Republik*

weckt in uns den Willen, die Entschlossenheit und den Mut, leichten Herzens
die alten Gewohnheiten, Träume und
Emotionen abzulegen und sie durch bessere zu ersetzen. Der Amethyst be-
kämpft unseren Zorn, Raserei, Angst
und alle negativen Eigenschaften und
Neigungen, die uns belasten und weckt
in uns wiederum Güte und eine liebevolle Weisheit. Er stärkt unsere Nächs-
tenliebe und bringt Licht in zwischenmenschliche Beziehungen. Durch die
harmonische Vereinigung der gegensätzlichen Energien, der roten und der
blauen, bringt er Stabilität und Gleichgewicht in die Beziehung zwischen
Mann und Frau, in ihr gemeinsames Leben und harmonisiert dadurch auch ihr
Liebesleben.
Im *Ametrin* sind die Eigenschaften des
Amethysts und des Citrins vereint, die
sich auf natürliche Weise ergänzen: die

seelische Reinheit und die innere Ruhe.
Für eine tiefe Meditation ist dieser Stein
wie geschaffen.

Ametrin, der größte 25 ct, Bolivien

Chalcedon

Oxid SiO$_2$

(kryptokristalline Quarz-Varietät)

H – 6-7. **D** – 2,50-2,70. **F** – weiß, grau, graublau, hellblau, grün, braun, rot, schwarz. Die Färbung wird durch Beimengungen von Fe, Mn, Ni und Cr verursacht. **BM** – nur selten Katzenaugeneffekt und Irisieren. Die undurchsichtige weiße Varietät ist eine Mischung von Chalcedon und Opal und wird als *Kascholong* bezeichnet. **T** – durchsichtig, durchscheinend, opak. **G** – glasig, seidig. **K** – trigonal: Versinterungen und nierenförmige Aggregate. **GE** – vulkanisch, heiße Quellen, Sedimente.

Durch die Färbung und den Einfluss von Inklusionen nimmt Chalcedon verschiedene Gestalten an und erhält dadurch auch viele synonyme Benennungen: die dunkelgrüne Varietät *Plasma*, der orange gefärbte *Karneol*, der braune *Sarder*, schwarzbrauner *Sardonyx*, der schwarze oder schwarzweiße *Onyx*, der apfelgrüne *Chrysopras*, der dunkelgrüne, mit roten Flecken übersäte *Heliotrop*, der weißgrüne *Achat*, *Jaspis* in verschiedenen Farben und der weißgraue bzw. braune *Flint*.

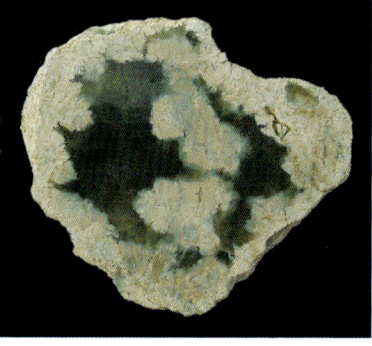

Chalcedon, 85 mm, Byšta, Slowakische Republik

Plasma, Anschliff 50 mm, Hrubšice, Tschechische Republik

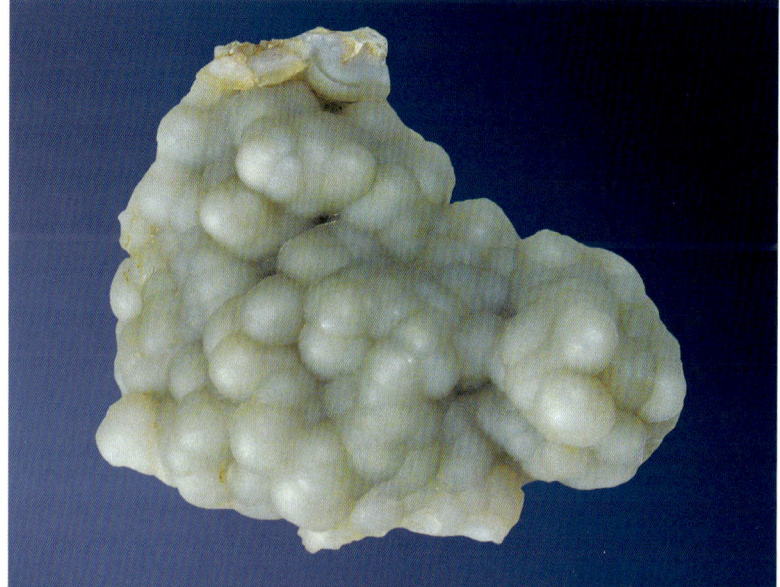

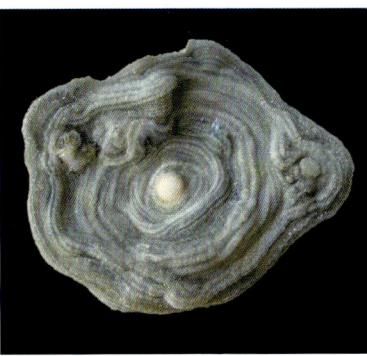

Chalcedonrose, 70 mm, Mexiko

Chalcedon war traditionell der Stein der Liebe, er symbolisierte die Macht und als Talisman sollte er vor Zorn und Melancholie schützen.

Name: Nach der untergegangenen Stadt *Chalkedon* in Kleinasien. **Fundorte:** Blauer Chalcedon – vorwiegend Namibia, Indien, Republik Südafrika, Mosambik; rosa und grüne Chalcedon-Varietäten – Türkei; brauner und roter Chalcedon – Russland, Indien; Plasma – Brasilien; Dendriten- und Moosachate – Brasilien, Indien, China; Chalcedonrosen – Brasilien, Uruguay, Mexiko. **Astrologie:** Sternzeichen Steinbock, Krebs und Schütze. **Chakra:** Weiße und blaue Varietäten vorwiegend Hals-Chakra, alle anderen je nach Anwendung und Bedarf. **Reinigung:** Unter fließendem Wasser reinigen und ausreichend lange unter Einwirkung von direkter Sonneneinstrahlung laden.

Der sanfte Schimmer und die feine Vibration des blauweißen Chalcedons beruhigen unsere Sinne und Gefühle. Er wirkt wie Balsam auf unsere überreizten Nerven. Besonders in schweren Zeiten lindert er die Hoffnungslosigkeit und stärkt den Glauben an eine bessere Zukunft. Er lehrt uns das Leben so zu nehmen wie es kommt und sich nicht durch kleinliche Sorgen zu belasten. Er akti-

viert die Sinne und lehrt uns leicht und natürlich zu leben. In der Antike wurde der Chalcedon für einen Stein der Kommunikation gehalten, es war der Stein der Redner und Politiker. Legte man ihn vor einem wichtigen öffentlichen Auftritt unter die Zunge oder hielt man ihn in der Hand, sollte er bei der Überwindung von Schüchternheit und Lampenfieber helfen. Bis zum heutigen Tage fördert er die Inspiration in der Sprache und vermittelt eine richtige und lebendige Aussprache.

Der rosa Chalcedon fördert die Herzlichkeit, Freundlichkeit und Geselligkeit. Er regt den Wunsch an, den Bedürftigen in Not zu helfen, und zwar nicht nur materiell, sondern auch durch Mitgefühl und Zuwendung. Er hilft uns, zu unserem verlorenen Selbstvertrauen und zum Vertrauen in unsere Umwelt, die uns enttäuscht oder verletzt hat, zurückzufinden. Der grüne Chalcedon, durch Chrom-Beimengungen verfärbt, hilft uns, schneller Kummer, Schmerz und Sorgen aller Art zu überwinden. Die braunen und roten Chalcedone stärken

Chalcedon, 15 mm, Republik Südafrika

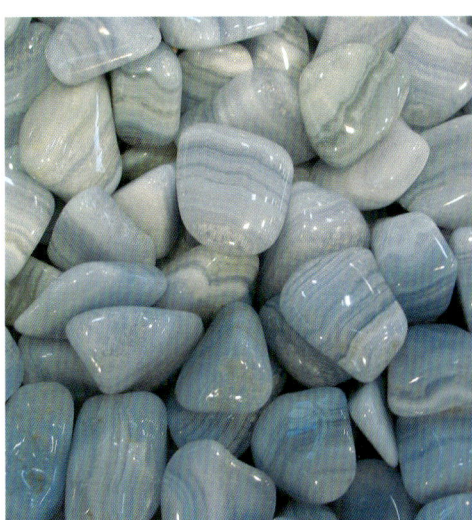

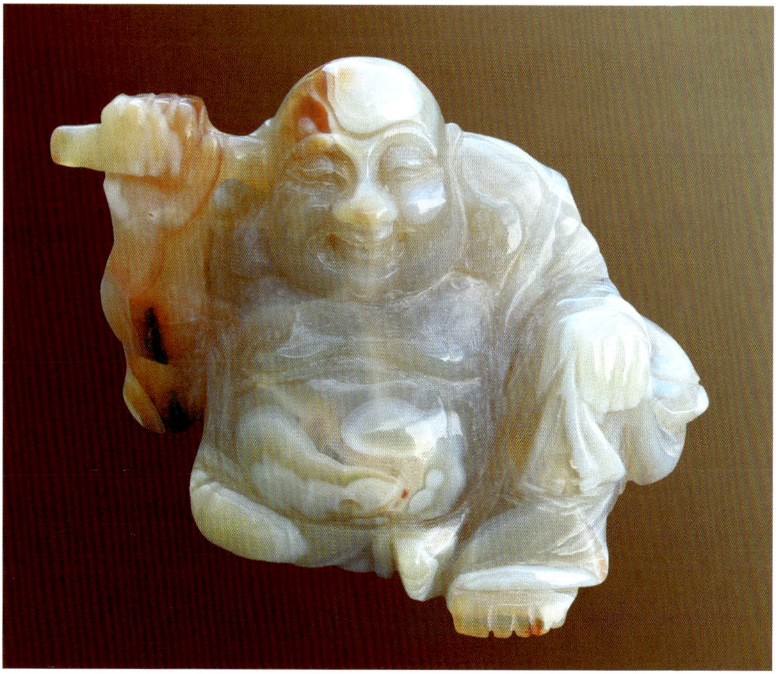

Chalcedonfigur, 120 mm, China

Heilwirkungen: Allgemein stärkt Chalcedon das Immunsystem. Wird der milchig weiße Chalcedon von stillenden Müttern zwischen den Brüsten getragen, so fördert er die Muttermilchbildung. Er stillt Blutungen und senkt das Fieber. Die lichtblauen Chalcedon-Varietäten unterstützen die Heilung der Atemwege und beeinflussen die Schilddrüse bei der Regulierung des Stoffwechsels. Sie senken den Blutdruck und helfen bei Diabetes. Nicht zuletzt unterdrücken sie die Wetterfühligkeit. Der rosa Chalcedon stärkt die Herztätigkeit und heilt Herzneurosen. Der grüne Chalcedon hilft bei Entzündungen. Die braunen und roten Chalcedone fördern die Blutgerinnung und regulieren die Verdauung. Der *Kupferchalcedon* lindert Entzündungen und Pilzerkrankungen der weiblichen Geschlechtsorgane und der Gedärme. Er unterstützt die Leberfunktion. *Plasma* kräftigt die Regenerationsfähigkeit. Die *Dendritenchalcedone* helfen bei der Behandlung von Lungenerkrankungen und bei Darminfektionen. Sie fördern die Verdauung und den regelmäßigen Stuhlgang. Der so genannte *Moosachat* fördert die Funktion der Drüsen und hilft bei der Heilung von Drüsenentzündungen. Er beschleunigt die Heilung von Infektionserkrankungen der Lunge und der Atemwege und wirkt fiebersenkend. Wenn er auf die Augenlider aufgelegt wird, wirkt er kraftspendend auf kranke oder müde Augen. Die so genannten *Chalcedonrosen* helfen vorwiegend bei der Behandlung von Frauenleiden und Erkrankungen der weiblichen Geschlechtsorgane. Allgemein können sie auch zur Stärkung der Sehkraft und des Gehörs verwendet werden.

die Vitalität, Flexibilität und das Gefühl der Zusammengehörigkeit mit der Mutter Erde. Sie wecken Energie und unterstützen die Ausdauer bei den Bemühungen, unsere Ziele zu erreichen.

Kupferchalcedon (mit Kupfer-Inklusionen) ist ein Stein der Ruhe, der Toleranz und Harmonie.

Die dunkelgrüne Chalcedon-Varietät **Plasma** bremst unsere Wut und die aggressiven, schwer beherrschbaren Gefühle, die zu unüberlegten Taten führen. Auf der anderen Seite wird die Fähigkeit gestärkt, in bestimmten Stress-Situationen alle Reservekräfte bis an die Grenze der Möglichkeiten zu mobilisieren. Die **Dendritenchalcedone** aktivieren den Willen und die Entschlossenheit, Gewohnheiten und Angewohnheiten abzustreifen, die unsere Gesundheit schwächen und unsere Bemühungen um geistige und seelische Entwicklung bremsen. Der so genannte **Moosachat**, ein Chalcedon in weißen bis bläulichen Farbtönen, von grünen Dendriten durchwachsen, stärkt unsere Naturverbunden-

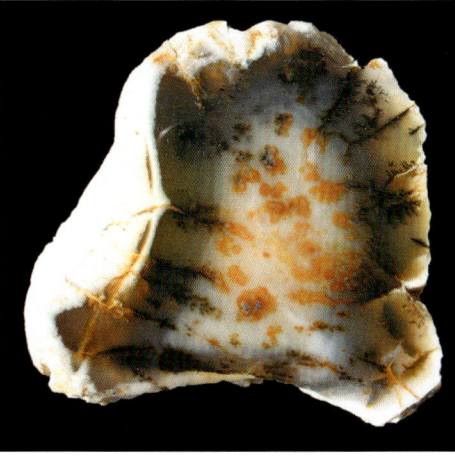

Dendritenchalcedon, Anschliff 70 mm, Betpakdala, Kasachstan

heit, lässt uns ihre Zyklen aufmerksamer beobachten. Er lässt uns wissen, dass auch unser eigenes Leben nach diesen Prinzipien verläuft. Er befreit uns von unseren tief sitzenden Befürchtungen und gewohnten Mustern, die uns hindern, neue Wege und Horizonte zu erforschen. Er aktiviert unsere Inspiration.

Chalcedon, Anschliff 80 mm, Tschukotka, Russland

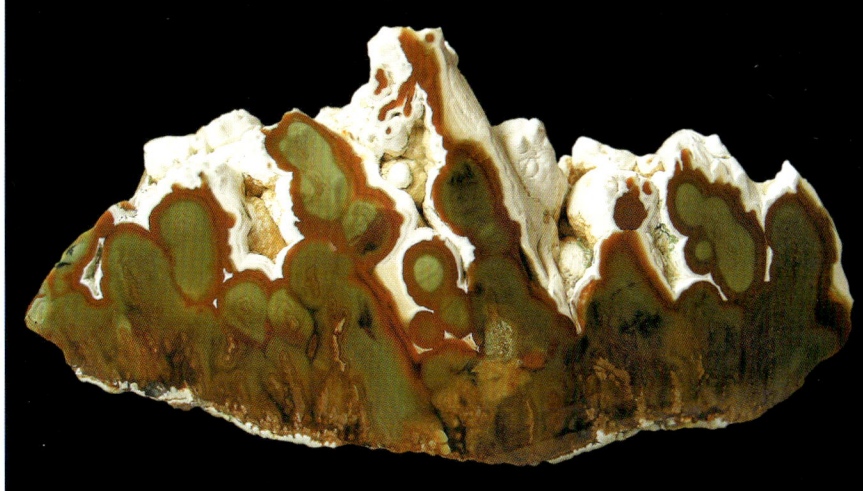

Chrysopras

Oxid SiO_2

(durch Nickel oder Chrom gefärbter Chalcedon)

H – 6-7. **D** – 2,50-2,70. **F** – apfelgrün, blaugrün, gelbgrün, smaragdgrün. Die Färbung wird durch Beimengungen von Ni oder Cr verursacht. **T** – durchsichtig bis opak. **G** – glasig, matt. **K** – trigonal: mikroskopisch gefaserte Aggregate. **GE** – sekundär in Verwitterungszonen der Nickellagerstätten.

Der Chrysopras wurde bereits in der Antike als Venusstein verehrt, da er die übersinnliche und überirdische Liebe symbolisierte. Er wurde zugleich auch als Talisman gegen Neid, Verdammung und den bösen Blick getragen. Im alten Ägypten sollte er vor der Pest und schwarzer Magie schützen. Da er in der Natur nur selten vorkommt, gilt er als wertvollste Chalcedon-Varietät.

Name: Nach dem griechischen *chrysos* – Gold und *prasmai* – schätzen oder auch *práson* – Lauch, wegen seiner frischen grasgrünen Farbe. **Fundorte:** Polen, Australien, Brasilien, Indien, USA, Tansania, Simbabwe, Republik Südafrika, Kasachstan. **Astrologie:** Bei den alten Ägyptern gehörte er zu den im Sternzeichen Skorpion Geborenen, bei den mittelalterlichen Astrologen zum Schützen und nach weiteren Quellen zu Krebs und Steinbock. **Chakra:** Vor allem Herz-Chakra. **Reinigung:** Ähnlich wie alle anderen Chalcedon-Varietäten wird er

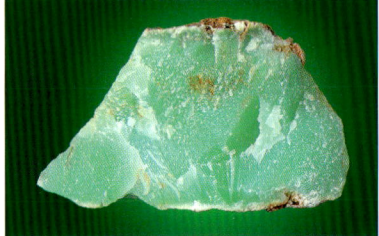

Chrysopras, 55 mm, Tansania

unter einem Strahl lauwarmen Wassers gereinigt. Wegen seiner Empfindlichkeit gegen grelles Licht wird er nur unter Einwirkung von indirektem Sonnenlicht geladen.

Diese in der Natur verhältnismäßig selten vorkommende apfelgrüne Chalcedon-Varietät, die zum Herz-Chakra gehört, hat einen harmonisierenden Einfluss auf den gesamten Organismus. Ihr sanfter Schimmer beruhigt den unruhigen und verunsicherten Geist, der voller Befürchtungen und Hoffnungslosigkeit ist. Der Chrysopras klärt die scheinbar unlösbaren, komplizierten Probleme und erhellt unser Unterbewusstsein und Bewusstsein mit einem Licht, das alle Gefühle, Beweggründe und Taten liebevoll erleuchtet. Er vermittelt uns das Gefühl der Zugehörigkeit und das Vertrauen in Gottes Führung und Liebe. Er hilft uns alle Schmerzen und alles Unrecht zu bewältigen, weil wir mit seiner Hilfe erkennen können, dass alles einen höheren, obwohl uns

Figur aus tansanischem Chrysopras, 50 mm

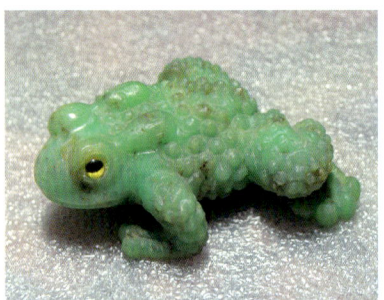

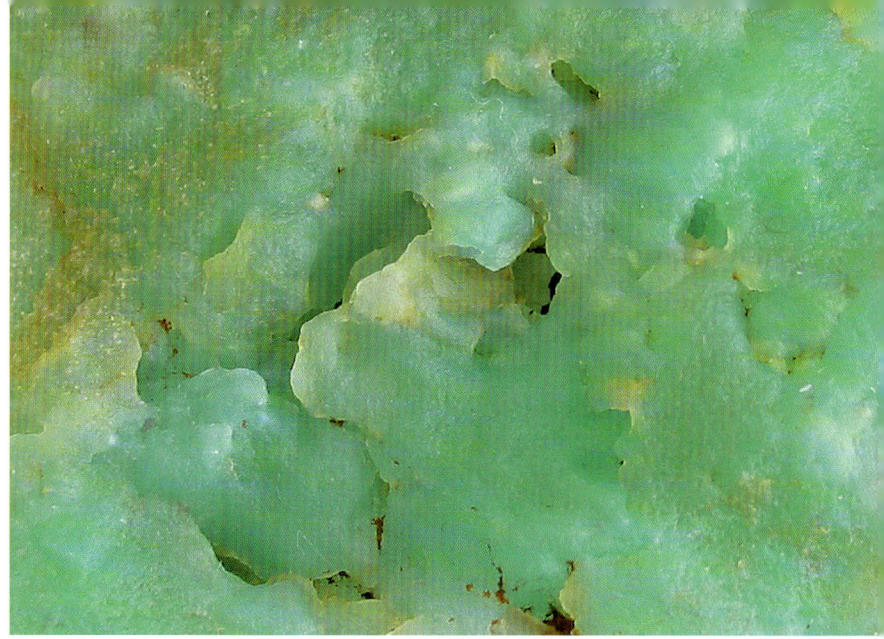

Chrysopras, 90 mm, Australien

bisher unbekannten Sinn hat. Er stärkt unsere Ausdauer bei der Suche nach der Wahrheit, die Erkenntnis des wahren Sinns des Lebens, ohne das wir der fanatischen Idee unterliegen, diese Prinzipien um jeden Preis erkennen zu müssen. Der Chrysopras hilft uns, unser Selbst zu finden, uns selbst zu vertrauen und Sicherheit wie auch Antworten im eigenen Inneren zu suchen und uns nicht zu sehr auf die Hilfe von außen zu verlassen. Er verringert Minderwertigkeitskomplexe, unterdrückt die übermäßige Eifersucht und leichte Hysteriezustände.

Er ermöglicht uns erneut unsere kindlichen Empfindungen zu erlangen, einen reinen, absolut neuen, durch nichts belasteten Einblick in die Umwelt. Er bremst unsere egoistischen Motivationen und Begierden, er lehrt uns, unser Handeln zu kontrollieren und so weit in die richtige Bahn zu bringen, dass es mit den allgemeinen Gesetzen der Sitte, mit einem reinen Gewissen und Herzen im Einklang ist. Er lehrt uns das Leben immer von der besseren, positiven Seite zu sehen und zu verstehen und weder Illusionen zu verfallen noch der Hoffnungslosigkeit und einer negativen Sicht der alltäglichen Probleme.

Heilwirkungen: Chrysopras hilft Blockaden zu beseitigen, den Körper von Schadstoffen zu befreien, ihn zu reinigen und somit erneut eine freie Bahn für die Lebensenergie zu schaffen. Durch sein angenehmes Grün beruhigt er das Herz. Er reinigt die Blutgefäße. Er aktiviert die Lebertätigkeit, hilft bei Blutungen, bei Blutsturz und bei der Geburt, zudem beeinflusst er die Drüsenfunktion positiv. Bei Männern heilt er Prostata und Hodenentzündungen, bei Frauen die vorwiegend durch Eileiterinfektionen verursachte Unfruchtbarkeit. Das Wasser ist zum Einreiben bei Hauterkrankungen, Allergien und Pilzerkrankungen geeignet.

Karneol, Sarder, Sardonyx, Onyx

Oxid SiO$_2$

(durch Eisen gefärbter Chalcedon)

H – 6-7. **D** – 2,50-2,70. **F** – *Karneol* – gelborange, orange, rotorange; *Sarder* – braun; *Sardonyx* – schwarzbraun, Färbung durch Fe; *Onyx* – schwarz, schwarz-weiß, Färbung durch Fe und Mn. **T** – durchscheinend bis opak. **G** – glasig, matt. **K** – trigonal: nierenförmige Aggregate. **GE** – vulkanisch, Verwitterungszonen.

Name: Karneol nach dem lateinischen *caro* – Fleisch; Sarder nach der Stadt Sardes in Kleinasien, *serd* heißt auf persisch braun; Onyx: wegen seiner feinschichtigen Struktur wurde er nach dem griechischen *onyx* – Fingernagel benannt. **Fundorte:** Indien, Saudi-Arabien, Brasilien, Ägypten, Australien, Russland, Deutschland, Tschechische Republik. **Astrologie:** Karneol – Sternzeichen Widder und Zwillinge; Sarder und Sardonyx – Krebs und Stier; Onyx – Steinbock. **Chakra:** Karneol, Sarder,

Bronzering mit Karneol, römische Arbeit, 2. Jh. n. Chr.

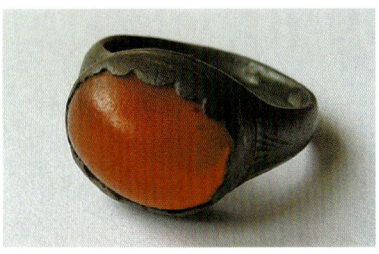

Sardonyx – Vitalität und nach Bedarf; Onyx – vorwiegend dort, wo sich Blockaden befinden. **Reinigung:** Unter fließendem lauwarmem Wasser oder gemeinsam mit einem Bergkristall über Nacht in einer Schüssel mit Wasser. Die Steine werden so lange wie möglich unter Einwirkung von direktem Sonnenlicht geladen.

Mit seinen warmen Farbtönen symbolisiert *Karneol* die vitale und tatkräftige Energie der Erde. Er erweckt in uns das Gefühl der Zusammengehörigkeit mit ihren unabänderlichen Gesetzen und Naturereignissen. Unsere Gedanken werden geleitet von Rücksichtnahme, Aufmerksamkeit, Verständnis und Mitgefühl für unsere Umwelt. Karneol vermittelt uns das bewusste Erleben jedes Augenblicks des Lebens, er lehrt uns, unsere ursprüngliche Lebensaufgabe hier auf der Erde positiv zu erfüllen. Deshalb hilft seine Vibration auch denen, die mit ihrem unsteten und unkonzentrierten Geist nur stagnieren und in

Heilwirkungen: *Karneol* hilft bei Krampfadern, Blutvergiftung, Blutungen, Rheumatismus und er stabilisiert den Kreislauf. Aufgelegt auf das Nabel- oder Kreuzzentrum entwickelt er einen positiven Einfluss auf die Verdauung. Im Grundzentrum beseitigt er Blockaden, die zu Unfruchtbarkeit und Impotenz führen. Der gelbe Karneol heilt Erkrankungen der Nieren und des Harnsystems.

Sarder lindert durch seine sanfte und beru-

higende Vibration vor allem Kopfschmerzen sowie Schmerzen aller Art. Sarderwasser wird bei Hautausschlag und Hauterkrankungen empfohlen.

Der *Onyx* hilft bei der Behandlung von Gehörerkrankungen, vor allem bei der Beseitigung des unangenehmen Ohrensausens, bei Gleichgewichtsstörungen, er stärkt die Sehkraft und fördert ebenso wie alle anderen Chalcedon-Varietäten das Immunsystem.

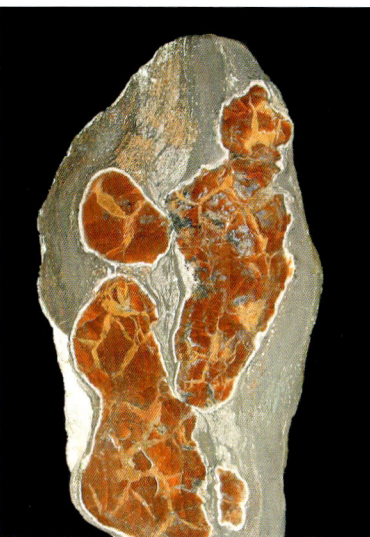

Karneol im Muttergestein, Anschliff 110 mm, Nová Paka, Tschechische Republik

und stärkt den Charakter. Er kann auch bei der Lösung von Problemen helfen und erleichtert dadurch auch das oft so schwierige Zusammenleben der heranwachsenden Kinder mit den Eltern.

Onyx, der geheimnisvolle schwarze Stein, steht unter dem Einfluss des Saturns. Er lehrt uns, dass vor allem durch Schmerz und Kummer, durch Zerstörung der karmischen Ursachen und Folgen der direkte Weg zur ewigen Wahrheit und letztlich zur endgültigen Befreiung führt. Ähnlich wie der schwarze Turmalin führt er uns zum Ernst, zur Selbstkontrolle und zur Zielstrebigkeit. Nach traditioneller Vorstellung soll er die innere Konzentration und Demut fördern. Allerdings zerstört er die Blockaden auf andere Weise als der Turmalin, und die Art der Reinigung ist auch eine andere als beim Turmalin. Er entnimmt zwar dem Körper die negative Energie, er kann sie aber nicht absorbieren und verarbeiten, somit auch nicht in sich aufnehmen. Er verliert dadurch innerhalb kurzer Zeit seine Kraft und Regenerationsfähigkeit. Die Wiederherstellung seiner Fähigkeiten benötigt viel längere Zeit und ist auch viel schwieriger. Deshalb wird die Anwendung von Onyx nur in außergewöhnlichen Fällen empfohlen.

Untätigkeit verweilen. Denjenigen, die uns allen nur zur Last fallen und die unfähig sind, ihren sinnvollen Platz im Leben oder ihr eigenes Lebensziel zu finden. Die vitale Energie des Karneols weckt in uns das Schöpferische, das Kreative, die Fähigkeit, neue Erkenntnisse in Tatsachen umzuwandeln – aktiv fühlen, denken und handeln, aktiv leben. Der **Sarder** verleiht uns Energie, die Kraft, den Problemen des Lebens zu widerstehen, aber auch Harmonie, den natürlichen Drang, das Leben in seiner ganzen Schönheit und Mannigfaltigkeit zu genießen. Er fördert unsere ehrliche Beziehung zu den Mitmenschen, Toleranz ihren Schwächen gegenüber und Beachtung ihrer Bedürfnisse. Er festigt Familienbande und Freundschaften.

Sardonyx ist gegenüber dem Sarder in seinem energetischen Potenzial etwas vitaler und lebenskräftiger. Er schärft die Sinne, weckt Freude und Lebensmut, vertreibt Sorgen und Melancholie

Amulette aus Onyx, 80 mm, China

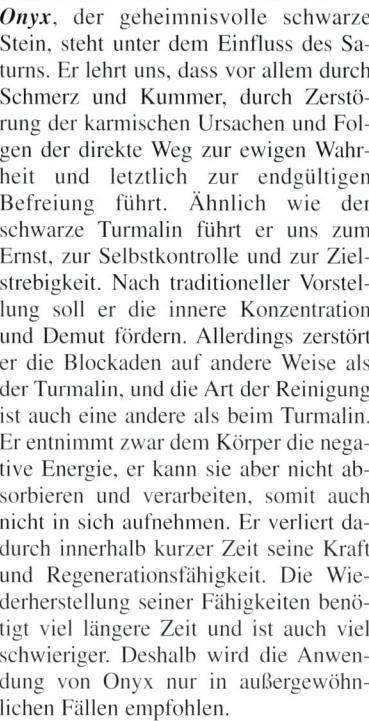

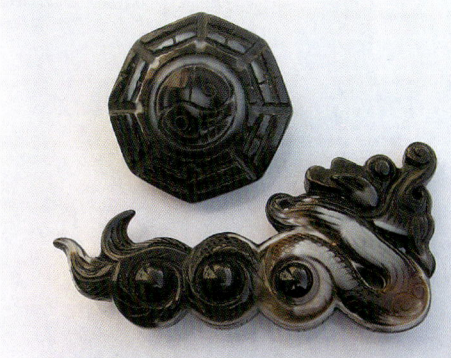

Achat

(Chalcedon mit Bändertextur)

Oxid SiO$_2$

H – 6-7. **D** – 2,50-2,70. **F** – praktisch die ganze Farbskala, sehr oft grau. Die Färbung wird durch Beimengungen von Fe, Mn, Ni, Cr und verschiedenen Mineralien, z.B. Hämatit und Chlorit, verursacht. Künstlich gefärbte Achate sind für unsere Zwecke ungeeignet! **BM** – manchmal ist die Mitte des Achats mit Wasser gefüllt, häufiger mit Bergkristall-, Rauchquarz- und Amethystkristallen; der Feuerachat irisiert. **T** – durchscheinend bis opak. **G** – glasig, matt, seidig. **K** – trigonal: feinkörnige Aggregate meist knollenartiger Form. **GE** – vulkanisch, hydrothermale Zonen, Sedimente, Seifen.

Es existiert eine unerschöpfliche Menge von Achat-Varietäten, die entweder nach der Farbe, der Form oder anderen charakteristischen Eigenschaften benannt sind. Archäologische Funde bezeugen, dass der Achat bereits im Altertum bearbeitet wurde. Anfangs wurde er zur Herstellung von Werkzeugen verwendet, später dann zur Gestaltung von Zier- und Kultgegenständen. Größter Beliebtheit erfreuten sich die Achate in der Antike in Rom und Griechenland, als aus

Achat, Anschliff 72 mm, Patagonien, Argentinien

ihnen Gemmen und Siegelstempel gefertigt wurden. Als Talisman sollten sie vor Giften, Pest und Naturkatastrophen schützen und dem Besitzer ein langes Leben, Erfolg und gute Freunde sichern. **Name:** Nach dem ursprünglichen Namen des Flusses Dirillo auf Sizilien, Achates. **Fundorte:** So wie die Menge der Achat-Varietäten ist auch die Zahl der Fundorte unerschöpflich. Die bekanntesten liegen in Brasilien, Uruguay, Mexiko, Nicaragua, Australien, Indien, Indonesien, der Mongolei, China, dem Irak, Marokko, Ägypten, Madagaskar, Botswana, Äthiopien,

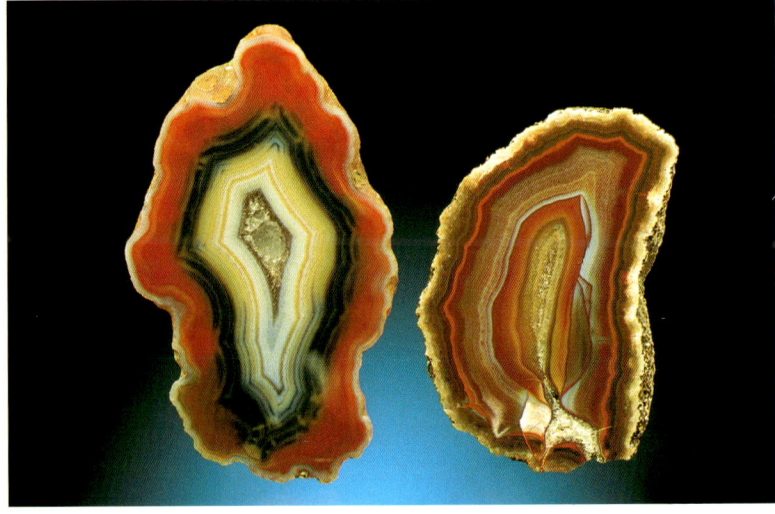

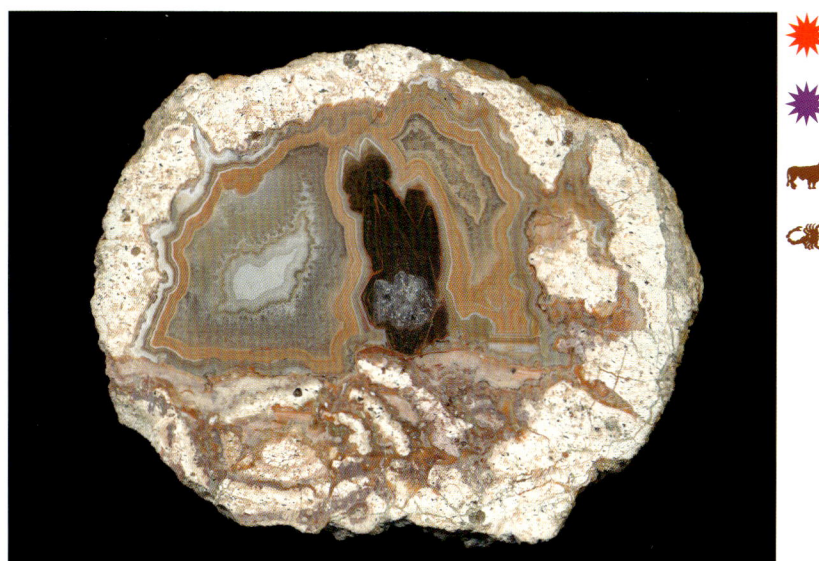

Achat, Anschliff 110 mm, Nówy Kosciól, Polen

Mosambik, Namibia, den USA, Russland, Deutschland und Polen. **Astrologie:** Sternzeichen Stier und Skorpion. **Chakra:** Vorwiegend Grund-Chakra, beim Feuerachat außerdem auch noch Stirn-Chakra und Chakra des Dritten Auges. **Reinigung:** Unter fließendem lauwarmem Wasser oder gemeinsam mit einem Bergkristall in einer Schüssel mit Wasser über Nacht. Alle Achate mit Ausnahme des Feuerachats werden beliebig lange unter Einwirkung direkter Sonneneinstrahlung geladen.

Achat, Anschliff 90 mm, Brasilien

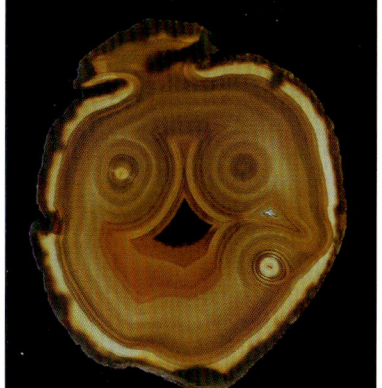

Achat, Anschliff 65 mm, Botswana

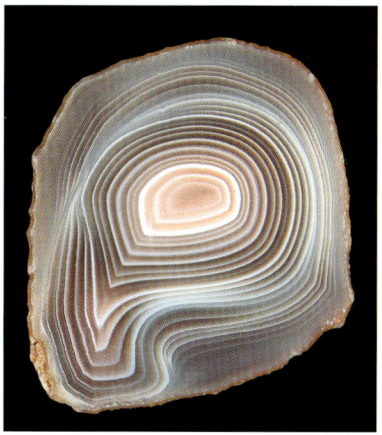

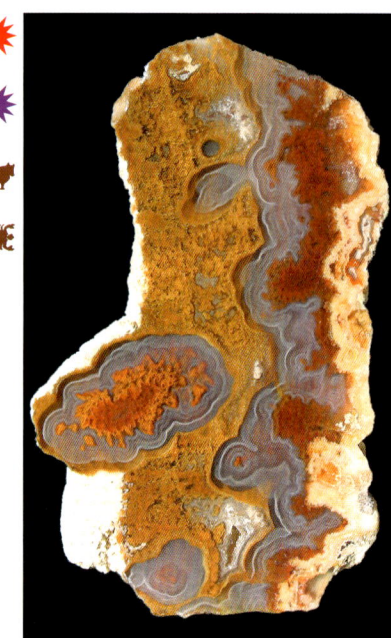

Dendritenachat, Anschliff 90 mm, Mexiko

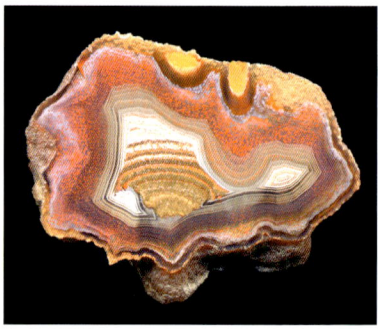

Achat, Anschliff 45 mm, Železnice,
Tschechische Republik

Die breite Palette von Erdfarbtönen,
die fantastische Zeichnungen bilden,
verleiht diesem eigentlich gewöhn-
lichen Stein seine große Beliebtheit.
Diese Symbiose der Zeichnung und
der Farbeffekte symbolisiert unsere
Verbundenheit mit der Mutter Erde
und ihren Naturgewalten. Der Achat
vertieft unsere Fantasie, Kreativität,
Mut und Ausdauer und unseren Le-

Heilwirkungen: Im Grundzentrum, wo
seine intensive, kompakte Vibration am
wirksamsten ist, kräftigt der Achat die Geschlechtsorgane bei Männern wie auch
bei Frauen. Er schützt die Schwangeren
und hilft bei der Geburt. Im Allgemeinen
senkt er das Fieber, lindert fieberhafte Infektionskrankheiten und Schmerzen verschiedener Art, er ist unverzichtbar bei
Allergien und Hautproblemen.

Der weiße Achat hilft bei der Behandlung
von bösartigen Geschwüren, vor allem bei
Hautkrebs und bei Entzündungen. Das
Wasser reinigt den Teint. Der weiße Achat
symbolisiert die Reinheit des Geistes und
das seelische Gleichgewicht. Er wird auch
als *Friedensachat* bezeichnet. Er stärkt
unseren Willen, schlechte Angewohnheiten aufzugeben, und hemmt aggressives
Verhalten.

Der rosafarbene so genannte *Aprikosen-*

achat, der vorwiegend in Botswana und
Australien zu finden ist, hilft bei der
Schwangerschaft und schützt das Kind im
Mutterleib. Der fleischbraune Achat hilft
bei schwacher Zeugungsfähigkeit. Der
graue *Botswana-Achat* und der *Augen-
achat* helfen, wie bereits der Name sagt,
bei Augenstörungen und -erkrankungen
und beleben müde und schwache Augen.
Sie werden ähnlich wie Beryll und Aquamarin entweder aufgelegt oder die Augen
werden mit ihrem Wasser gespült. Der
Botswana-Achat lindert auch Depressionen, stärkt die Lunge und befreit sie von
Ablagerungen und Schadstoffen. Mit dem
Wasser werden Haare und Teint erfrischt
und geheilt.

Der zentral gestreifte Achat hilft bei Eilei-
ter- und Eierstockentzündungen, Prostatabeschwerden, beeinträchtigter Nierenfunktion, Entzündungen der Harnblase

und der Harnwege, bei Magen- und Darmproblemen. Der **Bandachat** (parallel gestreift) wirkt lindernd bei schmerzenden Krampfadern. Der **Dendritenachat** kräftigt das Immunsystem und hilft, den Körper von Schadstoffen zu befreien. Er fördert den Stoffwechsel und heilt Erkrankungen des Verdauungstrakts. Die **Sternachate** aktivieren das Immunsystem, die Leberfunktion und das zentrale wie auch das periphere Nervensystem.

Der bunte Achat mit seiner unregelmäßigen Anordnung von Farbtönen senkt das Fieber und hilft bei fieberhaften Infektionserkrankungen. Er aktiviert die Drüsenfunktion und kräftigt den Herzkreislauf. Er schützt vor Lethargie und Depressionen und trägt zur guten Laune bei.

Der so genannte **Lace-Achat**, ein opaker Achat mit sehr feiner Zeichnung, stammt vorwiegend aus Mexiko, es gibt aber auch Fundstellen in Brasilien, Uruguay, China und Indien. Er hilft bei Entzündungen und Infektionen, bei der Behandlung von Nieren-, Harnblasen- und Gallenerkrankungen und aktiviert das Immunsystem. Er schärft den Geruchssinn. Mit dem Wasser wird der Teint gereinigt und Allergien geheilt. Der **Trümmerachat** hilft bei der Heilung von äußerlichen Verletzungen, bei Muskelverspannungen und Überanstrengung sowie Prellungen der Gelenke und der Knochen. Der **Wolkenachat** und vor allem sein Wasser reinigt den Teint und hilft bei Ausschlägen und Hauterkrankungen. Der **Feuerachat**, eine seltene Varietät von Fundorten in Mexiko und den USA, gehört im Unterschied zu allen anderen Achaten zum Stirn-Chakra bzw. zum Chakra des Dritten Auges. In diesem Bereich hilft er das seelische Gleichgewicht während der Meditation zu erhalten, er gleicht Gemütsschwankungen aus und dämpft unsere Wut. Er stärkt die Konzentration und das Gedächtnis, aktiviert den Stoffwechsel und die Zellerneuerung. Im Bereich des Grund-Chakras hilft er bei psychisch bedingter Impotenz und Frigidität.

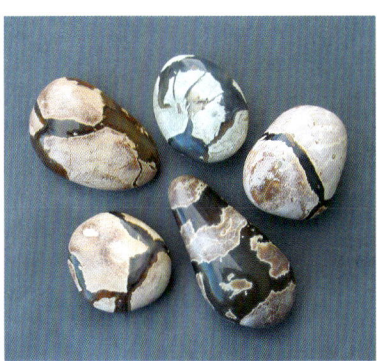

„Amulettachate", 25 mm, Australien

benswillen. Er stärkt in uns das Gefühl der eigenen Identität, den Selbsterhaltungstrieb und das Vertrauen in die eigenen Fähigkeiten. Durch ihn lernen wir, uns gegenüber unseren Mitmenschen, auch unseren Feinden, edel und ehrlich zu verhalten. Er beschützt uns vor negativen Einflüssen, unterstützt unsere Suche nach Wahrheit und hilft uns Kritik, schwierige Situationen und ungünstige Umstände ohne Groll sowie Verbitterung aufzunehmen und zu meistern.

Feuerachat, 25 mm, Arizona, USA

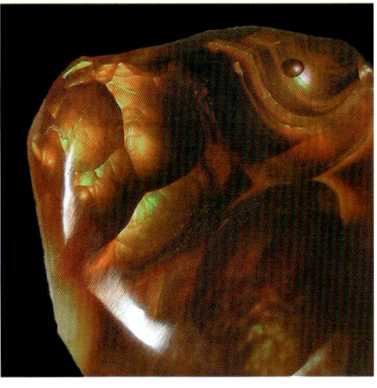

Prasem und Moosachat

Oxid SiO$_2$

(Chalcedon mit Einschlüssen von Aktinolith bzw. Chlorit)

H – 7. **D** – 2,63-2,65. **F** – *Prasem* gras- bis lauchgrün; die Färbung wird durch Einschlüsse feiner Aktinolithnädelchen verursacht. *Moosachat* weiß mit grünen Chloritdendriten durchwachsen. **T** – durchscheinend bis opak. **G** – glasig bis matt. **K** – trigonal: *Prasem* schlanke prismatische Kristalle, feinkörnige Aggregate; *Moosachat* feine bis grobkörnige Aggregate. **GE** – *Prasem* metamorph, hydrothermal; *Moosachat* pegmatitisch, hydrothermal.

Die so genannte *Afrikanische Jade* ist in Wirklichkeit eine feinkörnige Quarz-Varietät mit Aktinolith-Einschlüssen. Der Moosachat hat, entgegen seinem Namen, mit dem Achat nichts gemeinsam. Auch hier handelt es sich um einen fein- bis grobkörnigen Milchquarz, durchwachsen mit grünen Chloritdendriten.
Name: Prasem nach dem griechischen *práson* – Lauch, bezieht sich auf die grüne Farbe; Moosachat nach seinem Aussehen. **Fundorte:** Prasem – Insel Serifos (Griechenland), Australien; die so genannte Afrikanische Jade – Repu-

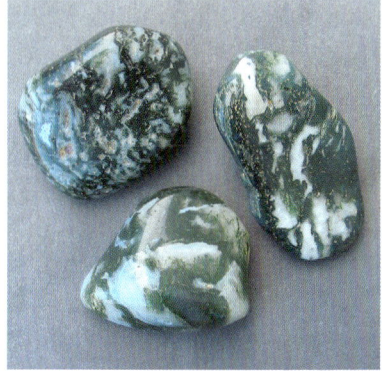

Moosachat, Anschliff 120 mm, Bulgarien　　*Baumachat, Trommelsteine 30 mm, Indien*

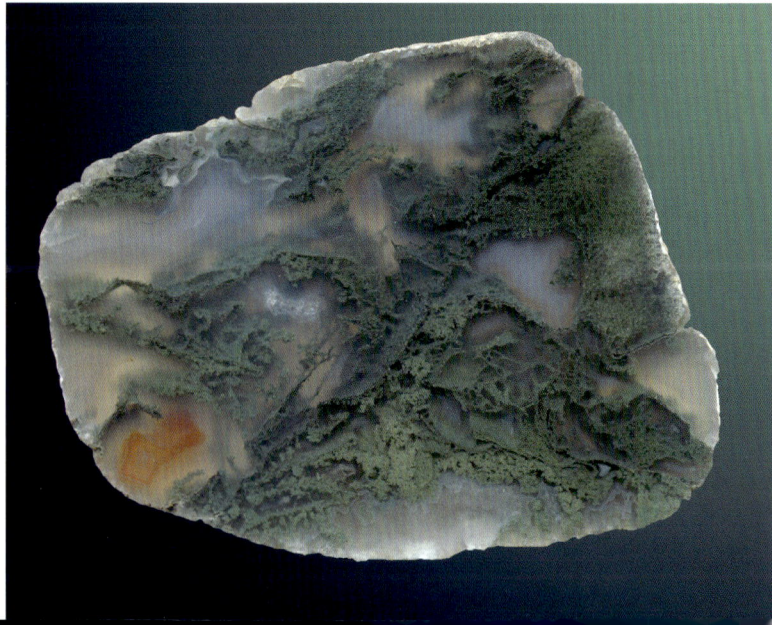

blik Südafrika; Moosachat – Indien, Brasilien, Uruguay. **Astrologie:** Sternzeichen Steinbock. **Chakra:** Vorwiegend Herz-Chakra. **Reinigung:** Unter fließendem Wasser reinigen und eine gute Stunde lang bei direkter Sonneneinstrahlung laden.

Prasem ist der Stein des Herzens, des Friedens und der Freude. Mit seiner frischen grünen Farbe wirkt er vor allem auf unser seelisches Befinden. Er stillt unsere Nervosität und die Unruhe des Herzens, wodurch er uns zur Geduld und Besonnenheit im Umgang mit der Zeit führt. Unter seinem Einfluss wird uns bewusst, dass für unser Innenleben das Verweilen, die Freude an Kleinigkeiten, die Fähigkeit, sie immer wieder aufs Neue mit anderen Augen betrachten zu können wertvoller ist als das ständige Streben nach Veränderung und neuen Erlebnissen. Mit dieser Hilfe bewahren wir zugleich Ruhe und einen kühlen Kopf bei tief greifenden, bis an die Grenze getriebenen Konflikten, bei denen eher Besonnenheit als Gewalt und Wut hilfreich ist. Somit kann dieser harmonische Stein zur gegenseitigen Vergebung und Versöhnung der feindlichen Seiten beitragen.
Der *Moosachat* stillt ähnlich wie der Prasem den Zorn, die Aufregung und ungesunde Leidenschaft. Er hilft uns, die Selbstkontrolle wieder zu erlangen,

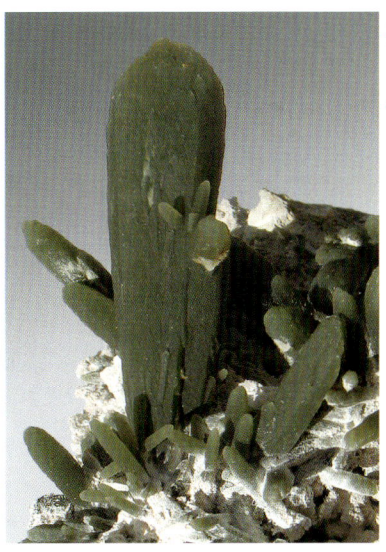

Prasem, 50 mm, Serifos, Griechenland

lehrt uns die Kunst des Schweigens und hilft uns in jeder Situation unsere Gefühle zu beherrschen. Er vermittelt ein Gefühl der Sicherheit und Stabilität, das Bewusstsein der eigenen Identität sowie den Willen und die notwendige Ausdauer, um das gesetzte Ziel zu erreichen. Seine Nähe bringt uns das längst vergangene und halbvergessene Gefühl der Einheit, der Verbindung unseres ganzen irdischen Seins mit den ursprünglichen zyklischen Gesetzen.

Heilwirkungen: *Prasem* wirkt stärkend und zugleich auch beruhigend auf die Herztätigkeit und den Kreislauf. Wegen seiner kühlenden Eigenschaften ist er auch zur Behandlung von Verbrühungen, Verbrennungen, Sonnenbrand, Sonnenstich und Blutergüssen geeignet. Der Stein wird in diesen Fällen direkt auf die betroffene Stelle aufgelegt. Er senkt auch hohes Fieber und fieberhafte Infektionserkrankungen. Er hat positiven Einfluss auf die Funktion der Lunge, der Leber, der Galle und der Nieren. Er lindert Rücken- und Wirbelsäulenschmerzen. Sein Wasser, ähnlich wie das Aventurinwasser, reinigt den Teint und hilft bei Hautentzündungen, Furunkeln, Ausschlag und Allergien. Der Stein, ebenso wie das Wasser, erfrischt müde Augen, er ist wirksam gegen grünen und grauen Star und Kurzsichtigkeit. Der *Moosachat* stärkt das Immunsystem, wodurch er unsere gesamte Gesundheit festigt. Er fördert die Nierenfunktion, stärkt das Herz und die schwindende Sehkraft.

89

Jaspis

Oxid SiO$_2$

(Chalcedon mit Beimengungen von Quarz und Opal)

H – 6-7. **D** – 2,58-2,91. **F** – rotbraun, gelb, grün, braun, beige, grau, weiß. *Pop-jaspis* gelbbraun bis orange, mit hellen kreisförmigen Flecken; *Mookait* ziegelrot bis dunkelbraun mit gelben und milchig weißen Streifen. Die Färbung wird durch Beimengungen von Fe, Mn und verschiedenen Mineralien wie z.B. Hämatit oder Chlorit verursacht. **T** – opak. **G** – matt. **K** – trigonal: feinkörnige Aggregate. **GE** – postvulkanisch, metamorph, sedimentär, Seifen.

Wegen seines häufigen Vorkommens und einer breiten Skala von Erdfarbtönen wird der Jaspis bereits seit ältester Zeit zur Herstellung von Schmuckgegenständen und Siegelstempeln verwendet. Er wurde auch wegen seiner magischen Kräfte geschätzt. Er sollte vor geistigen Kabalen aus dem Jenseits schützen und den Liebeskummer lindern.

Name: Nach dem griechischen *iaspis* – gesprenkelt, feurig (assyrisch *aschpu*, hebräisch *jaschpeh*). **Fundorte:** Indien, China, Mongolei, Russland, USA, Brasilien, Nicaragua, Venezuela, Republik Südafrika, Australien, Ägypten, Uganda, Libyen, Deutschland, Tschechische Republik. **Astrologie:** Bei den Babylo-

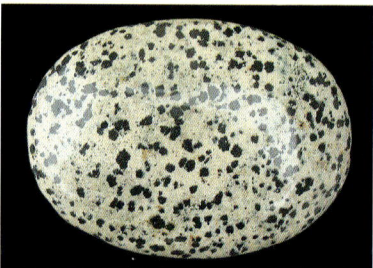

„Dalmatin-Jaspis", 50 mm, Republik Südafrika

niern gehört der Jaspis zu den im Sternzeichen Jungfrau Geborenen, bei den alten Ägyptern zum Wassermann und bei den Byzantinern zum Sternzeichen Fische. **Chakra:** Je nach Farbe und Eigenschaften. **Reinigung:** Für einige Minuten unter lauwarmem fließendem Wasser oder über Nacht in einer Schüssel mit Wasser, am besten zusammen mit einem Bergkristall. Da der Jaspis weder auf grelles Licht noch auf Hitze zu empfindlich reagiert, kann er unter direkter Sonneneinstrahlung beliebig lange geladen werden.

Der wahrscheinlich bekannteste ist der rotbraune Jaspis, der als roter Jaspis bezeichnet wird. Er gilt als Träger der vitalen, Leben spendenden Energie. Seine Erdfarbe aktiviert unseren Willen, Mut und Ausdauer. Den alten Überlieferungen nach wurde er als Mutter aller Steine bezeichnet, der die Elementar-

Jaspis, Trommelsteine 15 mm, Mexiko

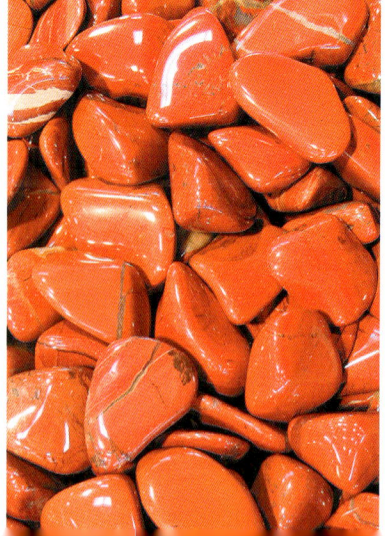

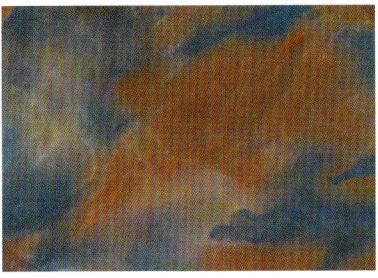

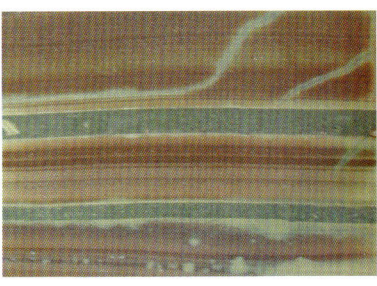

Jaspis, Anschliff 50 mm, Chabarowsk, Russland

Jaspis, Anschliff 60 mm, Gnandstein, Sachsen, Deutschland

Heilwirkungen: Der rote Jaspis hat eine breite Skala von Heilwirkungen. Im Herzzentrum stärkt er den Kreislauf, im Nabelzentrum und im Vitalitätszentrum heilt er, am besten zusammen mit Bergkristall und Magnesit, Magen- und Verdauungsstörungen und bringt Erleichterung bei Blähungen und Verstopfung. Darüber hinaus aktiviert er auch die Tätigkeit der Leber, Galle, Milz und Bauchspeicheldrüse. Aufgelegt im Bereich des Vitalitätszentrums oder direkt auf den betroffenen Stellen wirkt er bei der Behandlung von Nieren- und Harnblasenerkrankungen, er erleichtert das Ausscheiden von Nierensand und Nierensteinen. Schließlich aktiviert er im Grundzentrum den Sexualtrieb und beseitigt Zeugungsfähigkeits- und Fruchtbarkeitsprobleme. Er hilft bei unregelmäßiger oder schmerzhafter Menstruation und trägt zu einer schnellen und unkomplizierten Geburt bei. Er hat einen positiven Einfluss auf die Blutbildung, stillt Blutungen und hilft bei Hämorrhoiden. Traditionell gilt er als wirksames Mittel bei epileptischen Anfällen und bei Gicht. Der bunte Jaspis und der Brekzienjaspis haben eine ähnliche Wirkung wie der rote Jaspis. Sie verleihen dem Organismus Kraft, Energie und aktivieren im Körper alle lebenswichtigen Organe.

Der grüne Jaspis aktiviert im Halszentrum die Geschmacksrezeptoren, im Zentrum des Solarplexus senkt er die Übersäuerung der Magensäfte. Die Wirkung der Steine kann, so wie auch in anderen Fällen, durch Trinken des Jaspiswassers erhöht werden. Es wird in kleinen Schlucken auf nüchternen Magen eingenommen. Allgemein befreit der Jaspis den Organismus von Gift- und Abfallstoffen.

Der gelbe Jaspis wird besonders geschätzt, weil er die Behandlung von Verdauungsproblemen, Darmerkrankungen, Verstopfung und Magengeschwüren wirkungsvoll unterstützt. Er regt die Tätigkeit der Leber, der Galle und der Bauchspeicheldrüse an. Er hilft bei Blasenschwäche und aktiviert den Thymus, verfeinert den Geruchssinn und stärkt das Immunsystem.

Der *Landschaftsjaspis* hilft bei Allergien und stärkt das Immunsystem, er aktiviert die Leber, Gallen- und Nierenfunktion.

Der *Popjaspis* fördert die Nieren- und Gallenfunktion, aktiviert den Kreislauf und bringt dem geschwächten Organismus die notwendige Energie. *Mookait* unterstützt die Behandlung verschiedener Verletzungen und Schwellungen sowie Entzündungen des Zahnfleischs und der Nebenstirn- und Nasenhöhlen. Er lindert den trockenen Husten. Er aktiviert die Leber- und Milzfunktion, reinigt das Blut und stärkt das Immunsystem. Er lindert nervösen Stress und hilft bei Stottern. Mookaitwasser heilt Ekzeme, Geschwüre und Abszesse.

91

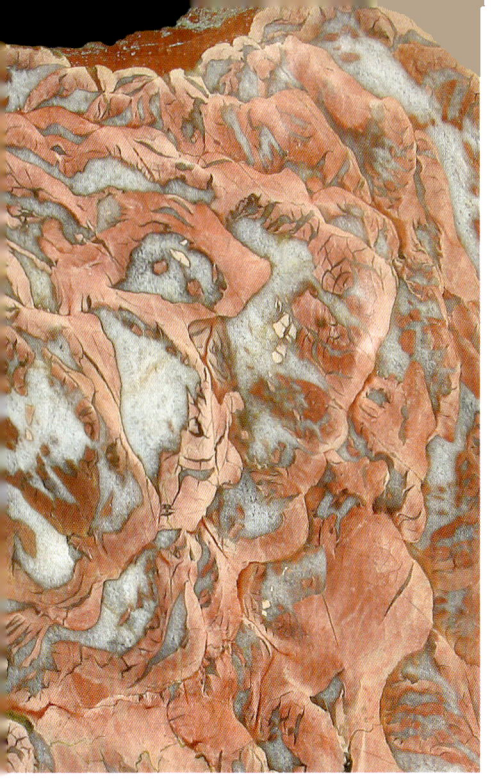

kraft, Weisheit und die geduldige allumfassende Liebe der Erde vermittelt. Seine einfache, kompakte Vibration und seine reinigende Energie führen uns zur Selbstlosigkeit und Bescheidenheit, zu Mitgefühl, Verständnis und Geduld, er fördert unsere natürliche Sehnsucht Gutes zu tun.

Der grüne Jaspis ist vor allem der Stein des Herzzentrums. Durch sein dunkles Grün werden unsere Tage mit Harmonie und Gleichgewicht ausgefüllt. Unter seinem Einfluss erkennen wir, dass wir die Wahrheit und Sicherheit unseres irdischen Lebens nur im Einklang mit der Natur finden können.

Der gelbe Jaspis, ein Stein der Ausdauer und des Verständnisses, lässt uns in unserem Familienleben geduldig und verträglich sein. Mit seiner Hilfe lernen wir kleine Missverständnisse und Probleme

Jaspis, Anschliff 130 mm, Süd-Ural, Russland

Brekzienjaspis, Anschliff 80 mm, Madagaskar

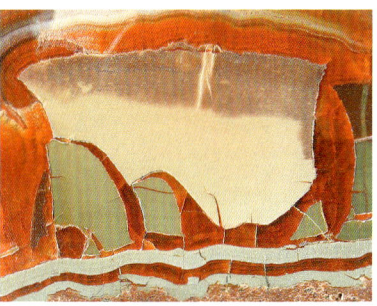

Landschaftsjaspis, Anschliff 45 mm, St. Egidien, Deutschland

in den zwischenmenschlichen Beziehungen zu tolerieren.

Die bunten Jaspisse, die Steine der Kreativität und der Fantasie, aber zugleich auch der bodenständigen Eigenschaften, regen unsere schöpferische Kraft an. Sie helfen uns, unsere Ideen zu verwirklichen. Auch der **Landschaftsjaspis** regt unsere Kreativität an und lässt uns im Einklang mit den Naturgesetzen leben. Er vertreibt Sorgen und Ängste vor der unsicheren Zukunft und schenkt uns im

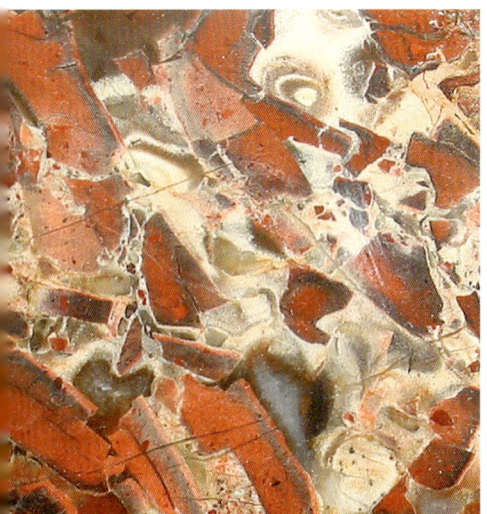

Schlaf glückliche Träume, nach denen
wir morgens wie neugeboren, ausgeruht
und frisch aufwachen. Er vertieft unser
Mitgefühl mit allen, die leiden und vie-
les entbehren müssen. *Popjaspis* hilft
uns aus der Lethargie zu erwachen und

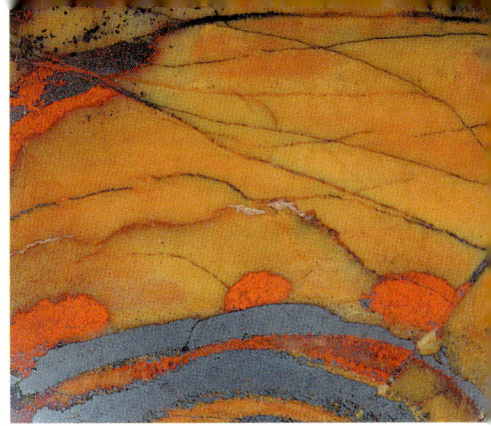

Landschaftsjaspis, Anschliff 40 mm,
Republik Südafrika

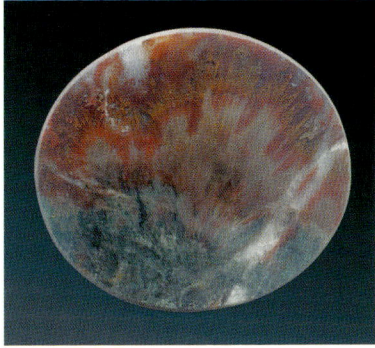

Jaspis, Anschliff 50 mm, Kozákov,
Tschechische Republik

und problemlos die äußere Aktivität mit
den inneren geistigen Bedürfnissen zu
vereinen.

den Sinn des Lebens erneut zu finden.
Den *Mookait* kennen wir nur von einem
einzigen Fundort im Westen Australiens.
Auf der seelischen Ebene hilft er uns, in
jeder Situation die notwendige innere
Ruhe und das Gleichgewicht zu finden

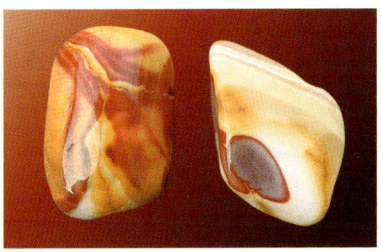

Jaspisfiguren, 50 mm, Indien

Mookait, 30 mm, West Australien

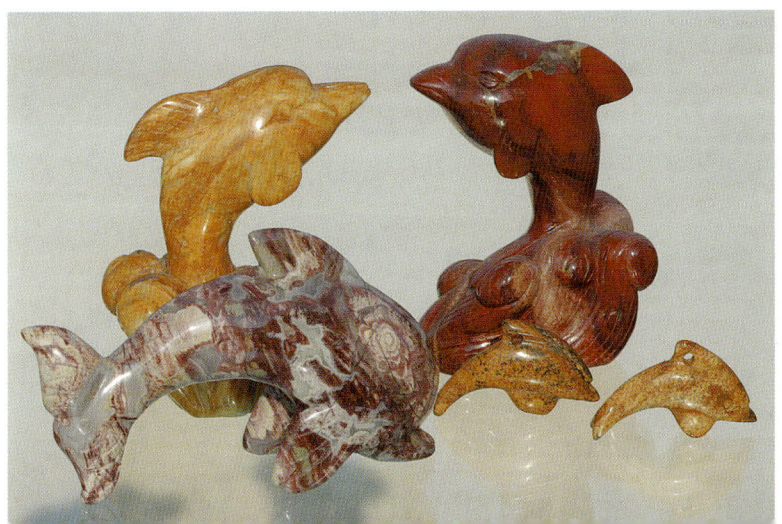

93

Heliotrop

Oxid SiO$_2$

(Chalcedon mit Beimengungen von Chlorit und Eisenoxid)

H – 6-7. **D** – 2,58-2,64. **F** – vorwiegend dunkelgrün mit typischen roten Flecken, die manchmal in gelbe Töne übergehen. Die grüne Färbung wird durch Beimengungen von Chlorit, die rote durch Eisenoxid verursacht. **T** – opak. **G** – matt, wachsig. **K** – trigonal: mikroskopisch faserige und körnige Aggregate. **GE** – postvulkanisch, metamorph, Verwitterungszonen.

Im alten Ägypten symbolisierte er die Verbindung des Göttlichen mit dem Irdischen. In Indien wurde er als Talisman getragen und sollte seinen Besitzer vor Krankheiten und Intrigen der Feinde schützen. Im Mittelalter wurde er als Schutz vor Vergiftungen und Parasiten im Körper empfohlen.

Name: Nach dem griechischem *heliou tropä* – Sonnenwende. **Fundorte:** Indien, China, Brasilien, Australien, USA, Russland, Tschechische Republik. **Astrologie:** Sternzeichen Skorpion und Jungfrau. **Chakra:** Vor allem Herz-Chakra, Grund-Chakra, aber auch Vitalitäts-Chakra, Nabel und Solarplexus. **Reinigung:** Unter fließendem lauwarmem Wasser. Da dem Heliotrop die Einwirkung direkter Sonnenstrahlen wohl tut, können wir ihn beliebig lange laden.

Der Heliotrop ist ein Stein der Sonnenenergie und des Lebens auf Erden. Er ist

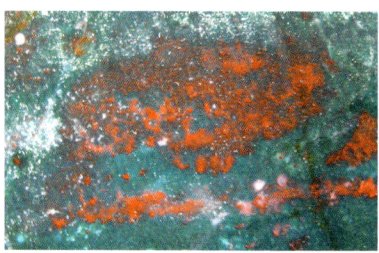

Heliotrop, Anschliff 60 mm, Indien

ein typischer Beschützerstein, der uns hilft, den negativen Einflüssen auf unser Leben und unsere Einheit mit Gott und seinen ewigen Gesetzen zu trotzen. Es wird ihm auch eine starke reinigende Wirkung im Bereich der Seele zugeschrieben, er führt uns zur Demut und zur Anteilnahme an allem Elend und Unglück um uns herum. Er durchleuchtet unseren Intellekt und schützt uns vor bösen Träumen.

Heilwirkungen: Die grüne Farbe symbolisiert das Leben auf der Erde, die roten Flecken die pulsierende Energie, ihr Leben spendendes Blut. In dieser Symbolik können wir auch die charakteristische Heilwirkung dieses oft auch *Blutjaspis* genannten Steins erkennen. Er hat positiven Einfluss auf die Blutbildung, reinigt das Blut und beseitigt Schadstoffe. Er wird bei Blutarmut, Blutungen und Hämorrhoiden empfohlen. Legen wir ihn auf das Vitalitätszentrum, dann hilft er bei Nierenerkrankungen, im Nabelzentrum und auf dem Solarplexus stärkt er die Funktion des Magens, der Gedärme, der Galle, Leber und Milz. Er kräftigt das Immunsystem und die Abwehrreaktionen des Organismus, hilft bei akuten Infektionserkrankungen, Entzündungen und Fieber. Die Massage mit einem Heliotrop-Trommelstein und mit seinem Wasser bringt Linderung bei rheumatischen Schmerzen, Gicht, Venenentzündungen, Krämpfen, Nervenentzündungen, Muskelverspannungen, bei Überanstrengung und Ischias sowie bei Augen- und Ohrenproblemen.

Quarzsubstanzen

Oxid SiO$_2$

H – verschieden je nach Beimengungen, bis zu 7. **D** – 2,56-3,00. **F** – *Eisenkiesel* rot, gelb, dunkelgrau; *Kieselhölzer* grau, beige, rot, braun, gelb, bunt; *Turitella-Achat* braungrau; *Flint (Feuerstein)* grau, schwarz, beige; *Hornstein* grau, gelb, braun. **BM** – originelles und ungewöhnliches Aussehen. **T** – eher opak. **G** – matt, glasig. **K** – fein- bis grobkörnige kompakte Aggregate, eine Ausnahme bilden die Eisenkieselkristalle. **GE** – metamorph, hydrothermal, Sedimente, Seifen.

Name: *Eisenkiesel,* so benannt wegen der Eisenbeimengung; *Kieselhölzer* bestehen aus verkieseltem fossilem Holz (nähere Benennung je nach Baumart), *Turitella-Achat* nach der Entstehung aus den Gehäusen fossiler Weichtiergehäuse der Gattung *Turitella.* **Fundorte:** Eisenkiesel: Brasilien, Indien, Russland, Kasachstan; Kieselhölzer: Indien, Mongolei, USA, Nicaragua, Australien; Flint: Deutschland, Polen, Dänemark, USA, Russland, Mexiko, Ägypten,

Unter dem Namen *Eisenkiesel* kennen wir zwei Quarz-Varietäten. Die eine finden wir in Form von kleinen, beidseitig abgeschlossenen Kristallen, die durch Eisenoxid in so hohem Maße gesättigt sind, dass sie eine braunrote Farbe aufweisen. Die bekanntesten Fundorte befinden sich in Spanien (zum Beispiel der „Hyazinth aus Compostella"), in Marokko, Brasilien und auf Madagaskar. Der andere Eisenkiesel bildet Stücke, die auf Feldern in der Umgebung von Hořovice in der Tschechischen Republik zu finden sind. Beide Varietäten haben ähnliche Eigenschaften. Sie helfen uns, die gesetzten Ziele zu realisieren und alle unsere Kräfte und Mittel zum Erreichen dieser Ziele zu mobilisieren. Sie verleihen uns Kraft in schwierigen Zeiten.

Araukarit und Psaronie sind die schönsten und bekanntesten *Kieselholz*-Varie-

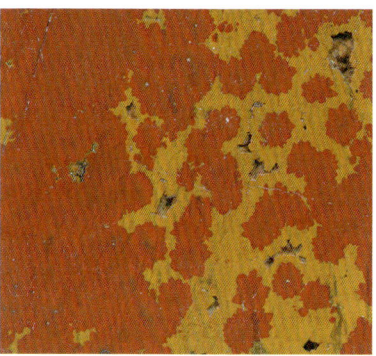

Eisenquarz, Anschliff 50 mm, Hořovice, Tschechische Republik

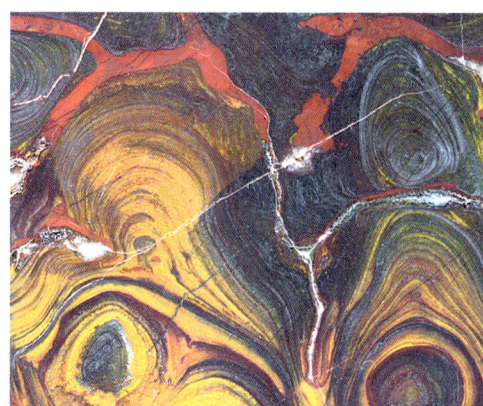

Eisenquarz-Stromatolith, Anschliff 80 mm, Hořovice, Tschechische Republik

Tschechische Republik. **Astrologie:** Sternzeichen Löwe und Widder. **Chakra:** Meist Grund-Chakra. **Reinigung:** Unter fließendem lauwarmem Wasser. Ähnlich wie alle anderen Quarz-Varietäten werden sie unter Einwirkung direkter Sonnenstrahlen, am besten zur Mittagszeit, geladen.

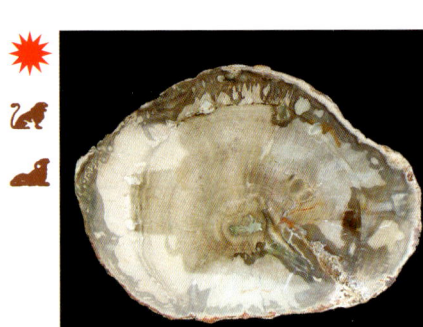

Kieselholz, 80 mm, Indonesien

täten. Sie erinnern uns vor allem bei unserem geistigen, spirituellen Bemühen daran, dass wir in unserem irdischen Leben durch die Nabelschnur mit der Erde und ihren Naturgesetzen verbunden sind. Die Steine führen uns zum einfachen Leben, sie lehren uns, mit beiden

Versteinerter Tannenzapfen, Anschliff 50 mm, Patagonien, Argentinien

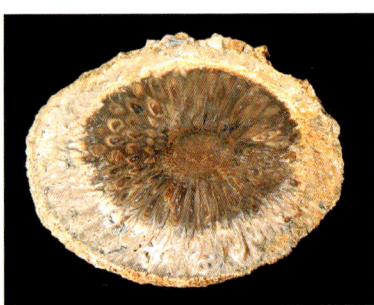

Beinen auf festem Boden zu stehen und uns nicht mit Nebensächlichkeiten zu belasten. In unruhigen und hoffnungslosen Zeiten führen sie uns zur Kindheit zurück, zeigen uns vergessene, durch den Schleier der Zeit verhüllte Bilder, die uns mit neuer Energie und Hoffnung füllen. Bei den Kieselhölzern können wir aber auch weitere Eigenschaften finden. Sie festigen unsere Überzeugung, dass es unser unangefochtenes Recht ist,

Fehler zu machen, solange uns diese Fehler für die Zukunft eine Lehre sind. Sie stärken unsere Konzentration, Mut und Ausdauer und fördern das Gedächtnis. Sie unterstützen uns bei der Meditation, sie helfen uns, lästige Gedanken zu vertreiben und uns auf einen einzigen Punkt zu konzentrieren.

Turitella-Achate sind verkieselte Agglomerate der Gehäuse fossiler Weichtiere der Gattung *Turitella.* Dieser Stein stärkt

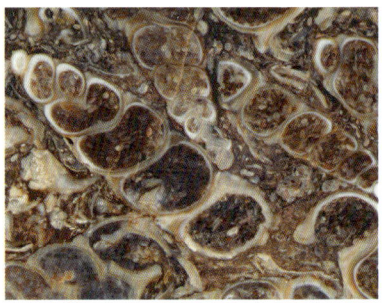

Turitella-Achat, Anschliff 30 mm, USA

unsere Verbundenheit mit allem Lebenden in der Natur und ermahnt uns, sie zu schützen.

Der ***Flint***, besser bekannt als ***Feuerstein***, ist eine Quarz-Varietät, die in der Vergangenheit als Feuerstein für Musketen verwendet wurde. Da er hart, gut spaltbar

Kieselholz (Psaronie), Anschliff 60 mm, Chemnitz, Deutschland

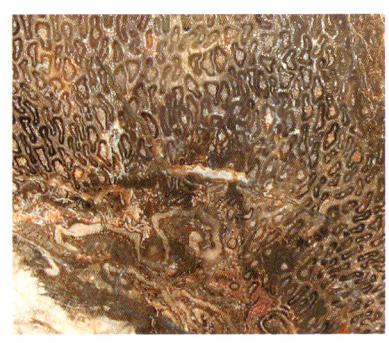

und scharfkantig ist und zudem häufig auftritt, wurde er in der Steinzeit zu Werkzeugen und Waffen verarbeitet.

Eine verwandte Varietät ist der **Hornstein** mit ähnlichen Eigenschaften. Beide vertiefen zwischenmenschliche Beziehungen, fördern die Kommunikation, bringen Versöhnung und Toleranz in das Familienleben. Sie festigen den Bund zwischen Mann und Frau, die Freund-

Limnoquarzit, 50 mm, Banské, Slowakische Republik

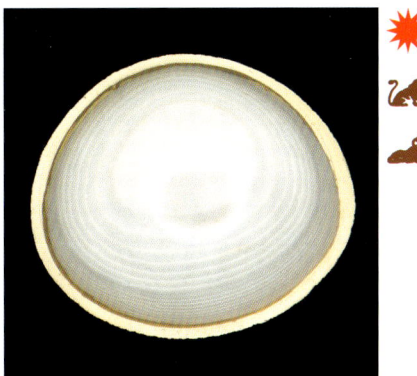

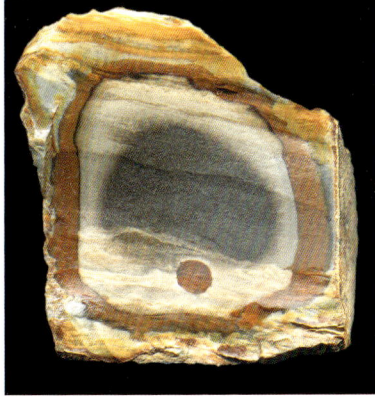

Hornstein, Anschliff 55 mm, Nordseeküste, Deutschland

schaft zwischen Geschwistern sowie zwischen Eltern und Kindern. Sie helfen uns, rasch und ohne Schwierigkeiten negative Erlebnisse und schicksalhafte Verluste zu verarbeiten, sie bringen uns das verlorene Gleichgewicht und Selbstbewusstsein zurück. Sie gewähren uns einen festen Mittelpunkt in unserem Innenleben, hindern uns daran, unvernünftig zu handeln oder Illusionen und blindem Fanatismus zu verfallen.

Heilwirkungen: Der **Eisenkiesel** löst Blockaden auf und reinigt die Bahnen zwischen den einzelnen Chakren, die so genannten Meridiane, durch welche die Leben spendende Energie fließt. Dafür sind gerade die Doppelender bestens geeignet, die wir zwischen die einzelnen Chakren immer vertikal auflegen. Der Eisenkiesel wird direkt auf die geschwächten oder betroffenen Stellen aufgelegt. Die Organe werden so einerseits gestärkt und anderseits wird auch ihr Selbsterhaltungsreflex aktiviert. Der Eisenkiesel stärkt das Immunsystem, die Drüsenfunktion, den Kreislauf und die Zeugungsfähigkeit. **Kieselhölzer** helfen bei der Behandlung von Arthritis und Arthrose, bei Rheuma und Gicht. Sie fördern den Stoffwechsel, hem-

men den Verkalkungsprozess der Gefäße und beruhigen angespannte Nerven. Der **Turitella-Achat** fördert die Verdauung, wirkt anregend auf die Tätigkeit des Magen-Darm-Trakts und reguliert die Funktion der Bauchspeicheldrüse.

Flint und **Hornstein** stärken den Kreislauf und zugleich den ganzen Organismus. Sie fördern die Nieren-, Lungen- und Drüsenfunktion und heilen Entzündungen. Mit dem Wasser kann müder Teint regeneriert werden, und auch ein ständiges Hungergefühl kann damit unterdrückt werden. Durch regelmäßiges Trinken von Flint- oder Hornsteinwasser können auch Probleme mit zu schneller Verdauung und unregelmäßigem Stuhlgang beseitigt werden.

Aventurin

Oxid SiO$_2$

(Quarz-Varietät mit Einlagerungen von Fuchsit oder Hämatit)

H – 7. **D** – 2,64-2,69. **F** – grasgrün durch Einlagerungen von Fuchsit; orange bis rot durch Hämatit und Lepidolith; golden durch Muskovit; blau durch Rutil oder Turmalin. **BM** – typisches Aventurisieren (ein schillernder Glanz, verursacht durch die eingeschlossenen Glimmerteilchen). **T** – durchscheinend bis opak. **G** – glasig. **K** – trigonal: grobkörnige Aggregate. **GE** – vorwiegend primär, pegmatitisch oder hydrothermal.

Name: Nach dem italienischen *a ventura* – zufällig, Bezeichnung einer Glasart, die „durch Zufall" 1700 von italienischen Glasmachern auf der Insel Murano bei Venedig entdeckt wurde. Es handelt sich dabei um Kristallglas mit verstreuten Kupferschüppchen. Dieser künstliche Aventurin wird auch heute noch erzeugt. **Fundorte:** Indien, Brasilien, Kolumbien, Tansania, Simbabwe, Russland, Österreich. **Astrologie:** Sternzeichen Stier, Krebs und Schütze. **Chakra:** Grün – vorwiegend Herz-Chakra; blau – Hals-Chakra; gelb –

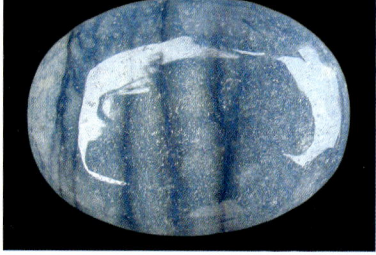

Blauer Aventurin, 40 mm, Indien

Durch den grünen Aventurin, so wie durch alle grünfarbenen Steine, erfahren wir eine enge Zusammengehörigkeit mit der Natur und mit ihrer belebenden Energie. Er hilft, sich auf ihre Wellenlänge einzustimmen, und wir können so unsere Seele für ihre einfa-

Gelber Aventurin, Trommelsteine 20 mm, Indien

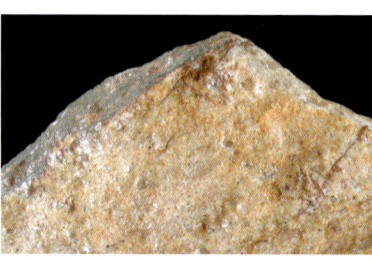

Aventurin, Rohstein 100 mm, Sibirien, Russland

Solarplexus; orange – Vitalität. **Reinigung:** Für die Dauer von einigen Minuten unter einem Strahl lauwarmen Wassers, günstiger noch gemeinsam mit einem Bergkristall über Nacht in einer Schüssel mit Wasser. Alle Aventurin-Varietäten können beliebig lange unter Einwirkung direkter Sonnenstrahlen geladen werden.

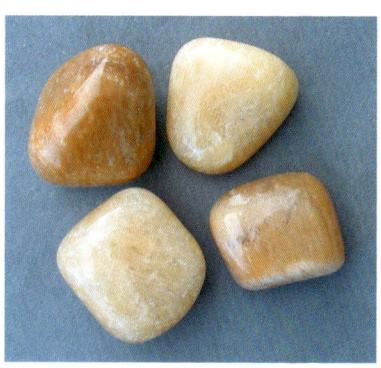

che Schönheit öffnen. Im Herzzentrum, wo seine Wirkung am stärksten zur Geltung kommt, besänftigt er unsere übermäßigen Emotionen. Er verbreitet eine stille Freude und Ruhe. Sein grüner, schillernder Glanz erleuchtet jedes Problem, zerlegt ungesunde Gedanken und die damit verbundenen negativen Gefühle, die wiederum unser Verhalten beeinflussen. In angespannten und unruhigen Zeiten gibt er uns unsere verlorene Hoffnung zurück und gewährt uns eine innere, durch Äußerlichkeiten nicht gestörte Ruhe. Der Aventurin ist zugleich auch ein Stein des gesunden Schlafs, er lässt uns die kleinen Alltagssorgen und alle Probleme vergessen und hilft, sich zu entspannen.

Der blaue Aventurin ist auch der Stein der Ruhe und Besonnenheit. Er lehrt uns, das Leben mit all seinen Sorgen

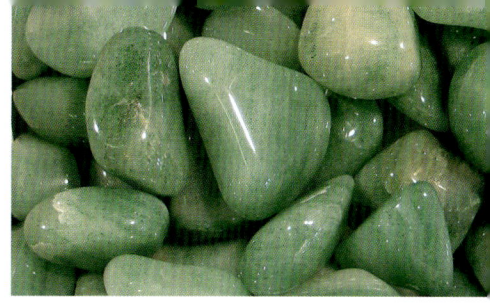

Grüner Aventurin, Trommelsteine 20 mm, Indien

und Freuden ruhig und besonnen zu akzeptieren. Er fördert die Tatkraft und hilft bei Depressionen.

Ruhe und ein ausgeglichenes Gemüt verleiht uns der orange bis rot gefärbte Aventurin, der in seltenen Fällen auch einen Goldton aufweisen kann. Er wirkt beruhigend bei Zorn- und Gefühlsausbrüchen.

Heilwirkungen: Auf dem Gebiet der Heilkräfte gehört der grüne Aventurin zu den vielseitigsten und wirkungsvollsten Steinen. Obwohl er zum Herz-Chakra gehört, kann er zusammen mit dem Rosenquarz in allen Zentren des menschlichen Körpers oft erfolgreich angewandt werden. Seine Wirkung ist sehr sanft, wodurch die besten Ergebnisse gerade bei Herzstörungen erzielt werden, die durch emotionelle Überlastung, ständigen Druck oder Stress verursacht sind.

Er lindert chronische Kopfschmerzen und Migräne. Er fördert den Stoffwechsel und senkt den Cholesterinspiegel. Dadurch wirkt er auch vorbeugend gegen Arteriosklerose und Herzinfarkt. Er heilt Entzündungen und lindert Schmerzen. Wird das Aventurinwasser regelmäßig vor jeder Mahlzeit eingenommen, hemmt es übermäßige Esslust und hilft dadurch, sich besser an einen Diätplan zu halten. Äußerlich angewandt tut es Augen und Haaren gut. Ebenso hilft der Aventurin bei Hautproblemen, Hauterkrankungen und Allergien, die meistens im geschwächten Organismus durch Nervosität und Unausgeglichenheit hervorgerufen werden. In solchen Fällen wird der Stein direkt im Herzzentrum und im Bereich des Solarplexus aufgelegt oder wir bestreichen die betroffenen Stellen mit Aventurinwasser. Im Unterschied zum Malachit, der die negativen Emotionen enthüllt, werden diese vom Aventurin zerstört. Es ist deshalb in manchen Fällen ratsam, beide Steine zusammen anzuwenden; wir legen den Malachit auf den Solarplexus und den Aventurin auf die Herzgegend.

Der blaue Aventurin stillt Schmerzen aller Art, senkt Fieber und lindert Entzündungen, er hilft bei der Behandlung von Lungenerkrankungen und -beschwerden. Durch Auflegen, Massagen oder mit Hilfe des Wassers können Hautunreinheiten und Muskelverkrampfungen beseitigt werden. Er aktiviert das Immunsystem.

Der orangefarbene Aventurin lindert im Bereich des Solarplexus aufgelegt Magenkrämpfe und Entzündungen. Wird er im Vitalitätszentrum aufgelegt, hilft er bei Darmleiden und fördert die Verdauung.

Tigerauge, Falken- und Stierauge, Pietersit und Tigereisen

Oxid SiO₂

H – 6-7. **D** – 2,65-2,71; *Tigereisen* 3,4-4,6. **F** – *Tigerauge* gelb bis gelbbraun; *Falkenauge* blaugrau, manchmal mit grünem Anflug; *Stierauge* (oft gebrannt) rotbraun. Die Färbung und der schimmernde Glanz werden durch Beimengungen von Krokydolith (der beim Tigerauge teilweise von Limonit überlagert wird) hervorgerufen. *Quarz-Katzenauge* weiß, graugrün, bunt in graublauen und gelbbraunen Farbtönen; *Tigereisen* (eine Mischung aus Tigerauge, Jaspis und Hämatit); *Pietersit* (Brekzie aus Tiger- oder Falkenaugen) schwarzgrau, braun und braunrot. **BM** – Katzenaugeneffekt. **T** – durchscheinend bis opak. **G** – seidig, wogend. **K** – trigonal: faserartige Aggregate. **GE** – metamorph.

Das Tigerauge entstand aus dem Falkenauge durch die Pseudomorphose des Krokydoliths zum Quarz, wobei die ursprüngliche faserige Struktur erhalten blieb. Seine goldgelbe Farbe wird durch Limonit verursacht. Im alten Griechenland wurde das Tigerauge als Stein der Freude und des seelischen Gleichgewichts geschätzt.

Namen: Nach ihrem Aussehen; Pietersit nach Sid Pieters, seinem Entdecker und Inhaber der einzigen Fundstelle in Outjo (Namibia). **Fundorte:** Tiger-, Falken- und Stierauge – Republik Südafrika, Sri Lanka, Australien, China, USA; Katzenauge – Sri Lanka, Mexiko, USA, Brasilien; Tigereisen – Australien, Russland;

Pietersit – Namibia. **Astrologie:** Tigerauge – Sternzeichen Jungfrau; Falkenauge –Wassermann; Stierauge – Skorpion; Katzenauge – Zwillinge. **Chakra:** Tigerauge – vor allem Solarplexus; Falkenauge – Stirn und Chakra des Dritten Auges; Stierauge – vorwiegend Grund-Chakra; Katzenauge – Stirn, Solarplexus; Tigereisen – Grund-Chakra. **Reinigung:** Unter einem lauwarmen Wasserstrahl. Die Steine werden unter Einwirkung direkter Sonnenstrahlen so lange geladen, bis wir ihre ursprüngliche Energie erneut spüren können.

Die warmen Farbtöne des *Tigerauges*, sein wogender Seidenglanz und sein

Tigerauge, Trommelsteine 15 mm, Republik Südafrika

Tigerauge und Falkenauge, Trommelsteine 15 mm, Republik Südafrika

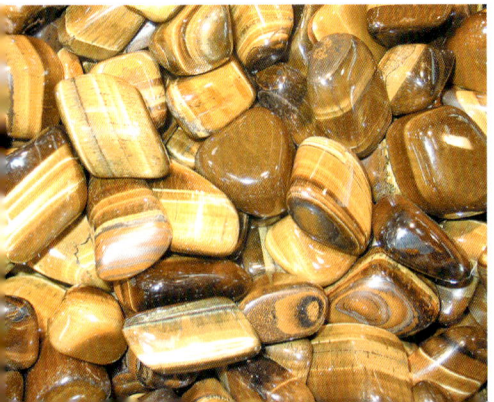

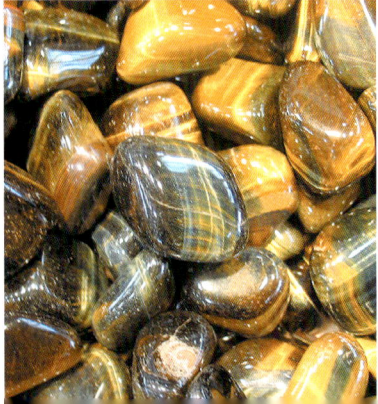

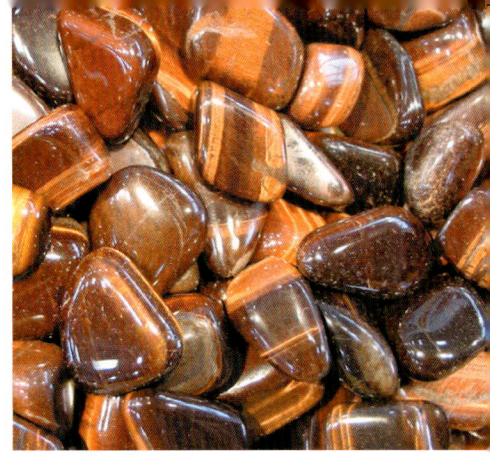

Farbenspiel dunkler und heller gold-
brauner Töne verleihen diesem Stein
eine faszinierende Lebhaftigkeit. Er
lehrt uns, offen und aktiv die Welt zu
betrachten, fördert die Konzentration, beruhigt die Nerven, vertreibt
schwarze Gedanken und das Gefühl
der Hoffnungslosigkeit. Er lehrt uns,
besonnen und entscheidungsfreudig
zu sein. Er hilft wirkungsvoll bei der
Heilung schwerer Geisteskrankheiten
wie zum Beispiel Schizophrenie, Paranoia und unkontrollierten Handlungen.

Das *Falkenauge*, das sich vom Tigerauge durch blaue bis grünblaue Farbtöne unterscheidet, gilt vor allem als ein

*Stierauge, Trommelsteine 15 mm,
Republik Südafrika*

Heilwirkungen: Das *Tigerauge* durch-
wärmt den gesamten Körper, es erweckt
ihn aus Niedergeschlagenheit zur selbst
erhaltenden Energie. Sein Zentrum sind
Nabel und Solarplexus, wo er die verrin-
gerte Funktion der Sinnesorgane aktiviert. Im Kehlkopfzentrum lindert er asthmatische Beschwerden, im Zentrum des
Dritten Auges Migräne und starke Kopfschmerzen. Er aktiviert auch das Bewe-
gungszentrum des vegetativen Nervensystems, reguliert den Stoffwechsel,
fördert die Leberfunktion und hilft bei
Hepatitis. Das Wasser, morgens auf
nüchternen Magen eingenommen, hilft
bei der Heilung von Knochen- und Gelenkerkrankungen.

Die Wirkung des *Falkenauges* ist im
Stirnzentrum am intensivsten. Es schärft
den Blick und stärkt müde oder geschwächte Augen. Es lindert Kopfschmerzen, Migräne und Asthmabeschwerden.
Ist das Falkenauge mit gelben oder braunen Farbtönen des Tigerauges durchwachsen, stärkt es im Bereich des Solarplexus das Gefühl unserer Identität und
das Selbstbewusstsein.

Das *Stierauge* entspannt im Bereich des
Grund-Chakras Muskelverspannungen
und Krämpfe. Es aktiviert die Bewegungs-

organe, lindert Nervenentzündungen und
die dadurch verursachten Schmerzen.

Tigereisen fördert die Atmung, wirkt vorbeugend gegen Infektionserkrankungen
der Atemwege und heilt Entzündungen in
diesem Bereich, es lindert Asthmabeschwerden. Es aktiviert die Tätigkeit der
Leber und der Nieren sowie den Stoffwechsel, hilft bei der Verdauung und fördert die natürlichen Bemühungen des Organismus, Schadstoffe auszuscheiden. Es
stärkt die Widerstandsfähigkeit des Körpers. Das Wasser, eingenommen auf
nüchternen Magen, zertrümmert und
lockert Gallen- und Nierensteine.

Die Wirkung von *Pietersit* wird vor allem
bei der Behandlung von psychosomatischen Erkrankungen und Nervenerkrankungen geschätzt. Er wirkt bei Kreislaufbeschwerden, Herzrhythmusstörungen
und Atembeschwerden. Dadurch werden
auch die Folgen dieser Leiden wirkungsvoll gelindert, wie zum Beispiel starke
Kopfschmerzen, Übelkeit, Schwindelanfälle, Schweißausbrüche, Herzrasen oder
Gleichgewichtsstörungen.

Das *Quarz-Katzenauge* hilft bei Bronchitis
und bei Atemwegserkrankungen, die
durch Entzündung hervorgerufen werden.
Es lindert Asthmaanfälle.

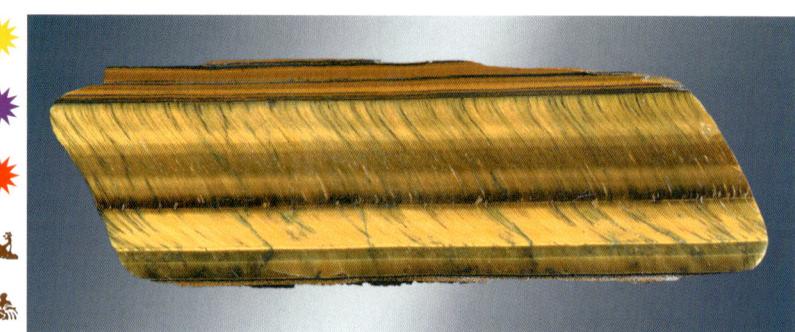

*Tigerauge, Anschliff 150 mm,
Republik Südafrika*

Stein der Sehkraft. Er macht es uns
möglich, uns selbst in einem scharfen,
wahren Licht zu sehen. Unter seinem
Einfluss werden wir uns unserer Schwächen bewusst, und das beeinflusst auch
unser Handeln.

Das so genannte **Stierauge**, dessen
Farbe nur selten einen natürlichen Ur-

sprung hat, ist ein Stein der vitalen
Energie. Im Zentrum des Dritten Auges stärkt er das Selbstbewusstsein,
das Gedächtnis und die Konzentration.

Tigereisen, eine Mischung von Tigerauge, Hämatit und Jaspis, harmonisiert
unseren Geist und stärkt die Konzentration. Seine stärkste Wirkung entdecken wir aber bei der Bewahrung
unserer inneren Ruhe. Es hilft uns, besonnen zu bleiben, stärkt unsere Entschlossenheit, Tatkraft und Ausdauer.

Pietersit, 45 mm, Namibia

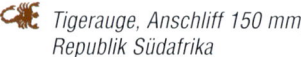

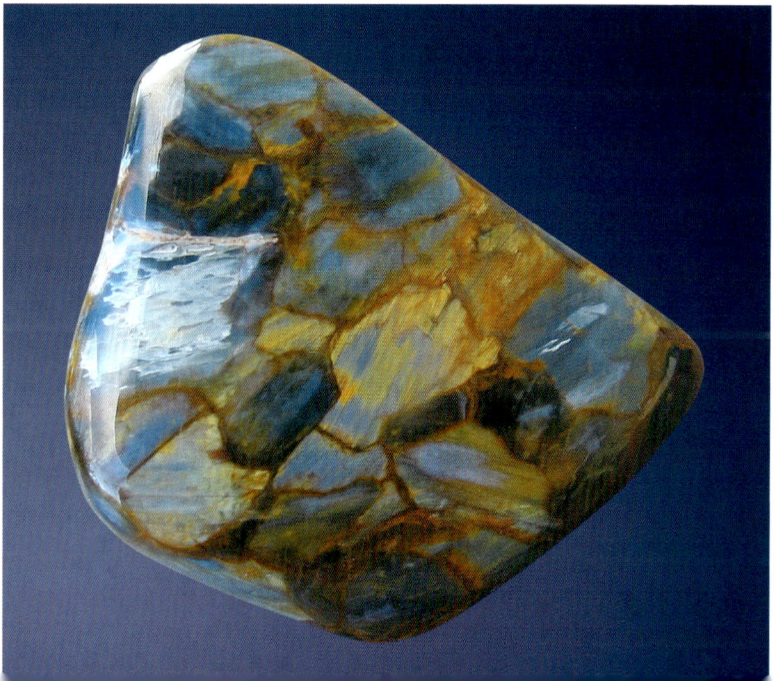

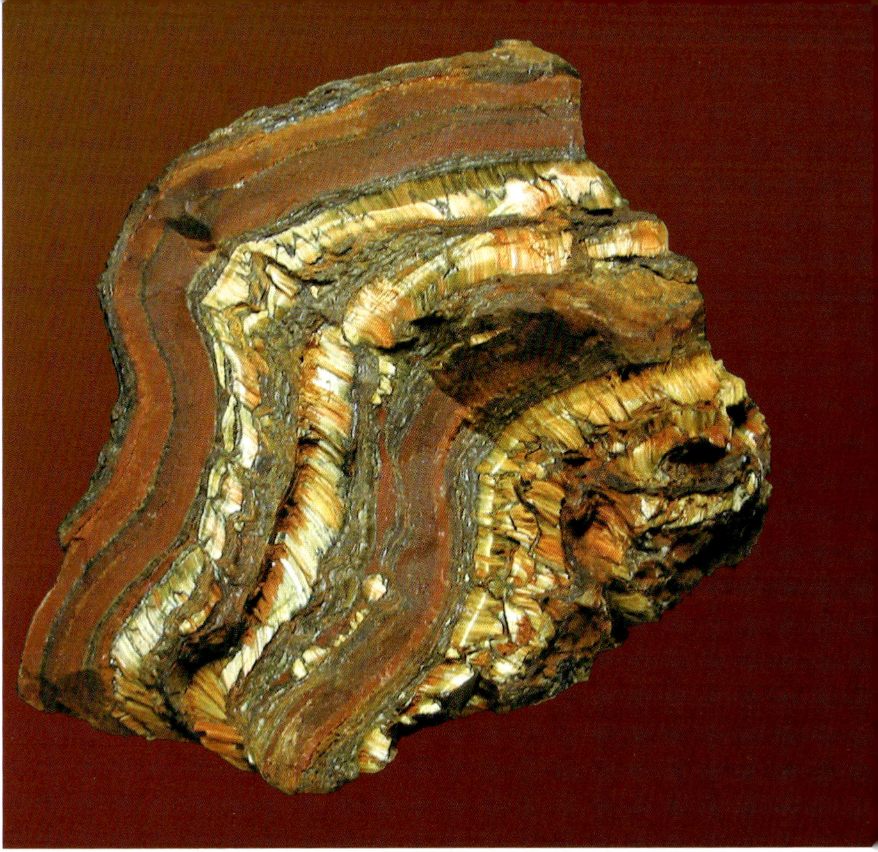

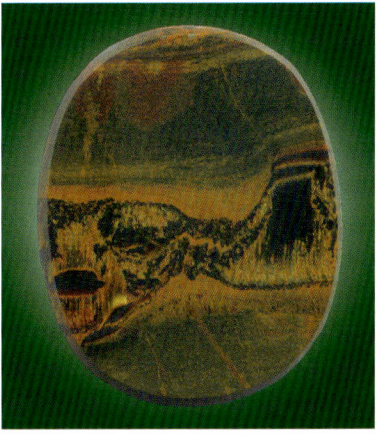

Tigereisen, 85 mm, Australien

Tigereisen, Anschliff 50 mm, Republik Südafrika

Der ungekrönte König unter den faserigen Quarz-Varietäten ist zweifellos der **Pietersit**, eine Brekzie von Tiger- und Falkenauge von ungewöhnlicher Schönheit. Er verleiht uns innere Festigkeit, das Gefühl einer stabilen inneren Harmonie und tiefer Ruhe. Er lehrt uns unsere Gedanken und unsere Taten immer auf ein bestimmtes und wichtiges Ziel zu richten.

Das **Quarz-Katzenauge** bildet unter diesen Varietäten eine Ausnahme. Sein heller, mondscheinhaft grüner Schimmer hält das Seelenleben im Gleichgewicht. Es lehrt uns, gegenüber den Problemen unserer Mitmenschen tolerant und achtsam zu sein.

103

Epidot

Silikat $Ca_2(Al,Fe)_3Si_3O_{12}(OH)$

H – 6-7. **D** – 3,38-3,49. **F** – pistaziengrün, gelblich grün, bräunlich grün, manchmal in Gelborange- bis Blautönen. Die Färbung wird durch Beimengungen von Fe und Cr verursacht. **BM** – starker, mit bloßem Auge sichtbarer Pleochroismus. **T** – durchscheinend, durchsichtig. **G** – glasig. **K** – monoklin: prismatische Kristalle, tief gerieft, dick tafelige oder nadelige Kristalle. **GE** – metamorph, alpine Klüfte, hydrothermal.

Der Epidot in Form von Kristallen kommt relativ selten vor. Die körnige Epidot-Varietät ist häufiger zu finden und deshalb ein gern verwendeter Rohstoff für die Schmuckherstellung und ein beliebter Stein für Heilzwecke. Diese Varietät bildet zusammen mit rotem Feldspat die Hauptgemengteile des Gesteines namens *Unakit*. Manchen Quellen nach war er in der Antike besonders als Talisman geschätzt, der den Kriegern Unverwundbarkeit bringen und ihre glückliche Heimkehr sichern sollte.

Name: Nach dem griechischen *epidosis* – Zugabe, wegen der zahlreichen Flächen. **Fundorte:** Österreich, Norwegen, Finnland, Brasilien, USA, Russland, Pakistan, Afghanistan, Australien, Neuseeland, Sri Lanka. **Astrologie:** Sternzei-

Epidot, 110 mm, Capelinha, Brasilien

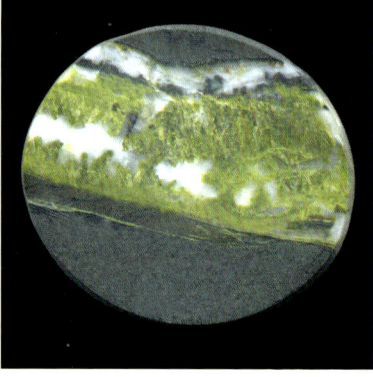

Epidot im Muttergestein, Anschliff 50 mm, Alpen, Österreich

chen Waage und Stier. **Chakra:** Herz, Vitalitäts- und Grund-Chakra. **Reinigung:** Über Nacht in einer Schüssel mit Wasser oder einige Minuten unter flie-

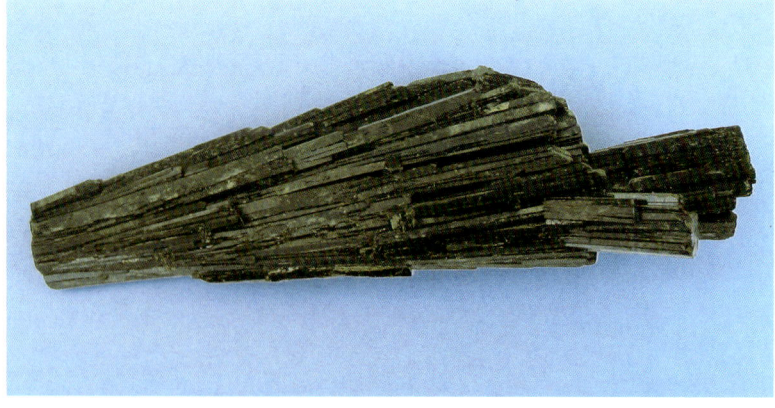

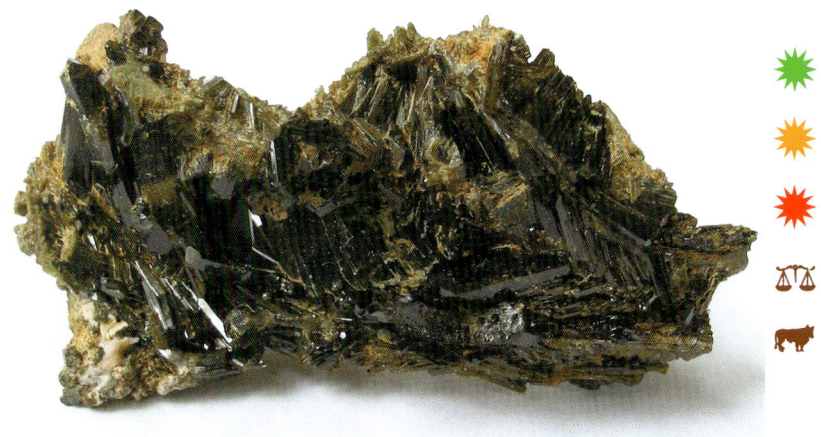

Epidot, 85 mm, Skardu, Pakistan

ßendem Wasser. Direkte Sonnenstrahlen verträgt er gut, weshalb wir ihn unter ihrer Einwirkung auch einige Stunden aufladen können.

Epidot ist der Stein des verletzten Herzens, sein Tröster im Schmerz. Er hilft, zu uns selbst zu finden und alle Abhängigkeiten abzulegen. Er stärkt unsere Geduld, die einzig zum Erfolg führen kann. Unsere Sehnsüchte und Träume sollen wir Schritt für Schritt in die Tat umsetzen, denn nur so erreichen wir sicher unser Ziel.

Unakit ist ein Stein des Gleichgewichts, und zwar sowohl auf der psychischen als auch auf der gesundheit-lichen Ebene, die miteinander unzertrennlich verbunden sind und sich gegenseitig beeinflussen. Er klärt Probleme, die wir schon jahrelang mit uns tragen.

Unakit, Cabochon 45 mm, Utah, USA

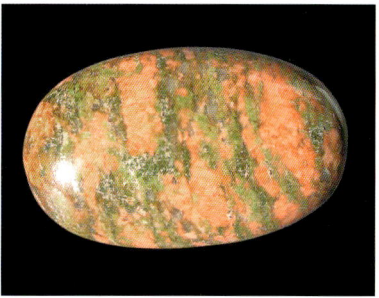

Heilwirkungen: Epidot hilft uns nach einer schweren Krankheit zu neuen physischen und psychischen Kräften zu kommen, er vertreibt Traurigkeit und Leid, welche die Genesung negativ beeinflussen könnten. Er stärkt das Immunsystem, und wenn wir ihn auf das Vitalitäts-Chakra auflegen, fördert er die Leber- und Gallentätigkeit und somit auch das gesamte Verdauungssystem. Legen wir ihn hingegen auf das Herz-Chakra auf, hilft er bei Atemnot, bei allergischen Beschwerden oder chronischen Lungenleiden.

Der *Unakit* zeigt bei Verdauungsproblemen eine gleichwertige Wirkung, besonders bei Einnahme des Unakitwassers auf nüchternen Magen. Wird der Stein auf das Grund-Chakra aufgelegt (das Schambein), lindert er Menstruationsschmerzen und Schmerzen beim Geschlechtsverkehr, bei Männern, besonders älteren, wirkt er gegen. Prostata-Beschwerden.

Staurolith

(mit kreuzförmigen Verwachsungen)

Silikat $AlFe_2O_3(OH) \cdot 4Al_2[O(SiO_4)]$

H – 7-7,5. **D** – 3,65-3,83. **F** – ein Stern in verschiedenen Farbtönen, selten dunkelblau. **BM** – die prismatischen Kreuzverwachsungen sind oft als Andreaskreuz zu finden, seltener in einem Winkel von 90° und ausnahmsweise als drei Kristalle in Sternform. **T** – opak, selten durchscheinend. **G** – glasig, matt. **K** – monoklin: prismatische Kristalle. **GE** – metamorph, Seifen.

Wegen seiner Kreuzform wurde Staurolith oft als Talisman getragen. Im Christentum symbolisierte er die Kreuzigung Jesu, die Erlösung durch seinen Märtyrertod und durch seine Auferstehung auch die Hoffnung auf ein ewiges Leben.

Name: Nach dem griechischen *stauros* – Kreuz. **Fundorte:** Schweiz, Deutschland, Italien, Österreich, Frankreich, Madagaskar, Namibia, Russland, China, Indien, Grönland, USA, Brasilien, Australien, Sambia. **Astrologie:** Sternzeichen Löwe. **Chakra:** Stirn und Herz. **Reinigung:** Über Nacht in einer Schüssel mit Wasser oder einige Minuten un-

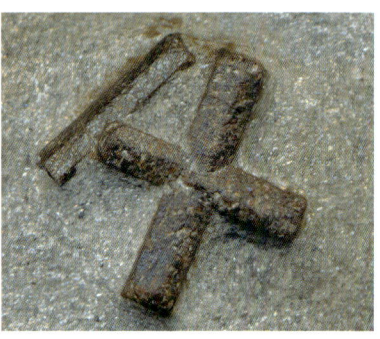

Staurolith, xx 30 mm, Lovozero, Halbinsel Kola, Russland

ter fließendem lauwarmem Wasser. Er kann auch durch Meditation oder ein einfaches Gebet gereinigt werden, wo-

Staurolith, Verwachsungen 40 mm, Coray, Frankreich

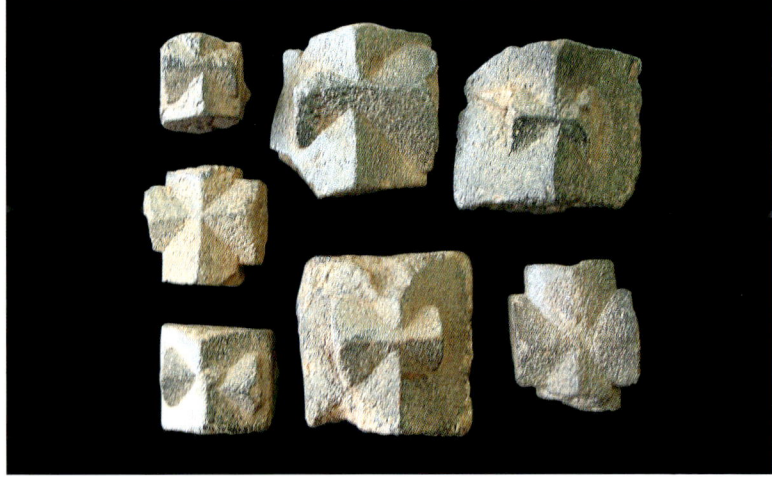

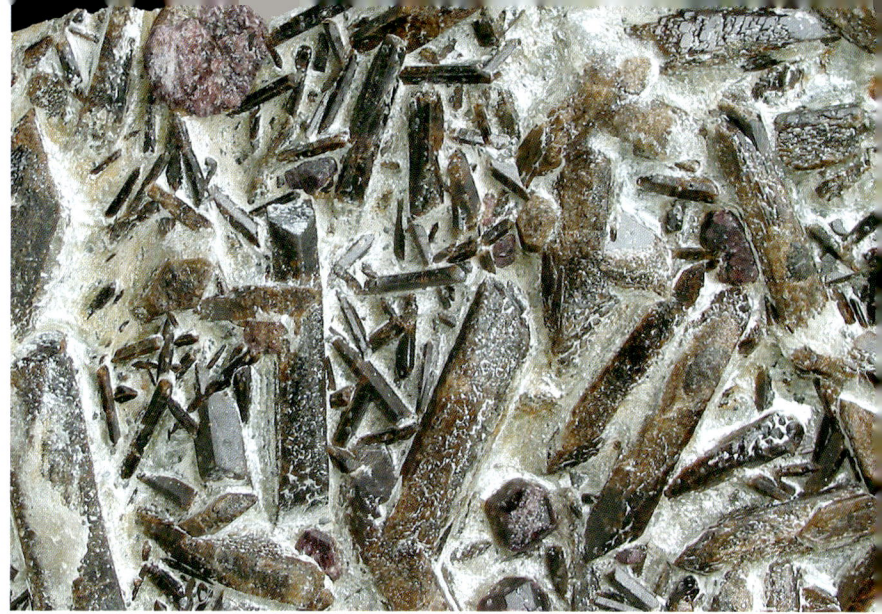

Staurolith mit Granat, 150 mm, Mama, Jakutsk, Russland

bei wir den Stein in der Hand halten. Der Staurolith kann beliebig lange unter Einwirkung direkter Sonnenstrahlen geladen werden.

Der Staurolith ist vor allem ein Stein der christlichen Meditation. Sonst schützt er uns, allgemein gesehen, vor negativen Umwelteinflüssen, vor allem vor schwarzer Magie und dem bösen Blick. Als Talisman tragen wir ihn immer bei uns, denn nur so kann er uns vor dem Bösen sowie vor ansteckenden Krankheiten schützen.

Bereits seit Urzeiten symbolisiert das Kreuz einerseits die Kommunikation zwischen Himmel und Erde, andererseits den Aspekt des horizontalen und vertikalen Lebensbildnisses, in dessen Mittelpunkt sein wahres Wesen konzentriert ist. All unser Streben sollte zu diesem Mittelpunkt gerichtet sein, den wir nur in uns selbst, in unserem Inneren entdecken können. Dem christlichen Glauben nach symbolisiert das rechteckige Kreuz die Erlösung durch Jesus Christus, während das Andreaskreuz als Symbol für Demut, Leiden und den Märtyrertod gilt. Unser schwankender, gespaltener Geist erlangt wieder das ursprüngliche Gleichgewicht. In diesem Sinne kann Staurolith auch Menschen helfen, die unter Schizophrenie leiden.

Heilwirkungen: Bei allen akuten Erkrankungen hat der Staurolith eine stärkende Wirkung auf unsere Gesundheit und zugleich vertieft er unseren Glauben an eine baldige Genesung. In solchen Fällen wird er direkt auf die betroffenen Stellen aufgelegt oder, bei eventueller Störung des seelischen Gleichgewichts, auf das Herz bzw. das Zentrum des Dritten Auges. In diesem Zentrum ist er auch gegen Kopfschmerzen wirksam. Legen wir ihn auf dem Rücken im oberen Kreuzbereich auf, lindert er die heftigen Schmerzen bei Hexenschuss und hilft bei Rückenverkrümmungen, die durch Wirbelsäulenerkrankungen hervorgerufen werden.

Kunzit und Hiddenit

Silikat LiAl(Si$_2$O$_6$)

(Edelstein-Varietäten des Spodumen)

H – 6,5-7,5. **D** – 3,0-3,2. **F** – *Kunzit* rosa, violettrosa; *Hiddenit* grün, gelbgrün. Die Färbung wird durch Beimengungen von Mn, Fe und Cr verursacht. **BM** – selten Katzenaugeneffekt. **T** – durchscheinend, durchsichtig. **G** – glasig. **K** – monoklin: oft platte prismatische Zwillingsverwachsungen, längs gerieft. **GE** – pegmatitisch, Seifen.

Der rosa Kunzit mit violettem Anflug und der sanft grüne Hiddenit sind Edelstein-Varietäten des meist weißgelben Spodumen. Besonders der Kunzit wird als Symbol der zerbrechlichen Liebe geschätzt.

Namen: Nach dem griechischen Wort *spodoumenos* – aschfarben. Kunzit und Hiddenit nach ihren Entdeckern G.F. Kunz und W.E. Hidden. **Fundorte:** Brasilien, Afghanistan, USA, Russland, Madagaskar, Birma, China, Sri Lanka, Finnland. **Astrologie:** Sternzeichen Stier, Waage und Fische. **Chakra:** Kunzit – Herz; Hiddenit – Herz, Solarplexus und je nach Bedarf. **Reinigung:** Die Steine können (auch gemeinsam) in einer Schüssel mit Wasser über Nacht gereinigt werden oder wir halten sie einige Minuten unter fließendes Wasser. Beide Varietäten sind sehr lichtempfindlich,

Spodumen, 60 mm, Pakistan

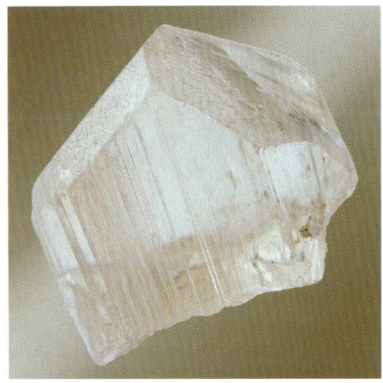

sie verblassen und verlieren ihre Farbe. Deshalb werden sie zwar länger, aber ohne Einwirkung von direktem Sonnenlicht geladen.

Im ***Kunzit*** sind die Liebe und das Göttliche vereint, genauso wie die rosa Farbe der Liebe und der violette Schimmer, das Symbol des Göttlichen, des geistigen Mysteriums. Durch ihn kommt es zu einer Verbindung des Herz-Chakras mit dem Scheitel-Chakra. Im Herzzentrum beseitigt Kunzit allmählich, aber konsequent alle Blockaden und negativen Emotionen, wodurch er uns ermöglicht, in die tiefsten Dimensionen unserer Seele einzutreten, zu den Quellen der übersinnlichen Liebe. Kunzit hilft, besonders in der Partnerschaft, sich in die Gefühle und Bedürfnisse des anderen einzufühlen. Er lehrt uns nachzugeben und unser Ego nicht unbedingt durchzusetzen. Durch ihn finden wir die in den zwischenmenschlichen Beziehungen notwendige Toleranz, eine wichtige Voraussetzung für Achtung und gegenseitiges Verständnis. Im Stirnzentrum klärt er die Sinne, weckt die Intuition und Inspiration. Im Halszentrum hindert er uns daran, grobe Ausdrücke zu gebrauchen, und hilft uns, ohne Scheu und Hemmungen unsere Gefühle und Seelenregungen auszudrücken. Kunzit hilft uns aber nicht nur bei der inneren Reinigung, sondern unterstützt auch die äußere Reinigung. Durch ihn wird unsere Aura, sobald sie unrein ist, von negativen Schwingungen befreit.

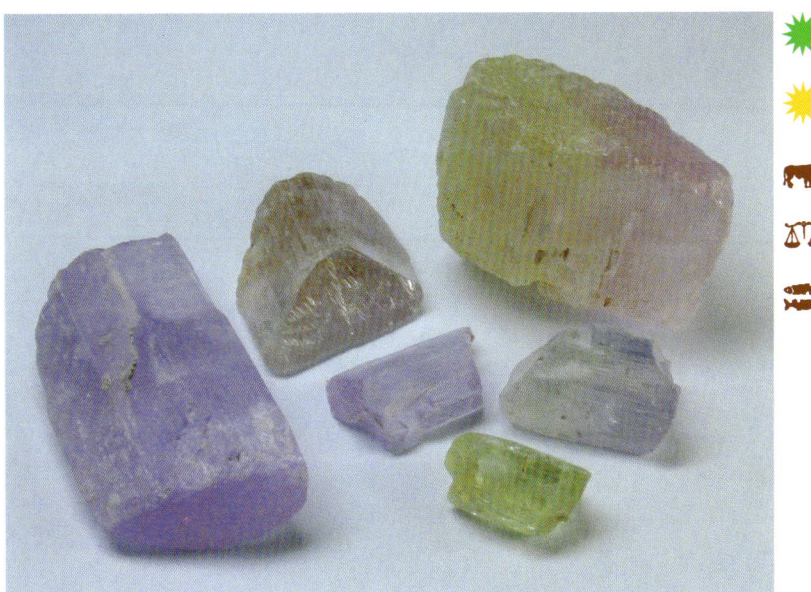

Spodumen, der größte 70 mm, Pakistan

Hiddenit hilft bei der Behandlung von Schizophrenie und kann ebenso wie Kunzit Depressionen und grundlose Angstzustände lindern. Hiddenit hilft uns, unsere Selbstachtung und Würde zu bewahren, auch wenn wir uns in einer unwürdigen Situation befinden sollten. Wird er auf das Chakra des Dritten Auges aufgelegt, hilft er, uns an die glücklichen Zeiten unserer Kindheit zu erinnern und somit die gegenwärtigen Sorgen zu vergessen. Er schenkt uns Hoffnung und den Glauben an eine glückliche Wende. Den Senioren gestattet er, nicht ohne Kampf die Freuden des Lebens aufzugeben und fördert ihr Streben, geistig jung zu bleiben. In Krisensituationen kann er gemeinsam mit dem Kunzit auf das Herz-Chakra aufgelegt gereizte Nerven beruhigen und hilft uns, das verlorene Gleichgewicht wiederzufinden.

Heilwirkungen: *Kunzit* lindert Nervenschmerzen, bei Ischias und Nerveneinklemmung. Bei akuten Schmerzen wird der Stein direkt auf die entsprechende Stelle aufgelegt. Im Herzen löst er psychische Spannungen und wirkt vorbeugend gegen Venenverengungen und Herzinfarkt. Durch die Massage mit einem Kunzit-Rohstück können Krämpfe und Verspannungen der Muskeln beseitigt werden. Er gleicht die Schilddrüsenfunktion aus, reguliert den Hormonhaushalt und senkt zu hohen Blutdruck.

Hiddenit stärkt die geschwächte Herzfunktion und regt den Kreislauf an. Durch die Massage mit einem Hiddenit-Trommelstein lindern wir Muskelschmerzen, vor allem im Schulterbereich und im Rücken, die durch Müdigkeit oder Überanstrengung verursacht sind. Er lindert Gelenkschmerzen und hilft bei rheumatischen Schmerzen. Mit Hilfe des Hiddenitwassers können wir Juckreiz und Hautbrennen lindern. Bei Zahnfleischschmerzen werden Mundspülungen empfohlen.

Tansanit
(Edelstein-Varietät des Zoisit)

Silikat $Ca_2 Al_3[O(OH)(SiO_4)(Si_2O_7)]$

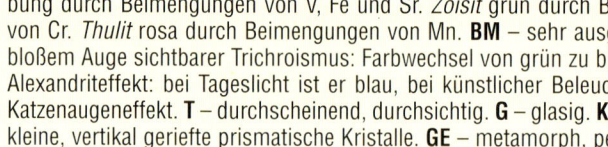

H – 6-6,5. **D** – 3,35. **F** – *Tansanit* blau bis blauviolett, gelbbraun; Edelsteinfärbung durch Beimengungen von V, Fe und Sr. *Zoisit* grün durch Beimengungen von Cr. *Thulit* rosa durch Beimengungen von Mn. **BM** – sehr ausgeprägter, mit bloßem Auge sichtbarer Trichroismus: Farbwechsel von grün zu blau bis violett; Alexandriteffekt: bei Tageslicht ist er blau, bei künstlicher Beleuchtung violett; Katzenaugeneffekt. **T** – durchscheinend, durchsichtig. **G** – glasig. **K** – rhombisch: kleine, vertikal geriefte prismatische Kristalle. **GE** – metamorph, pegmatitisch.

Tansanit ist eine blaue bis violette Zoisit-Varietät. Seine Hauptfundstelle liegt in der Gegend der Gerevi Hills in Tansania. Er wurde erst im Jahre 1967 entdeckt, weshalb über seine Wirkung auf unsere Gesundheit bis jetzt nur wenig bekannt ist. Weitere Varietäten sind Zoisit und Thulit, die preiswerter sind und auch als Edelsteine und Heilsteine geschätzt werden.
Name: Nach dem Land Tansania, wo er

Tansanit, 78 mm, Arusha, Tansania

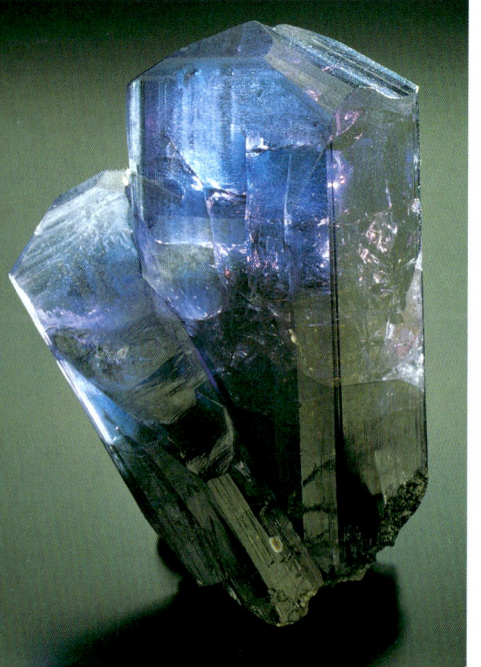

entdeckt wurde. **Fundorte:** Tansanit – Tansania, Kenia; Zoisit – Österreich, Deutschland, Tschechische Republik, Italien, Schweiz, Pakistan, USA; Thulit – Norwegen, Australien, Russland, USA, Namibia, Republik Südafrika, Italien. **Astrologie:** Sternzeichen Schütze. **Chakra:** Tansanit – Stirn und Scheitel; Zoisit-Rubin – Grund- und Herz-Chakra; Thulit und Zoisit – Herz. **Reinigung:** Im Wasser über Nacht, am besten mit einem Kristall des Bergkristalls. Da der Tansanit im Unterschied zu Zoisit und Thulit starke Temperaturschwankungen nicht verträgt, wird er nur kurz unter Einwirkung von indirektem Sonnenlicht geladen.

Durch den Tansanit finden wir unsere innere Bestimmung, er stärkt uns in unserem Glauben und im Streben, unsere Vorsätze in Taten umzusetzen. Er lässt uns erkennen, dass uns auf unserem Wege, den wir in Liebe und mit der Überzeugung beschreiten, dass unser ganzes Bemühen ausschließlich dem Guten und Wahren dient, nichts erschüttern oder besiegen kann. Im Bereich des Stirn-Chakra hilft er, sich auf das wahre Ich zu konzentrieren und leichter zur Erleuchtung zu gelangen. Er verjüngt und schärft unsere Sinne. Er lehrt uns Dinge nicht nur nach alten Mustern zu betrachten, sondern alles so zu sehen, zu hören und zu fühlen, als wäre es „das erste Mal". So finden wir immer wieder das Wesentliche, weil die Wahrheit der Dinge tief im Inneren zu finden ist.

Ein sehr wirkungsvoller Stein ist der **Zoisit** mit sattem Grün und grell rubinroten Einschlüssen. Durch ihn tritt Harmonie und Gleichgewicht in die Beziehung zwischen der liebevollen Sanftmut des Herzens und der Sexualität. Um zwischen ihnen eine wirkungsvolle Verbindung herzustellen, wird ein Stein auf das Grund-Chakra und ein zweiter Stein auf das Herz-Chakra gelegt. Der Energiestrom zwischen ihnen kann durch das Auflegen eines beiderseitig abgeschlossenen

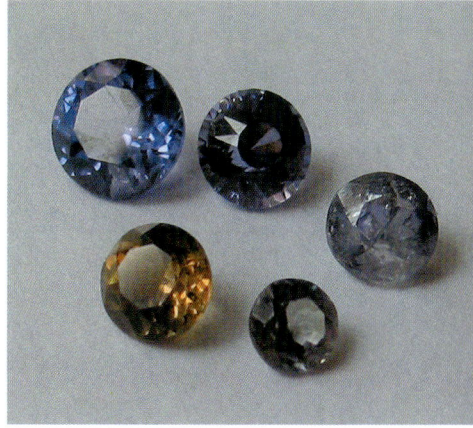

Tansanit, nicht mit Wärme behandelt, Brillantschliff 3 ct, Tansania

Thulit, 35 mm, Leksvik, Norwegen

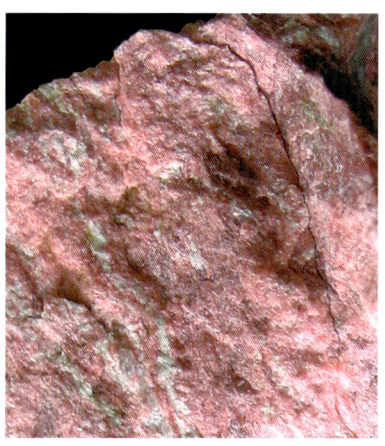

Kristalls auf das Nabel-Chakra noch verstärkt werden.

Der dritte Stein, der violettrosafarbene **Thulit**, gilt vor allem als Schutzstein. Er hilft uns, Stress und die Angst vor dem Unerwarteten und Unbekannten zu überwinden. Er lässt uns kreativ sein, die kleinen Freuden des Lebens intensiv erleben, inspiriert zu neuen Taten, fördert unsere Fantasie und hilft uns, unsere geheimen Wünsche zu verwirklichen. Thulit verleiht uns ein reiches Leben voll romantischer Sehnsüchte, Sinnlichkeit und sanfter Liebe.

Heilwirkungen: Tansanit schärft die durch das Alter oder durch Erschöpfung geschwächten Sinne. Er lindert chronische Schmerzen und Migräne, befreit uns von Depressionen. Für Menschen, die sich im Koma befanden, ist er eine große Hilfe bei der Rückkehr ins Leben.
Zoisit hat eine positive Wirkung auf die Geschlechtsorgane, vor allem bei Zeugungsunfähigkeit und Unfruchtbarkeit psychosomatischer Art, sowie im Falle von risikoreicher Schwangerschaft und komplizierter Geburt. Aufgelegt auf das Herz-Chakra stärkt er das Herz und den Kreislauf. Er trägt zur Erholung des gesamten geschwächten Organismus bei.
Thulit schützt uns vor Viruserkrankungen und wirkt lindernd bei fieberhaften Zuständen. Er stärkt das Immunsystem. Durch ihn werden die Herz- und Kreislauffunktionen harmonisiert und der zu hohe Blutdruck gesenkt. Ebenso wie der grüne Zoisit regeneriert er den geschwächten Organismus.

Peridot und Chrysolith

Silikat (Mg,Fe)$_2$SiO$_4$

(Edelstein-Varietäten des Olivin)

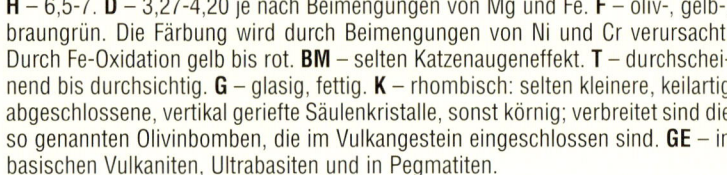

H – 6,5-7. **D** – 3,27-4,20 je nach Beimengungen von Mg und Fe. **F** – oliv-, gelb-, braungrün. Die Färbung wird durch Beimengungen von Ni und Cr verursacht. Durch Fe-Oxidation gelb bis rot. **BM** – selten Katzenaugeneffekt. **T** – durchscheinend bis durchsichtig. **G** – glasig, fettig. **K** – rhombisch: selten kleinere, keilartig abgeschlossene, vertikal geriefte Säulenkristalle, sonst körnig; verbreitet sind die so genannten Olivinbomben, die im Vulkangestein eingeschlossen sind. **GE** – in basischen Vulkaniten, Ultrabasiten und in Pegmatiten.

Die älteste Fundstelle des Olivins befand sich auf der Insel Seberged im Roten Meer, wo er bereits vor 3500 Jahren gewonnen wurde. Er war schon immer als seltener Edelstein mit schützender und heilender Wirkung sehr geschätzt. In der Barockzeit galt er als Stein der Verliebten.

Name: Nach dem lateinischen *oliva* – der Farbe von Oliven; Peridot nach dem griechischen *peridona* – gleichmäßige Energie; Chrysolith nach dem griechischen *chrysos* – Gold und *lithos* – Stein.

Fundorte: Ägypten, Birma, Brasilien, USA, Mexiko, Australien, Republik Südafrika, Tansania, Kenia, Zaire, Somalia, Russland, Mongolei, Grönland, Deutschland, Italien, Pakistan, Afgha-

„Olivinbombe", 45 mm, Smrčí, Tschechische Republik

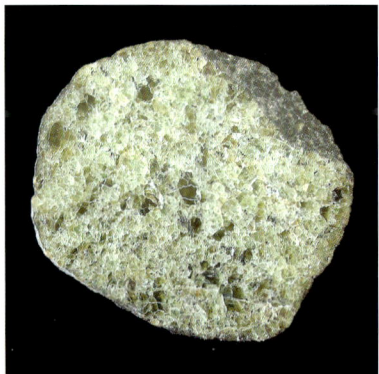

nistan, Kanarische Inseln. Olivinkörner kommen auch in Eisenmeteoriten, so genannten Pallasiten, vor. **Astrologie:** Bei den Babyloniern gehörte er zu den im Sternzeichen Fische Geborenen, bei den Ägyptern und Byzantinern zum Löwen und im Mittelalter wurde er dem Sternzeichen Jungfrau zugeordnet. **Chakra:** Herz. **Reinigung:** Nach jeder Anwendung unter fließendem lauwarmem Wasser. Olivin wird nur kurz unter Einwirkung von direkten Sonnenstrahlen geladen.

Der **Olivin** erstrahlt in seiner Edelsteinqualität in goldgrünem Schimmer. Wir tragen ihn heutzutage vorwiegend als Schutzstein gegen böse Kräfte, die uns schaden können und die uns vom Wege ablenken wollen. Er hilft uns, die Gefühle der Entfremdung zu überwinden, die uns als natürliche Folge quälen, wenn wir uns von Gott abwenden. Dieses Lebenskredo beschützt uns zum einen vor Gefühlen der Nutzlosigkeit und von fehlendem Lebensinhalt. Zum anderen aber lässt es uns die Harmonie, die Vollkommenheit und die voneinander abhängigen Verbindungen des gesamten Lebens auf Erden nachempfinden. Ähnlich wie durch den Chrysopras finden wir mit Hilfe des Olivins unsere Naturverbundenheit. Wir kehren zur Natur zurück, dorthin, wo wir uns nach dem Alltagsstress entspannen und ausruhen können. Sein Schimmer schenkt Wärme,

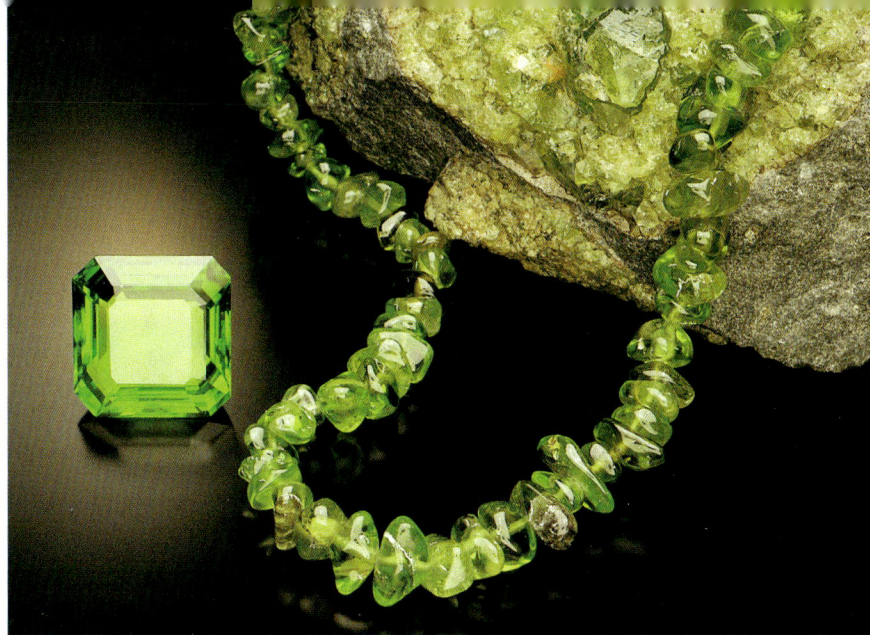

Olivin, Schliff 44,73 ct, Burma,
die weiteren aus San Carlos, Arizona, USA

Lebensfreude, gute Laune und frische Energie. So wie alle anderen grünen Steine gehört er zum Herz-Chakra und genau wie sie wirkt er auf unseren gesamten Organismus beruhigend, reinigend und ausgleichend. Seine besondere Wirkung liegt darin, dass er Feuer in die kühlen menschlichen Gefühle bringt. Er fördert die Entwicklung unserer mentalen Fähigkeiten und verleiht unserem Geist Gleichgewicht und Ruhe. Er ist ein Stein der Sonne, der Inspiration und Reinheit, er klärt durch seinen sanften, durchscheinenden Schimmer unsere Unsicherheit, Machtlosigkeit und Melancholie. Er tröstet uns, wenn wir traurig sind. Seine Wirkung auf psychischer Ebene ist ungewöhnlich breit. Zum einen wird durch ihn unsere Arroganz und Boshaftigkeit gebremst, wobei er zum andern gleichzeitig Selbstmitleid und Überempfindlichkeit hemmt. Er befreit uns von unserem ständigen schlechten Gewissen und von Schuldgefühlen und zeigt uns die Zukunft mit dem Vorsatz, alles Unrecht durch positives Denken und Handeln wieder gutzumachen und dadurch unser Karma zu reinigen. Er fördert unsere Tatkraft und Initiative, unser Streben, das Leben in die eigenen Hände zu nehmen.

Heilwirkungen: Im Halszentrum vermittelt der *Olivin* eine Verbindung des Herzens mit der Vernunft, hilft in dieser Beziehung die richtigen Worte zu finden, die aus der Weisheit des Herzens kommen. Er fördert den Stoffwechsel, die Verdauung, die Milz- und Leberfunktion, ist wirksam bei Verstopfung, Darmentzündungen und Infektionserkrankungen. Das Olivinwasser hilft bei Hauterkrankungen und Pilzinfektionen. Allgemein befreit er den Organismus von Giftstoffen. In der Vergangenheit wurde er bei Frigidität, Gicht, Rheuma und Gelenkentzündungen, bei Venenerkrankungen und bei manchen psychischen Störungen empfohlen.

Jadeit

Silikat NaAl(Si$_2$O$_6$)

H – 6,5-7. **D** – 3,25-3,36. **F** – dunkelgrün, smaragdgrün, weiß, gelb, braun, grau bis schwarz, grünschwarz, schwach violett; grün durch Beimengungen von Cr, gelb und braun durch Fe, violett durch Mn. **BM** – selten Katzenaugeneffekt. **T** – durchsichtig, opak. **G** – glasig bis fettig. **K** – monoklin: nur selten Kristalle, vorwiegend derb. **GE** – metamorph, Seifen.

Der Begriff „Jade" umfasst zwei ähnliche, aber chemisch völlig unterschiedliche Mineralien, Jadeit und Nephrit; diese sind äußerlich manchmal nicht zu unterscheiden.

Jadeit ist seit ältester Zeit einer der meistgeschätzten und -verehrten Steine des Fernen Ostens. In China symbolisierte er die Haupttugenden: Klugheit, Gerechtigkeit, Barmherzigkeit und Bescheidenheit. Ein Talisman in Form eines Drachenornaments sollte seinem Besitzer Kraft, Schutz, Glück und ein langes Leben verleihen. Im alten Ägypten wurde der Jadeit als Stein der Liebe, des inneren Friedens, der Harmonie und

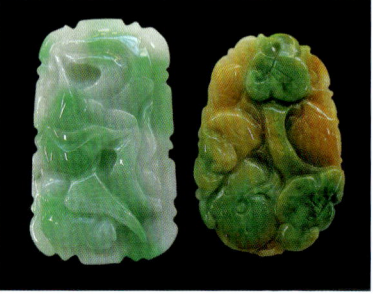

Jadeitanhänger, 40 mm, China

des Gleichgewichts verehrt. In den arabischen Ländern galt er als Schutz vor allem Bösen und in Mexiko als Ursprung zärtlicher Liebe.

Name: Nach dem spanischen *piedras de ijada* – Lendenstein. **Fundorte:** Birma, China, Tibet, Indien, Japan, Australien, Neuguinea, Neuseeland, USA, Guatemala, Mexiko, Schweiz, Kolumbien, Russland, Kasachstan, Italien, Frankreich. **Astrologie:** Sternzeichen Krebs, Waage und Fische. **Chakra:** Grün – Herz, aber auch alle anderen Chakren; gelb – Nabel und Solarplexus; violett – Scheitel und Stirn. **Reinigung:** Der Jadeit wird ganz einfach in einer Schüssel mit lauwarmem Wasser oder unter einem Wasserstrahl gereinigt. Er kann beliebig lange unter Einwirkung direkter Sonnenstrahlen geladen werden, bis wir spüren, dass er voller Energie ist. Beim violetten Jadeit ist Vorsicht geboten, er sollte zwar länger, aber nicht im direkten Sonnenlicht geladen werden.

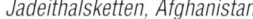

Jadeithalsketten, Afghanistan

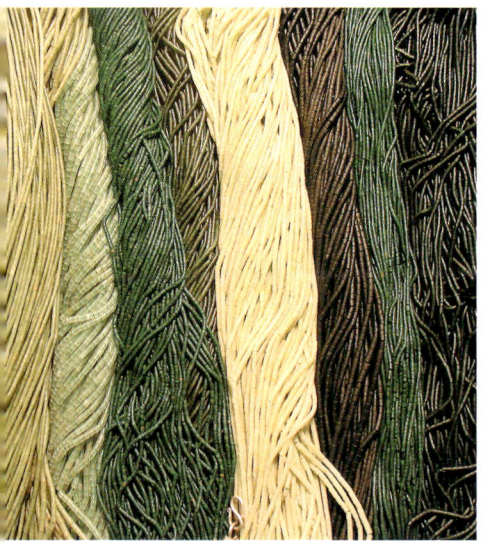

Jadeit kommt in vielen Farben vor, der grüne Stein ist dem Herzzentrum zugeordnet. Es ist ein Stein der Liebe in allen Formen und auf allen Ebenen. Er bringt Frieden und Harmonie in das Gefühlsleben, eine stille Freude an einfachen Dingen und fördert liebevolle Emotionen.

Die Skala der sanften Grüntöne des Jadeits hilft bei der Meditation und Kontemplation, beim Nachsinnen und bei der Einkehr in sich selbst. Der unruhige Geist und die zerstreuten Gedanken, die uns an der Konzentration hindern, werden beruhigt. Er verleiht uns innere Ausgeglichenheit, eine natürliche Voraussetzung für die Sicherheit, die wir bei unseren täglichen Handlungen brauchen. Er hilft uns, in jeder Situation einen kühlen Kopf zu bewahren, befreit uns von den Vorurteilen, welche die zwischenmenschliche Verständigung behindern und fördert unsere Aktivität und Dynamik.

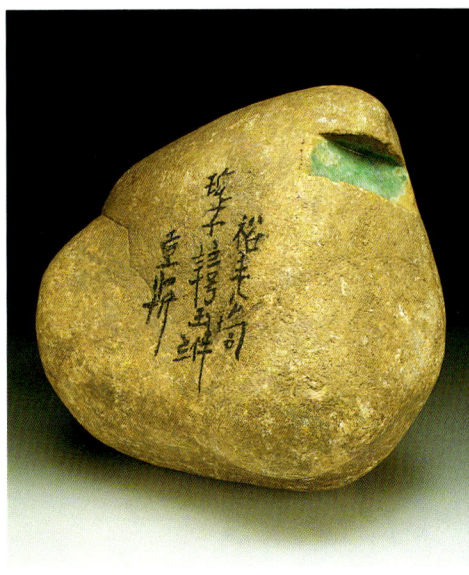

Jadeit, 120 mm, Birma

Heilwirkungen: Der grüne Jadeit bringt mit seinen zarten Vibrationen von hoher Frequenz Harmonie in unseren gesamten Organismus. Die Vibrationen stärken das Nerven- und Immunsystem, die Herztätigkeit, den Kreislauf, die Funktion von Milz, Leber und der Nieren. Der Jadeit hilft bei der Ausscheidung von Harnsand und -steinen aus den Harnleitern. Er fördert den Stoffwechsel und die Drüsenfunktion, hilft bei der Heilung von Infektionserkrankungen und Gelbsucht und senkt hohes Fieber. Er bringt Erleichterung beim Verlauf von Grippeerkrankungen. Wenn man ihn auf das Nabelzentrum auflegt, heilt er Magen- und Verdauungsstörungen, Koliken und Gelbsucht. Aufgelegt auf das Zentrum des Dritten Auges hilft er gegen Alpträume und Schlaflosigkeit, lindert Kopfschmerzen und Migräne. Er verhindert übermäßige Schweißausbrüche psychischer Art, bei Frauen hilft er bei der Beseitigung von Emotionsblockaden, die eine Schwangerschaft verhindern. Er wird zur Linderung von Geburtsschmerzen empfohlen. Er stimuliert positiv die Tätigkeit der Nebenniere. Durch Massage mit einem Jadeit-Rohstück kräftigen wir die Muskeln und mit seinem Wasser schaffen wir Linderung bei schwachen Magenvergiftungen und Übelkeit. Das Wasser wird auch zur äußerlichen Anwendung bei Herpes empfohlen. Der gelbe Jadeit kann entweder als Wasser eingenommen oder als Bad bei schmerzenden Krampfadern helfen. Bei schwangeren Frauen wirkt er vorbeugend gegen Schwellungen, Verstopfung, Krampfaderbildung und Hämorrhoiden.

Bei starken Kopfschmerzen und häufiger Migräne, die auch von Sehkraftverlust und Erbrechen begleitet wird, legen wir den violetten Jadeit auf das Zentrum des Dritten Auges. Er wird des Weiteren auch als unterstützendes Mittel bei der Behandlung von Geschwüren und Tumoren im fortgeschrittenen Stadium, bei Gallen- und Nierensteinen und bei Unfruchtbarkeit angewandt.

Nephrit
(Aktinolith-Varietät)

Silikat $Ca_2(Mg,Fe)_5[(OH,F)(Si_4O_{11})]_2$

H – 6,5-7. **D** – 3,25-3,36. **F** – in verschiedenen Grüntönen, weiß, gelb, bläulich, grau, schwarz, grün mit schwarzen Punkten. Die Färbung wird durch Beimengungen von Fe, Mg, Cr, Ni, und Mn verursacht. **BM** – selten Katzenaugeneffekt. **T** – durchsichtig, opak. **G** – glasig, seidig. **K** – monoklin: eine dichte Aktinolith-Varietät. **GE** – metamorph, Seifen.

Bei archäologischen Ausgrabungen werden verhältnismäßig häufig Kunstgegenstände und Schmuck aus Jade gefunden. Obwohl der Nephrit oft mit dem Jadeit verwechselt wurde, dem er äußerlich und in der Heilwirkung sehr ähnelt, ist er der Menschheit seit Urzeiten bekannt. Beide Steine sind mit bloßem Auge nur sehr schwer zu unterscheiden und deshalb hat sich die gemeinsame Benennung „Jade" für beide bis heute erhalten. Von den Ureinwohnern des amerikanischen Kontinents wurde der Stein zum einen zur Herstellung von Schmuck- und Kultgegenständen und Werkzeugen, zum andern auch als Heilmittel bei Nierenerkrankungen verwendet. Er wurde von den Babyloniern besonders geschätzt und im alten China bei religiösen Riten verwendet.

Nephrit, 65 mm, Fluss Vitim, Sibirien, Russland

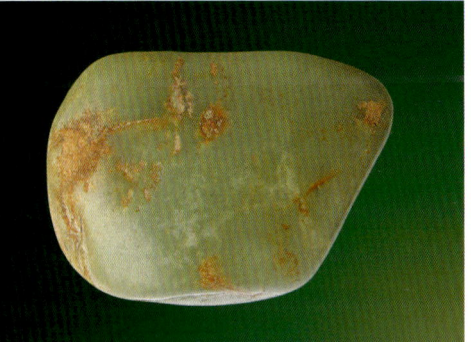

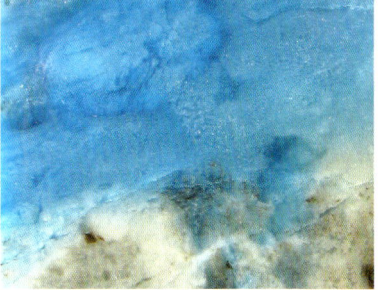

Nephrit, Anschliff 55 mm, Murun, Russland

Name: Nach dem griechischen *nephros* – Niere. **Fundorte:** China, Birma, Neuseeland, Australien, Russland, Kasachstan, Polen, Schweiz, Italien, USA, Kanada, Guatemala, Mexiko, Simbabwe. **Astrologie:** Sternzeichen Krebs. **Chakra:** Herz, Nabel und je nach Bedarf. **Reinigung:** Der Nephrit wird ebenso wie der Jadeit mit lauwarmem Wasser gereinigt und ausreichend lange, wenn möglich einen ganzen Tag, unter Einwirkung direkter Sonnenstrahlen geladen.

Nephrit kommt häufiger vor als Jadeit, kann aber in Schönheit und Heilkraft absolut mit ihm konkurrieren. Im Bereich der Psyche verhindert er aggressive Neigungen, beruhigt allzu heftige Emotionen, mildert seelische Anspannung, Erregung und Kummer. Er begleitet uns auf dem Weg der Harmonie, Ausgeglichenheit und des inneren Frie-

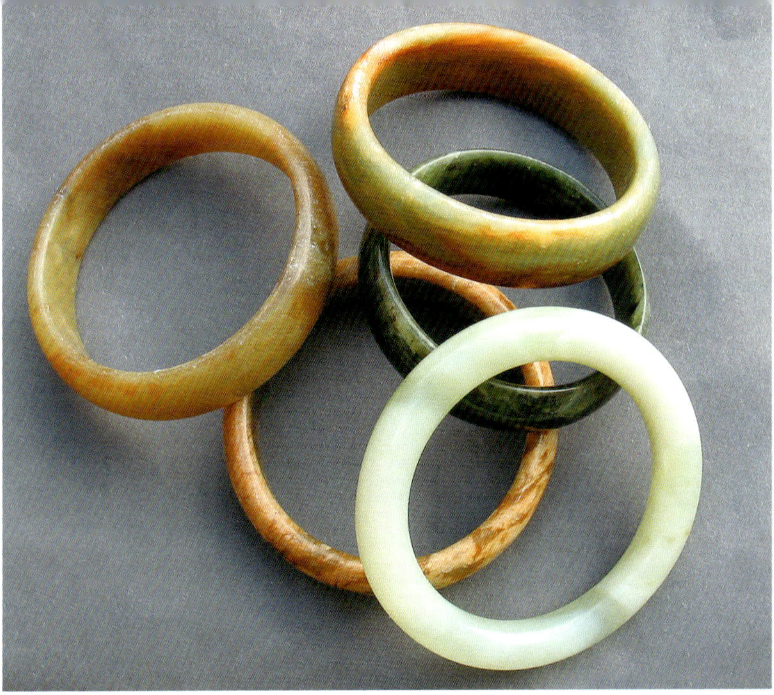

Nephritarmbänder, China

Nephrit, Cabochons 35 mm, Jordanów, Polen

dens. In schweren Zeiten hilft er uns, unsere Identität zu wahren und auch in scheinbar hoffnungslosen Zeiten nicht aufzugeben. Er fördert unsere Fähigkeit zur schnellen Entscheidung und unseren Mut, unter allen Umständen nur nach unserem Gewissen zu handeln. In den Beziehungen zu unseren Nächsten lehrt er uns, tolerant zu sein und sie zu verstehen. Ein Nephrit-Trommelstein unter das Polster gelegt verleiht süße Träume.

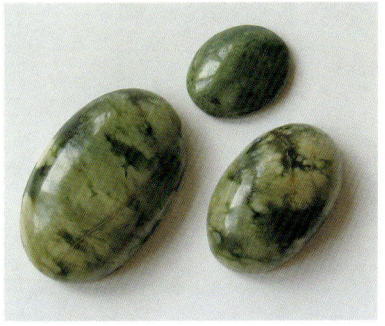

Heilwirkungen: Der Nephrit hilft bei Funktionsschwäche und Entzündungen der Nieren und auch bei chronischen Beschwerden in diesem Bereich, reinigt Harnleiter und Harnblase, lockert Sand und Steine. Es wird empfohlen, vor jeder Mahlzeit einige Schlucke Nephritwasser einzunehmen, was nicht nur bei Entwässerung helfen soll, sondern auch bei Verstopfung und Blähungen wirkt. Insgesamt hilft der Nephrit dem Organismus, sich von Schadstoffen und Giften zu befreien. Auf dem Herz-Chakra stimuliert er die Herztätigkeit, im Bereich des Hals-Chakras den Thymus und auf dem Nabel-Chakra die Darmtätigkeit. Bei Kopfschmerzen werden die Schläfen mit dem Stein massiert.

Amazonit

Silikat K(AlSi$_3$O$_8$)

(grüne Mikroklin-Varietät aus der Gruppe der Kalifeldspäte)

H – 6,5. D – 2,54-2,63. F – grün, blaugrün, oft mit weißen Adern. BM – Katzenaugeneffekt. T – durchsichtig, opak. G – glasig, seidig bis perlmuttartig. K – triklin: tafelige oder kurzprismatische Kristalle, sehr oft Zwillingsverwachsungen, massiv. GE – magmatisch, metamorph, pegmatitisch, hydrothermale Gänge, Seifen, in Pegmatiten kommt oft auch Rauchquarz vor.

Name: Nach der Amazonas-Region.
Fundorte: USA, Russland, Ukraine, Norwegen, Indien, Brasilien, Madagaskar, Mosambik, Republik Südafrika.
Astrologie: Sternzeichen Wassermann.

Amazonit mit Rauchquarz, 56 mm, Point Claim, Lake George, Colorado, USA

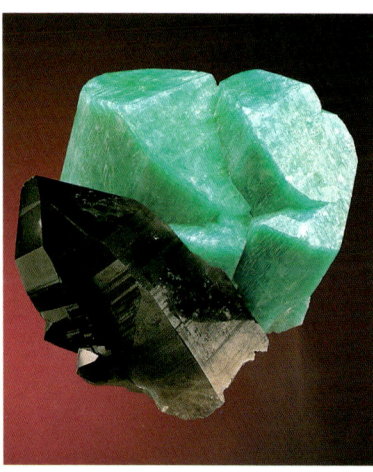

Chakra: Herz und Hals. **Reinigung:** Wegen seiner Empfindlichkeit gegen Temperaturschwankungen wird er nur mit lauwarmem Wasser gereinigt und unter Einwirkung von indirektem Sonnenlicht geladen.

Amazonit ist ein Stein, der durch seine Schwingungen vitalitätsfördernd wirkt und uns hilft, das Gleichgewicht im täglichen Leben zu bewahren. Mit seiner Hilfe können wir unseren Egoismus und den Hang an materiellen Dingen festzuhalten leichter ablegen. Dadurch befreien wir uns wiederum von allen Lasten, die unser Gleichgewicht stören, und wir können dann unsere gesamten Kräfte dort einsetzen, wo es gerade notwendig ist. So erlangen wir die Kontrolle über unser Leben und verlieren das Gefühl, nur Opfer der Umstände zu sein. Der Stein hilft ebenfalls leicht nervösen Menschen mit einem Hang zu häufigen Gemütsschwankungen, die auch zu sehr unter Stress-Situationen leiden.

Heilwirkungen: Unsere seelischen Blockaden können mit Hilfe des Amazonits ebenso wie mit Rauchquarz beseitigt werden. Beide Mineralien finden wir auch oft miteinander verwachsen. Durch eine Massage mit ihnen können Muskelverspannungen und Krämpfe in der Schulter- und Rückengegend gelöst werden. Über ihre Wirkung auf unsere physische Gesundheit ist nicht viel bekannt. Amazonit zeigt seine größte Wirkung in der Herzgegend, wo er emotionale und auch körperliche Beschwerden, die mit dem Herzen zusammenhängen, lösen kann. Im Bereich des Halses und des Nackens wirkt er lindernd bei Kopfschmerzen und Migräne. Bei chronischen Beschwerden wird empfohlen, tagsüber eine Halskette zu tragen, die jede Nacht gemeinsam mit einem Bergkristall in einer Schüssel mit Wasser gereinigt werden sollte.

Sonnenstein

Silikat Na(AlSi$_3$O$_8$) – Ca(Al$_2$Si$_2$O$_8$)

(eine Oligoklas-Varietät aus der Na-Ca-Feldspatgruppe)

H – 6-6,5. **D** – 2,57-2,77. **F** – goldgelb, orangebraun, rotbraun. Die Färbung und das Irisieren werden durch Beimengungen von Fe-Oxiden verursacht (in den Fundorten in Oregon/USA auch gelb und grün durch Beimengungen von Cu). **BM** – irisierend durch Einschlüsse mikroskopisch feiner Hämatitschüppchen. **T** – durchsichtig, opak. **G** – glasig, schimmernd. **K** – triklin: vorwiegend körnige Aggregate. **GE** – magmatisch, pegmatitisch.

Name: Aufgrund von Farbe und Irisieren. **Fundorte:** Norwegen, Russland, Indien, Madagaskar, USA, Kanada. **Astrologie:** Sternzeichen Löwe. **Chakra:** Nabel und Solarplexus. **Reinigung:** Der Stein wird für einige Minuten unter fließendem Wasser oder über Nacht in einer Schüssel gereinigt. Der Sonnenstein liebt die Sonne über alles und kann deshalb unter Einwirkung von Sonnenstrahlen auch den ganzen Tag geladen werden.

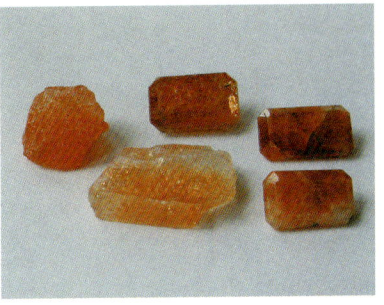

Sonnenstein, 20 mm, Indien

Unter dem Einfluss dieses Steins lösen sich alle düsteren Gedanken, Depressionen und Ängste auf. Er bringt in unser Seelen- und Gefühlsleben das Licht des Optimismus, durchleuchtet es mit Vitalität. Er hilft, zu sich selbst zu finden. Er lehrt uns, uns selbst und unser Leben zu lieben. Wenn wir uns selbst nicht lieben können, dann können wir unseren Nächsten und unserer Umwelt auch keine Liebe schenken. Er lässt uns die hellen Seiten des Lebens sehen. Er lehrt uns, die Umwelt in ihrer ganzen natürlichen Schönheit und Vollkommenheit zu sehen, das Schöne in den einfachen Dingen und im Schlichten wahrzunehmen. Durch ihn können wir unsere Schwächen und Fehler erkennen, die uns daran hindern, unsere Vorsätze zu verwirklichen, unsere Qualitäten zu finden und zu unserem besseren Ich zurückzufinden. So können wir das Leben in die eigenen Hände nehmen und müssen nicht mehr auf Hilfe aus der Umwelt warten. Der Stein hilft uns dadurch Angst, Leid und Depressionen zu überwinden.

Heilwirkungen: Der Sonnenstein stimuliert das Nervensystem und wirkt positiv auf die harmonische Funktion aller Organe. Er wirkt vorbeugend gegen Gehirnschlag, lindert Nervosität und bringt einen ruhigen, gesunden Schlaf. Wird er auf das Herz-Chakra gelegt, kann er bei Asthmaanfällen Linderung bringen. Er hilft uns, Müdigkeit zu überwinden und neue Kräfte zu sammeln. Er lindert Rheumaschmerzen. Die Einnahme von Sonnensteinwasser wirkt vorbeugend gegen Embolie und Venenverengung sowie deren Begleiterscheinungen, wie zum Beispiel niedrigen Blutdruck, schlechte Blutversorgung der Gliedmaßen und Krämpfe.

119

Mondstein

Silikat K(AlSi$_2$O$_8$) oder Na(AlSi$_3$O$_8$) – Ca(Al$_2$Si$_2$O$_8$)

(Orthoklas, Mikroklin, Sandinin aus der Gruppe der Kalifeldspäte und Plagioklas aus der Na-Ca-Feldspatgruppe)

H – 6-6,5. **D** – 2,54-2,63. **F** – milchig trüb, weiß, bläulich, gelblich, grünlich, orange, braun, grau, schwarz. Die Färbung wird durch Fe-Beimengungen verursacht. Der blaue Farbton wird durch einen erhöhten Albit-Anteil verstärkt. **BM** – Katzenaugeneffekt, seltener Asterismus. Das bläuliche Irisieren wird durch die lamellenartige Struktur des Minerals verursacht. **T** – durchsichtig, durchscheinend, opak. **G** – glasig, seidig. **K** – monoklin: prismatische Kristalle, oft als Zwillingsverwachsungen, massiv. **GE** – magmatisch, metamorph, Pegmatite, hydrothermale Gänge, Seifen.

Wegen des immer währenden Mondzyklus, der mit der Regel der Frauen übereinstimmt, und seines passiven Lichts, das nur ein Widerschein der Sonnenstrahlen ist, wird der Mond und somit auch der Mondstein dem weiblichen Aspekt zugeordnet. In Indien wird der Mondstein als heiliger Stein verehrt, als ein Symbol der Liebe, der Gefühle und des inneren Friedens. Nach der Überlieferung ist er auch ein Schutzstein der Reisenden.
Name: Nach dem milchig trüben, „mondscheinähnlichen" Schein. **Fundorte:** Sri Lanka, Birma, Indien, Australien, Madagaskar, Russland, USA, Brasilien. **Astrologie:** Sternzeichen Krebs, Fische, Steinbock. **Chakra:** Praktisch alle Chakren. **Reinigung:** Einige Minuten unter fließendem Wasser oder über Nacht in einer Schüssel mit Wasser gemeinsam mit einem Bergkristall. Im

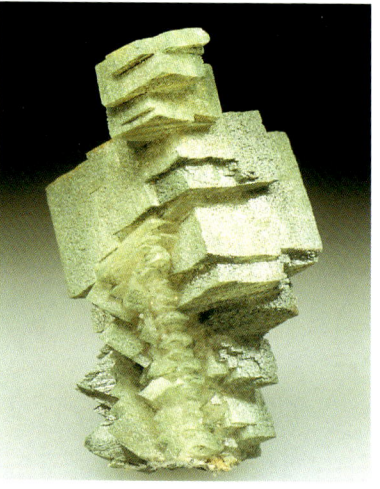

Adular, 60 mm, Graubünden, Schweiz

Unterschied zu allen anderen Steinen wird der Mondstein im Licht des zunehmenden Monds und bei Vollmond geladen.

Der Mondstein fördert die innere Entwicklung der Seele und führt uns zu der Erkenntnis, dass nur ein tiefes Gefühl von der einfachen Vernunft zur Weisheit führt. Er symbolisiert die positiven weiblichen Eigenschaften wie Fruchtbarkeit, Friedfertigkeit, Sanftmut und Intuition.

Adular, Cabochons 10 mm, Sri Lanka

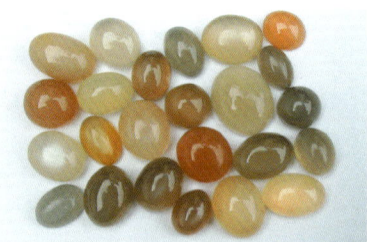

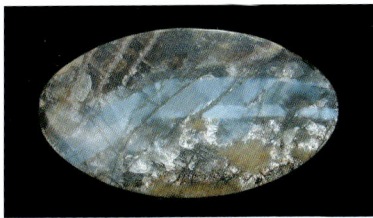

Cabochon mit Sonnenstein und
Mondstein, 110 mm, Sibirien, Russland

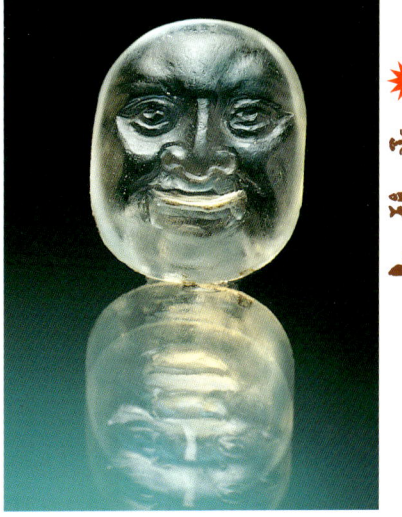

Sein kühler Schein heilt Wunden unserer Seele und beruhigt den erregten Geist. Es ist vor allem ein Stein der Frauen, er ist ihr Beschützer und Heiler. Er begleitet sie auf ihren meditativen Wegen in das Innere, in das eigene Zentrum. Den jungen Mädchen hilft er, ihre

Schnitzerei aus indischem Adular, 20 mm

Adular (Mondstein), 50 mm, Halbinsel
Kola, Russland

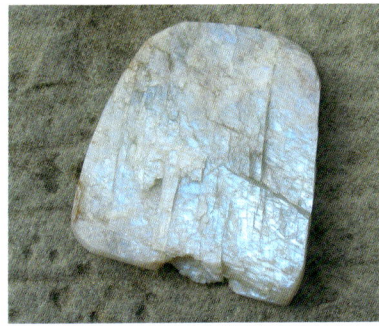

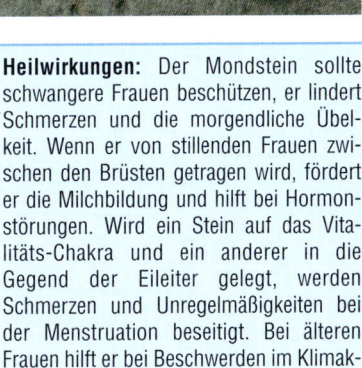

Scheu bei der Begegnung mit der ersten Liebe zu überwinden. Später baut er die emotionalen Barrieren ab, die eine Empfängnis verhindern könnten. Der Mondstein kann praktisch im Bereich aller Chakren angewandt werden. Im Scheitel-Chakra fördert er die Meditation. Er wird von manchen Frauen sogar ins Haar geflochten. Im Bereich des Stirn-Chakras weckt er die Intuition und eine klare Sicht, im Bereich des Hals-Chakras beseitigt er Stimmblockaden, verleiht der Stimme einen sanfteren Klang, heilt die Stimmbänder und Schilddrüsenstörungen.

Heilwirkungen: Der Mondstein sollte schwangere Frauen beschützen, er lindert Schmerzen und die morgendliche Übelkeit. Wenn er von stillenden Frauen zwischen den Brüsten getragen wird, fördert er die Milchbildung und hilft bei Hormonstörungen. Wird ein Stein auf das Vitalitäts-Chakra und ein anderer in die Gegend der Eileiter gelegt, werden Schmerzen und Unregelmäßigkeiten bei der Menstruation beseitigt. Bei älteren Frauen hilft er bei Beschwerden im Klimakterium wie Gemütsschwankungen und Depressionen. Er dient zugleich auch zur Vorbeugung gegen Brust- und Gebärmuttergeschwüre. Im Bereich des Nabel-Chakras fördert er die Tätigkeit der Bauchspeicheldrüse, im Bereich des Sakral-Chakras werden mit dem Wasser die Gedärme und die Milz geheilt und auf das Grund-Chakra aufgelegt stärkt er die Funktion der Geschlechtsorgane. Der Mondstein harmonisiert auch das Lymphsystem und hemmt die Bildung von Schwellungen.

Labradorit

Silikat Na(AlSi$_3$O$_8$) – Ca(Al$_2$Si$_2$O$_8$)

(eine Plagioklas-Varietät aus der Gruppe der Na-Ca-Feldspäte;
weitere Varietäten sind Spektrolith und Bytownit)

H – 6-6,5. **D** – 2,57-2,77. **F** – farblos, grauweiß, bläulich, schwarz mit veränderlichen Farbeffekten. **BM** – das so genannte Labradorisieren, ein Farbenspiel, das durch die Brechung der Lichtstrahlen in den feinen Lamellen verursacht wird. **T** – durchsichtig, opak. **G** – glasig, seidig. **K** – triklin: selten kleine prismatische oder tafelige, vorwiegend körnige Aggregate. **GE** – magmatisch.

Der Labradorit ist wie der Spektrolith und der Bytownit ein Stein der Intuition, der Meditation und der Aura, des subtilen Felds, das uns wie eine Schutzhülle umgibt. Die schönsten und reinsten Labradorite kommen von den Fundstellen auf Madagaskar. Sie haben zusammen mit dem blendend weißen *Bytownit* die stärkste Wirkung auf unsere Gesundheit.

Name: Nach der Lokalität auf der Halbinsel Labrador, wo er im Jahre 1770 erstmals gefunden wurde; Spektrolith nach dem Spektrum – Lichtbrechung; Bytownit nach der Stadt Bytown in Kanada. **Fundorte:** Labradorit – Kanada, USA, Australien, Ukraine, Madagaskar, Norwegen, Mexiko, Grönland; Spektrolith – Finnland; Bytownit – Kanada, Japan, Deutschland, Indien, USA, Island,

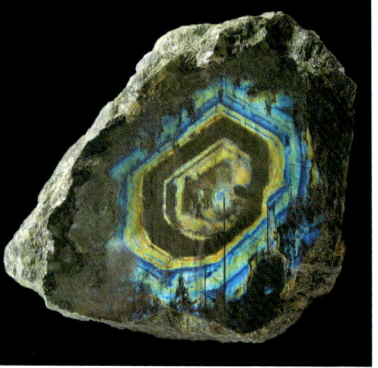

Labradorit, Anschliff 70 mm, Korosten, Wolynien, Ukraine

Russland. **Astrologie:** Sternzeichen Steinbock, Fische und Wassermann. **Chakra:** Besonders die Neben-Chakren der Hände. **Reinigung:** Die Steine werden unter fließendem Wasser gereinigt. Wegen ihrer Empfindlichkeit gegen starke Temperaturschwankungen werden sie im Wasser unter Einwirkung direkter Sonnenstrahlen eine gute Stunde lang geladen.

Der *Labradorit* hilft uns, unsere Erinnerungen zu klären, die sich unter dem Schleier der Zeit allmählich verlieren. Das ist vor allem in schweren Zeiten wichtig, wenn uns alles vergeblich und nutzlos erscheint, wenn wir unter Depressionen leiden und das Gefühl der Kontinuität des Lebens verlie-

Labradorit, Varietät Sunstone, 4,13 ct, Plush, Oregon, USA

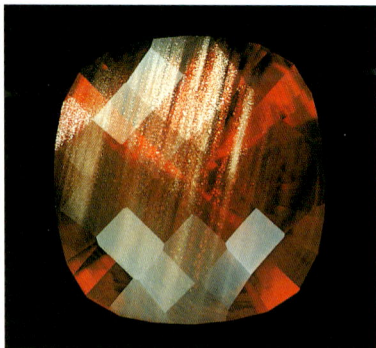

Heilwirkungen: Im Bereich des Hals-Chakras fördert der *Labradorit* eine klare Ausdrucksweise. Es wird empfohlen, vor einer Ansprache oder einer mündlichen Prüfung einen Labradorit-Trommelstein unter die Zunge zu legen. Der Stein lindert das Kältegefühl und wirkt vorbeugend gegen Erkältungen. Er lindert Rücken- und Knochenschmerzen, besonders heilkräftig wirkt das Labradoritwasser bei Rheuma und Gicht. Er senkt den zu hohen Blutdruck, stabilisiert den Herzrhythmus und fördert die Selbstheilungskraft des gesamten Organismus.

Der *Spektrolith* hat ähnliche Eigenschaften und Wirkungen auf die Gesundheit wie der Labradorit. Er aktiviert besonders den Thymus, wodurch er direkt das Zell- und das Immunsystem stärkt. Bei der Beseitigung von emotionalen und psychischen Blockaden ist seine Wirkung stärker als die des Labradorits. Er reinigt den Geist.

ren. In solchen Zeiten zeigt uns der Stein wie in einem Farbfilm Bilder unserer Kindheit, als alles viel einfacher war und einer sinnvollen Ordnung unterlag. Er hilft uns, von der Oberfläche der Illusionen in die Tiefe unseres Ichs zu gleiten und dort einen festen Halt zu finden, eine unerschöpfliche Lebensquelle, und unseren unruhigen Geist zu beruhigen. Zugleich ermöglicht er uns, im tiefen Inneren die Blockaden zu entdecken und zu verarbeiten, die uns bereits seit Jahren belasten. Er weckt unser Mitgefühl mit allem Lebenden und lässt uns unter der grauen Oberfläche des Alltags die Kreativität des gesamten Lebens entdecken. Er erweitert unseren Horizont und führt uns Schritt für Schritt zur Verwirklichung unserer Ideen. Die wichtigste und wirksamste Hilfe aber finden wir in seiner Fähigkeit, unsere Aura zu stabilisieren. Diese beschützt uns einerseits vor ungünstigen Umwelteinwirkungen und vermittelt andererseits den anderen Menschen Informationen über uns selbst. In jedem wecken wir durch sie bestimmte Gefühle, die uns unbewusst aufeinander reagieren lassen, woraus dann auch das gegenseitige Verhalten resultiert.

Der *Bytownit*, ein Stein mit durchscheinenden Regenbogenfarben, reinigt und stärkt durch seine sanfte Vibration unsere Aura. Er schützt sie somit auch vor negativen Einflüssen, die ihre Schutz-funktion brechen und uns „anstecken" wollen oder die zumindest unsere Energie zu „stehlen" versuchen.

Spektrolith, Anschliff 50 mm, Madagaskar

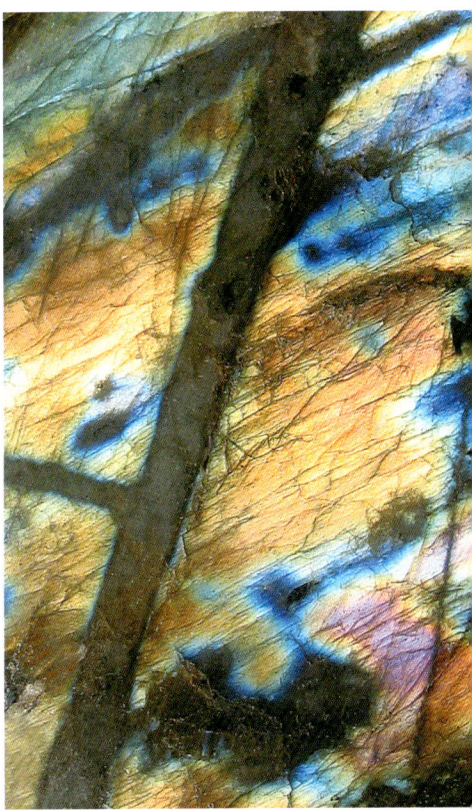

Sugilith

Silikat $(K,Na)(H_2O,Na)_2(Fe+Na,Ti,Fe)_2(Li,Al,Fe)(Si_{12}O_{30})$

H – 6-6,5. **D** – 2,74. **F** – blauviolett, rotviolett, braungelb. Die violette Färbung wird durch Beimengungen von Mn verursacht. **T** – opak, Kristalle durchscheinend. **G** – glasig, seidig. **K** – hexagonal: dunkelviolette derbe Aggregate. **GE** – magmatisch, hydrothermal.

Dieser verhältnismäßig junge Edelstein erregte in den letzten Jahren nicht nur die Aufmerksamkeit der Sammler, er ist auch bei Menschen, die sich mit der Heilung durch Steine befassen, ein gesuchter und geschätzter Stein. Wegen seiner steigenden Beliebtheit und auch aufgrund der Tatsache, dass der Fundort Hotazel in der Republik Südafrika, wo dieser Stein seit 1980 in größeren Mengen gefördert wird, bereits ausgeschöpft ist, steigt sein Preis von Jahr zu Jahr.
Name: Nach dem japanischen Geologen K. Sugi, der ihn beschrieben hat.

Sugilith, 55 mm, Namibia

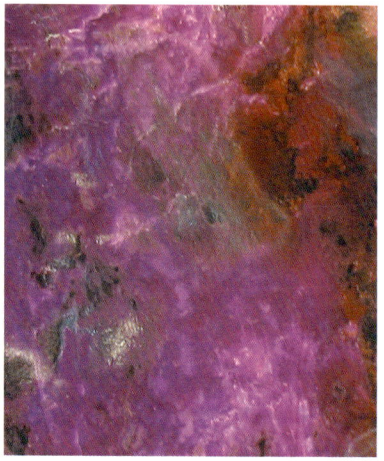

Sugilith, Anschliff 50 mm, Namibia

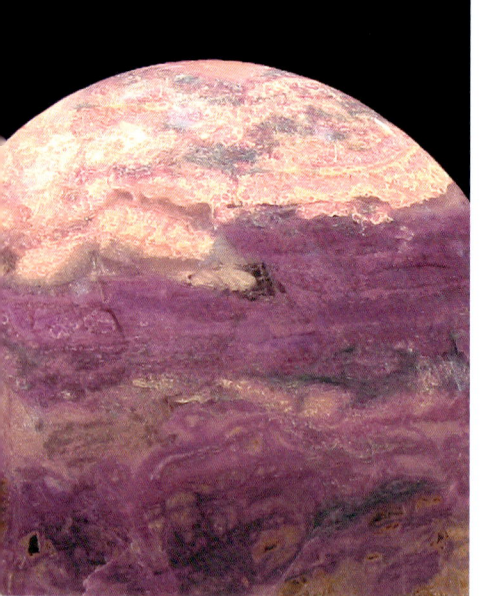

Fundorte: Die Insel Iwagi in Japan, Indien, Republik Südafrika. **Astrologie:** Sternzeichen Fische, Jungfrau und Schütze. **Chakra:** Scheitel, Stirn, aber auch die anderen Chakren nach Bedarf. **Reinigung:** Der Sugilith wird sorgfältig mit lauwarmem Wasser gereinigt, besonders nach Anwendung bei schweren Erkrankungen oder bei schweren Abhängigkeiten. Er könnte sonst die absorbierte negative Energie wieder an uns zurückgeben. Geladen wird der Sugilith tagsüber an der Sonne und anschließend bis zur weiteren Anwendung auf einer Bergkristalldruse oder Amethystgeode aufbewahrt.

Sugilith ist vor allem ein Stein der dauerhaften Meditation. Er führt uns zur Demut, zur Moral und zur Selbstkon-

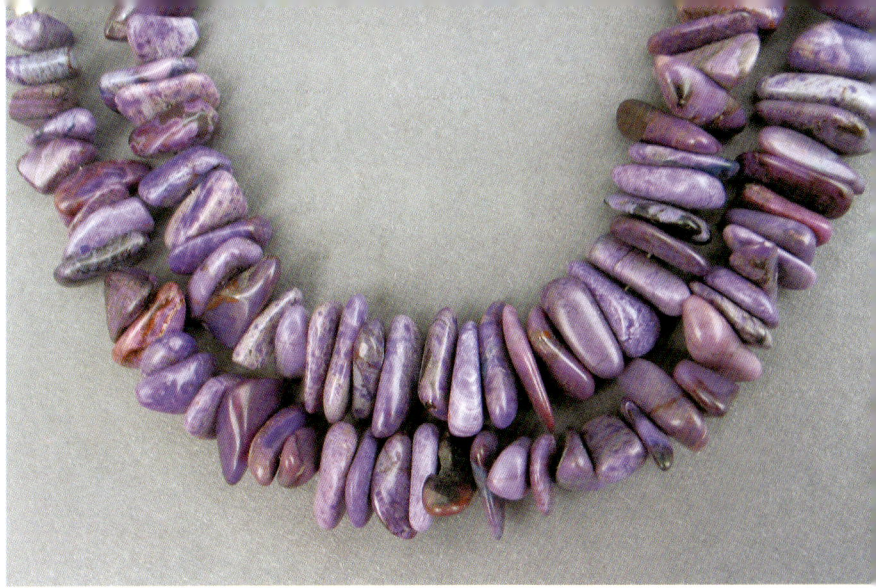

Sugilith, Halskette, Namibia

trolle. Er lehrt uns, uns zu konzentrieren und beruhigt unseren unruhigen, zerstreuten Geist. Er lässt uns Schritt für Schritt die unendlichen Weiten der Seele und das wahre Ich erleben und entdecken. Er hilft uns, den Sinn des Lebens zu finden. Für verwundbare Menschen gilt er als Beschützer und den gefühlskalten Menschen öffnet er das Herz. Er vermittelt Licht und Optimismus. Durch ihn wird der Wille gestärkt, auch in unangenehmen Situationen nicht aufzugeben. Er hilft uns, die Konflikte der Seele und der Gefühle leichter zu verarbeiten und lindert unseren Kummer. Er harmonisiert die Nerven und die Gehirntätigkeit. Mit seiner Hilfe können auch schwere Geisteskrankheiten und Krisen geheilt und gelindert werden, wie zum Beispiel unkontrolliertes Handeln, Wahnvorstellungen, Klaustrophobie, Angst vor Dunkelheit und Höhenangst, übertriebene Ansteckungsangst, starkes Lampenfieber, und er unterdrückt epileptische Anfälle. Schließlich dient er als Stütze für diejenigen, die den Drogen und dem Alkohol verfallen sind. Er stärkt ihren Willen und ihre Entschlossenheit, von der Abhängigkeit loszukommen und ein neues Leben zu beginnen.

Heilwirkungen: Der Sugilith ist ein Stein des Immunsystems. Deshalb wird in verschiedenen Quellen seine positive Wirkung bei der Behandlung von AIDS im Anfangsstadium erwähnt. Er stärkt die Nervenzentren im Gehirn, im Rückenmark und im vegetativen System und hilft bei der Behandlung aller schweren und lebensbedrohlichen Krankheiten wie zum Beispiel bei Schlaganfällen, Herzattacken oder Krebs. Er stärkt die Abwehrkräfte des Körpers, den Kreislauf und fördert die Zellregeneration. Er schärft die Sinne und harmonisiert die Arbeit der Drüsen. In allen Fällen wird der Stein auf das entsprechende Chakra oder auf die betroffene Stelle aufgelegt. Es können auch einige Schlucke des Sugilithwassers auf nüchternen Magen eingenommen werden, wobei eine intensive Konzentration auf das kranke Organ notwendig ist.

Rhodonit

Silikat $CaMn_4(Si_5O_{15})$

H – 5,5-6,5. **D** – 3,57-3,68. **F** – rosa, fleischrot, himbeerrot, rotbraun, meist mit Dendriten schwarzer Mn-Oxide. Die Färbung wird durch Beimengungen von Mn, Al und Fe verursacht. Die rosa bis rote Farbe ist unbeständig und wird mit der Zeit dunkler. **T** – selten durchsichtig, meist opak. **G** – glasig bis perlmuttartig. **K** – triklin: selten grobtafelig mit abgerundeten Kanten. **GE** – metamorph, hydrothermal.

Der Rhodonit galt in der Antike als Beschützerstein der Wanderer, während er im Mittelalter wegen seiner Farbe für einen Stein des Glücks, der Freude und der Liebe gehalten wurde. Im alten Russland wurden ihm magische Kräfte zugeschrieben. Er wurde zu Schmuckstücken, aber auch zu Kirchengegenständen, Urnen und Sarkophagen verarbeitet. Gemäß der Überlieferung kann er gemeinsam mit dem Rhodochrosit Depressionen und Neurosen lin-

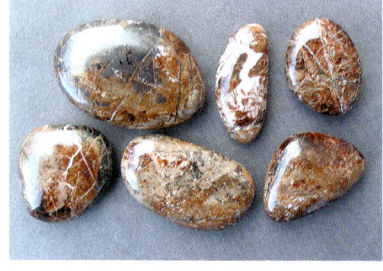

Rhodonit, 25 mm, Australien

Rhodonit, Anschliff 90 mm, Ural, Russland

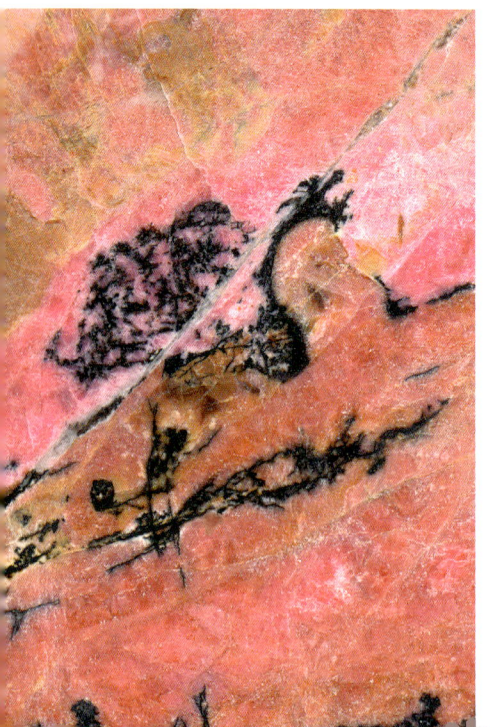

dern. Den neuesten Erfahrungen nach heilt er Wunden unseres Gefühlslebens, wenn er auf dem Herzen getragen wird. Trotz seines erdigen Aussehens beeinflusst er vor allem unsere Seele, bringt Frieden und Ruhe in die verworrenen Sinne und in die unruhige Art unseres Denkens.

Name: Nach dem griechischen Wort *rhodos* – rosa. **Fundorte:** USA, Kanada, Brasilien, Mexiko, Peru, Australien, Japan, Indonesien, Indien, Tansania, Madagaskar, Republik Südafrika, Spanien, Russland. **Astrologie:** Sternzeichen Widder. **Chakra:** Herz, Grund-Chakra, Hals. **Reinigung:** Nach der Anwendung bei schweren Erkrankungen, wie zum Beispiel bei Multipler Sklerose oder Schilddrüsenerkrankungen, sollte er besonders sorgfältig mit lauwarmem Wasser gereinigt werden. Der Stein wird nur unter Einwirkung von indirektem Sonnenlicht geladen. Wegen seiner Lichtempfindlichkeit wird er danach auf einem Bergkristall im Dunkeln oder Halbdunkeln aufbewahrt.

Die Grundbotschaft des Rhodonits ist es, alle Gegensätze zu vereinen. Durch ihn lernen wir tolerant und geduldig zu sein, wir lernen auch aufmerksam zuzuhören. Er hilft uns, Konflikte konstruktiv so zu lösen, dass sie eine positive Basis für das weitere Zusammenleben bilden können. Er lehrt uns zu verzeihen, kühlen Kopf zu bewahren und uns nicht zu zornigen oder unüberlegten Handlungen herausfordern zu lassen. Rhodonit hilft, sich Veränderungen und damit zusammenhängenden neuen Beziehungen und Situationen schnell anzupassen. Mit seiner Hilfe können wir in uns Möglichkeiten entdecken, die für uns im praktischen Leben wichtig sind. Seine ruhige Vibration wirkt lenkend und ausgleichend auf unser Herz und unseren Geist. Daher kann er auch zur Unterstützung beim Studium und bei wichtigen Prüfungen eingesetzt werden, wobei er uns gleichzeitig von Lampenfieber und Nervosität befreit. Die intensivste Wirkung auf diesem Gebiet haben Steine mit starken Farbkontrasten, dunkelrot und schwarz, die unser Selbstvertrauen stärken. Im Rhodonit sind noch häufiger die Farben Rosa und Schwarz zu finden – Rosa im Zeichen der sanften selbstlosen Liebe, während Schwarz Bodenständigkeit und das Materielle zum Ausdruck bringen soll. Und in unserem täglichen Leben ist es wichtig, diese beiden Gegensätze in Gleichgewicht und Harmonie zu halten.

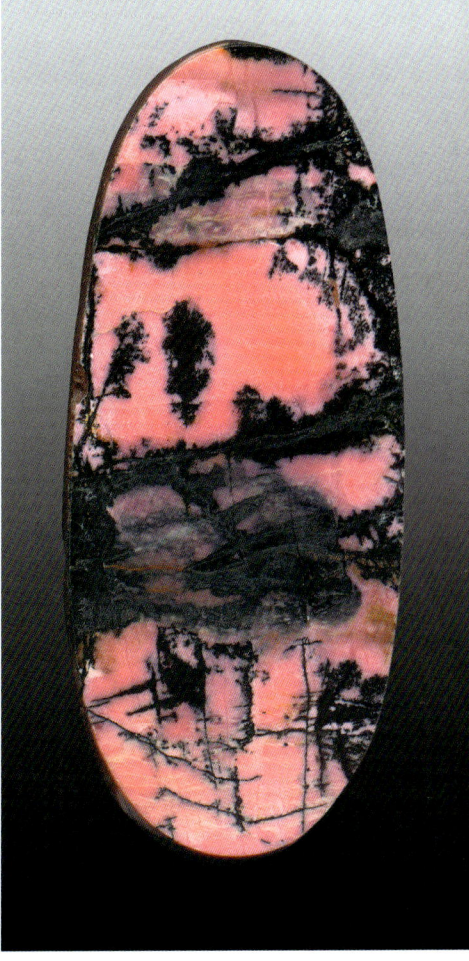

Rhodonit, Anschliff 120 mm, Ural, Russland

Heilwirkungen: Der Rhodonit kräftigt die Herztätigkeit und unseren Blutkreislauf. Wegen des hohen Mangan-Anteils beeinflusst er auch positiv die Schilddrüsenfunktion. Wird er auf das Hals-Chakra gelegt, kann er unseren Metabolismus im Gewebe positiv beeinflussen. Im Bereich des Stirn-Chakras fördert er das Zentralnervensystem und im Bereich des Grund-Chakras auch die Zeugungsfähigkeit beider Geschlechter. Er lindert Schmerzen aller Art und heilt Operationswunden und Verletzungen nach Unfällen. Bei kleineren Verletzungen wird der Stein direkt auf die betroffene Stelle gelegt, bei inneren Verletzungen wird das Rhodonitwasser getrunken. Er soll auch bei Multipler Sklerose helfen.

Rhodochrosit

Carbonat $MnCO_3$

H – 3,5-4. **D** – 3,4-3,7. **F** – rosa bis himbeerrot, gelblich bis braun. Die Färbung wird durch Beimengungen von Ca und Fe verursacht. Die Tropfsteinformen weisen konzentrische rosa und weiße Streifen auf. **T** – durchscheinend bis opak. **G** – glasig, perlmuttartig. **K** – trigonal: rhomboedrische, skalenoedrische, prismatische und tafelige Kristalle. Häufiger körnig bis derb oder auch tropfsteinartig. **GE** – hydrothermal, metamorph, Sedimente.

Die schönsten Rhodochrosite stammen aus Argentinien. Sie wurden von den Ureinwohnern bereits im 13. Jahrhundert zu Kunstgegenständen verarbeitet und als „Inkarosen" bezeichnet. Diese tropfsteinartige Form wird bis heute gewonnen und zu Schmuckstücken verarbeitet. Wegen seiner feinen rosa bis himbeerroten Farbtöne mit weißen bis hellrosa Streifen, die als Symbol der Liebe betrachtet werden, erfreut der Rhodochrosit sich immer größerer Beliebtheit.

Name: Nach den griechischen Wörtern *rhodon* und *chroma* – Rose und Farbe.
Fundorte: Argentinien, USA, Mexiko, Peru, Indien, Afghanistan, Australien, Republik Südafrika, Namibia, Russland, Rumänien, Spanien, Frankreich, Deutschland, Jugoslawien, Bulgarien.
Astrologie: Sternzeichen Widder und

Rhodochrosit, Anschliff 110 mm, Catamarca, Argentinien

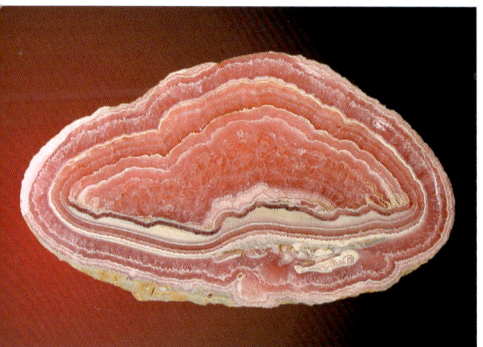

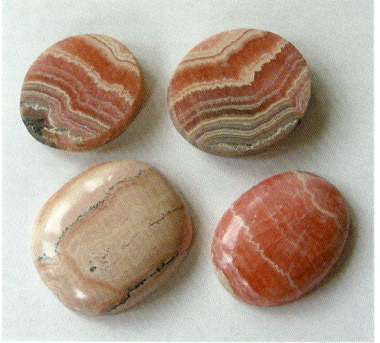

Rhodochrosit, der größte Cabochon 30 mm, Argentinien

Krebs. **Chakra:** Herz und praktisch alle Chakren, wo seine Heilwirkung notwendig ist. **Reinigung:** Gereinigt wird er unter fließendem kaltem Wasser und wird nur kurz unter Einwirkung von indirektem Sonnenlicht geladen. Rhodochrosit ist sehr wärmeempfindlich, weshalb er unter Sonneneinwirkung seine Farbe verlieren kann oder sich grau verfärbt.

Rhodochrosit weist verschiedene rosa bis himbeerrote Farbtöne auf, die sich ähnlich wie Jahresringe im Baumstamm schichtartig abwechseln. Durch seine wellenartige Energie werden wir wie in einem Strudel in das göttliche Zentrum unseres Ichs gezogen, wo nur die selbstlose, allumfassende Liebe zu Hause ist. Er aktiviert unser seelisches Bedürfnis zu helfen, zu trösten und zu lieben. Durch den Rhodochrosit können die fei-

Heilwirkungen: Wenn wir den Rhodochrosit auf das Herz-Chakra auflegen, fördert er die regelmäßige Tätigkeit des Herzens und der Lunge, den Kreislauf und den Blutdruck. Auf dem Nabel-Chakra stärkt er die Bauchspeicheldrüse, die Milz, den Verdauungstrakt und die Leber. Auf dem Sakral-Chakra wird die Funktion der Nieren gefördert und auf dem Grund-Chakra die Funktion der Geschlechtsdrüsen. Er erhält die Elastizität der Venen und hilft bei Migräne. Im letzteren Falle werden die Stellen, wo der Schmerz am stärksten ist, mit einem Rhodochrosit-Trommelstein massiert oder er wird dem liegenden Patienten auf den Nacken aufgelegt. Bei Diabetes und bei der Behandlung von Krebsgeschwüren im Magen hilft das Rhodochrositwasser, das regelmäßig täglich am Morgen auf nüchternen Magen eingenommen wird. Bei gesunden Menschen wirkt es als vorbeugendes Mittel. Es reinigt den ganzen Organismus und befreit ihn zugleich von Unreinheiten, wodurch es den Verlauf unseres ganzen Tags beeinflusst. Äußerlich angewandt stärkt es die Sehkraft, reinigt den Teint und beseitigt Entzündungen wie zum Beispiel Furunkel oder Akne.

nen Bioenergievibrationen besonders gut geleitet werden. Diese Bioenergie hat eine wohltuende Wirkung auf die Vereinigung der psychischen, physischen und der Gefühlsaspekte unseres Körpers in einen einzigen harmonisierenden Energiefluss. Die sanften Schwingungen wecken in unserem Herzen sanfte und zärtliche Gefühle der allumfassenden Liebe und Aufmerksamkeit gegenüber den Bedürfnissen unserer Mitmenschen. Der Rhodochrosit schärft unsere Sinne und weckt in uns

ein immer währendes Bedürfnis, das Leben in seiner vollkommenen Schönheit zu genießen. Er fördert die Kreativität und die Intuition und mildert den Druck, den wir im Bereich des Solarplexus und des Herzens verspüren, wenn das Unterbewusstsein uns sagt, dass etwas Unangenehmes und Unabwendbares auf uns zukommen wird. Er besänftigt unsere innere Unruhe, Depressionen, Hemmungen, Minderwertigkeitsgefühle, seelische Verwirrung und grundlose Angst. Die Kristallform des Rhodochrosits fördert aktiv das schöpferische Denken und die Intuition.

Rhodochrosit, 80 mm, Cavnic, Rumänien

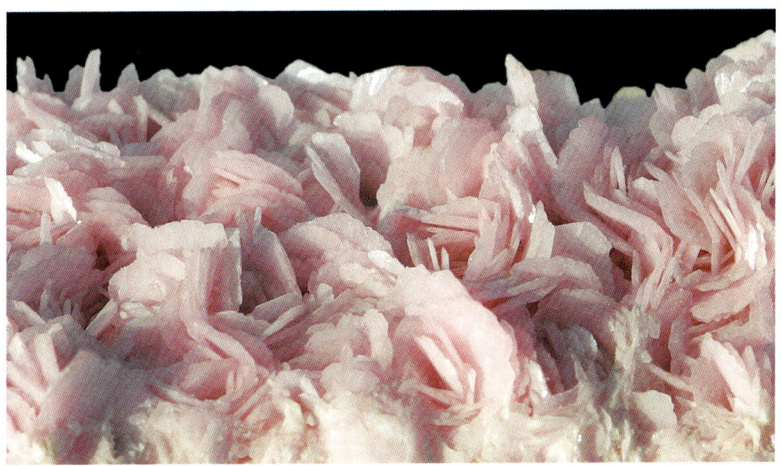

Tscharoit

Silikat K(Ca,Na$_2$)$_2$(OH,F)(Si$_4$O$_{10}$) · 7H$_2$O

H – 5-6. **D** – 2,54-2,68. **F** – violett, mit Einschlüssen von anderen Mineralien. Die Färbung wird durch Beimengungen von Ba und Sr verursacht. **BM** – selten Katzenaugeneffekt. **T** – opak, durchscheinend. **G** – glasig, seidig. **K** – monoklin: fast monomineralisches Gestein aus 90 % länglich gefaserten Tscharoit-Aggregaten und 10 % grünen Ägirinnadeln, gelbem Tinaksit, grünweißem Nephelin und einzelnen Körnern metallischer Mineralien. **GE** – magmatisch (alkalisches Gestein).

Der Tscharoit wurde ebenso wie der Sugilith erst vor kurzem entdeckt. Die beiden Mineralien sehen sich auch sehr ähnlich und haben ähnliche Heilwirkungen. Die violetten Töne des Tscharoits sind aber heller und eher bläulich. Sein seidenartiger Glanz kommt vor allem nach dem Schliff zur Geltung. Durch Beimengungen von anderen Mineralien weist er eine lebhaft bunte Struktur auf. Es wurden bei ihm ebenso wie beim Sugilith Eigenschaften entdeckt, die für die alterna-

Tscharoit, Anschliff 120 mm, Sirenjevij Kamen, Russland

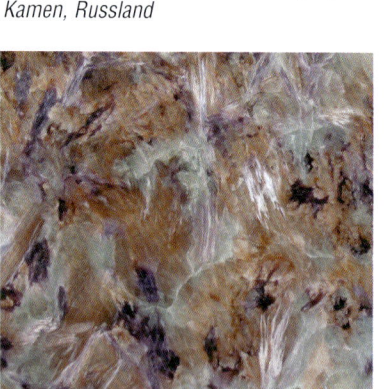

tive Steintherapie unentbehrlich sind. **Name:** Nach dem Fluss Tschara, in dessen Nähe das Mineral entdeckt wurde. **Fundorte:** Sirenjevij Kamen im Raum von Jakutsk, Sibirien, Russland. **Astrologie:** Sternzeichen Jungfrau und Wassermann. **Chakra:** Scheitel, Herz und alle weiteren Chakren, wo sein Einfluss notwendig ist. **Reinigung:** Der Tscharoit wird ähnlich wie der Sugilith so lange und sorgfältig gereinigt, bis wir spüren können, dass er vollkommen frei von negativer Energie ist. Nach der Reinigung wird er auf einer Bergkristalldruse der Morgensonne ausgesetzt.

Der Tscharoit fördert ebenso wie der Sugilith das Immunsystem sowie das zentrale und das vegetative Nervensystem. Allerdings bringt er in den psychischen Zustand eine frische Brise von Freude und Sinneslust. Wird er auf das Herz aufgelegt, taut er das kühle Gefühlsleben auf und öffnet uns der selbstlosen Liebe. Wenn wir ihn während unserer Meditation auf das Stirn-Chakra auflegen, wird er zu einem Stein der Intuition. Auf das Scheitel-Chakra aufgelegt bewirkt er das Streben nach der Erkenntnis des wahren Ichs.

Heilwirkungen: Der Tscharoit stärkt das Gedächtnis. Er fördert die Herztätigkeit und den Stoffwechsel, reguliert auch Störungen im Verdauungstrakt. Genauso wie der Sugilith kann er bei der Vorbeugung und Behandlung von bösartigen Tumoren unterstützend wirken. Er lindert Krämpfe und Schmerzen. Aufgelegt auf das Grund-Chakra hilft er bei Prostatabeschwerden. Durch das regelmäßige Trinken von Tscharoitwasser am Morgen schützen wir uns den ganzen Tag vor Infektionen.

Dumortierit

Silikat $Al_7(BO_3)(SiO_4)_3O_3$

H – 7. **D** – 3,26-3,41. **F** – grau bis schwarzblau, violettblau, grün, braun. Die blauen und grünen Farbtöne werden durch Beimengungen von Fe verursacht, die braunen und grauen durch Mn. **BM** – ist in keiner Säure löslich. **T** – durchscheinend bis opak. **G** – matt, glasig. **K** – rhombisch: selten prismatische, meist derbe oder faserige Aggregate. **GE** – Magmatite, Pegmatite, metamorph.

Dumortierit wurde erst Ende des 19. Jahrhunderts entdeckt und bestimmt. Er tritt meist zusammen mit Quarz auf, mit dem er auch den Einfluss auf die Gesundheit gemeinsam hat.

Name: Nach dem französischen Paläontologen M. E. Dumortier. **Fundorte:** Namibia, Mosambik, Madagaskar, Brasilien, Kanada, USA. **Astrologie:** Sternzeichen Schütze. **Chakra:** Stirn, Solarplexus und Nabel. **Reinigung:** Gereinigt

Dumortierit, Donut 40 mm, Namibia

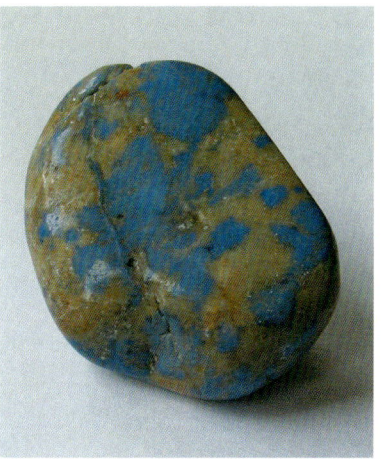

Dumortierit, 50 mm, Namibia

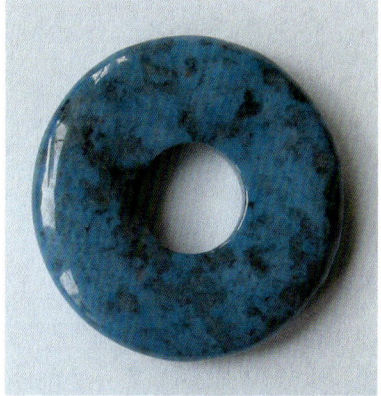

wird der Stein gemeinsam mit einem Bergkristall unter einem Strahl lauwarmen Wassers oder über Nacht in einer Schüssel mit Wasser. Er kann beliebig lange unter Einwirkung von direkten Sonnenstrahlen geladen werden.

Er unterstützt die positive Lebenseinstellung und das Streben nach einem harmonischen Einklang mit der Natur.

Heilwirkungen: Der Dumortierit unterstützt die Behandlung von Geisteskrankheiten und Nervenerkrankungen. Er lindert heftige Kopfschmerzen, senkt hohes Fieber. Er hemmt das häufige Auftreten von epileptischen Anfällen und schärft die Sinne. Er hilft beim Entwässern, löst Krämpfe und lindert Koliken, besonders Darmkoliken, die meist von heftigem Durchfall begleitet sind. Wenn wir uns nach dem alltäglichen Stress müde und ermattet fühlen sowie bei allgemeiner Erschöpfung ist es ratsam, vor dem Einschlafen den Nacken und die Schläfen mit Dumortieritwasser zu massieren.

131

Pyrit

Sulfid FeS$_2$

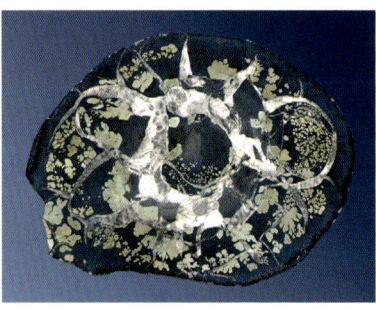

H – 6-6,5. **D** – 5,0-5,03. **F** – goldgelb, oft bunte Anlauffarben. **BM** – diskusartige Pyritformen, die so genannten Pyritsonnen von der Fundstelle Sparta in den USA. **T** – opak. **G** – metallisch. **K** – kubisch: kubische, oktaedrische, pentagondodekaedrische Kristalle, meist Aggregate und Imprägnationen. **GE** – magmatisch, metamorph, hydrothermal, sedimentär.

Pyrit diente bereits im alten Ägypten zur Schmuckherstellung. Im Mittelalter wurde er als Talisman getragen. In den Inkagräbern fand man Pyrittafeln, die offenbar als Spiegel verwendet wurden.
Name: Nach dem griechischen Wort *pyrites* – Feuerstein, da er beim Schlagen Funken sprüht. **Fundorte:** USA, Kanada, Bolivien, Peru, Mexiko, Uganda, Australien, Russland, Kasachstan, Tschechische Republik, Deutschland, Spanien, Österreich. **Astrologie:** Sternzeichen Steinbock. **Chakra:** Hals und Solarplexus, Schmerzstellen und Blockadenbereiche. **Reinigung:** Der Stein ist empfindlich gegen Kosmetika und Schweiß. Ein ständiger Hautkontakt ist deshalb nicht empfehlenswert. Lange Reinigung im Wasser ist ebenso problematisch wie starke Temperaturschwankungen. Daher wird er nur durch unsere Vorstellungskraft gereinigt und mit Hilfe eines Bergkristalls unter Einwirkung von indirektem Sonnenlicht geladen.

Pyritisierte Septarie, 110 mm, Großbritannien

Die vollkommene Struktur des Pyrits, durchfurcht von scharfen Rillen, stellt eine stabile und feste Form dar, die sich uns darstellt, als stamme sie von einer anderen Welt. Die in der Form kühle und in ihrem goldenen Funkeln feurige Schönheit dieses Steins symbolisiert Weisheit und Intelligenz. Sie regt uns zur Suche nach unserem Ich an, hilft uns, unseren unkonzentrierten Geist zu beruhigen, um zu der erstrebten Erkenntnis zu gelangen. Er fördert unsere immer während Aufmerksamkeit uns selbst gegenüber, durch ihn spiegeln sich in unserem Bewusstsein die guten wie auch die Schattenseiten unseres

Heilwirkungen: Pyrit beeinflusst positiv die Sauerstoffsättigung des Bluts, er belebt den Kreislauf und befreit die Atemwege. Er lindert Nervenschmerzen, fördert die Verdauung und die Durchblutung des Teints. Er hilft bei der Behandlung von Atemwegs- und Lungenentzündungen sowie Bronchitis. Er aktiviert die Tätigkeit von Leber und Milz, lindert Krämpfe und Schmerzen bei der Regel. Wird er auf das Stirn-Chakra aufgelegt, hilft er gegen Lampenfieber und Depressionen. Im Bereich des Hals-Chakras beruhigt er bei Nervosität, lässt den Atem wieder ruhig fließen und behebt dadurch auch Sprachprobleme. Durch die Massage mit einem Pyritstein stärkt man die Rückenmuskeln und die Wirbelsäule.

Charakters. Pyrit hält uns an, nicht darauf zu achten, wie andere über uns denken. Wenn wir diese Wahrheit begreifen, hören wir auf, uns darüber Gedanken zu machen, dass wir unverstanden sind, und wir können künftig unsere ganze innere Ruhe und Energie auf unser geistiges Streben konzentrieren. Unter dem Einfluss des Pyrits lernen wir, das Böse mit Gutem und Hass mit Liebe zu vergelten, denn wenn wir auf das Böse erneut mit Bösem reagieren, werden wir aus dem irreführenden Kreis der Ursachen nie herausfinden. Im Halszentrum hilft uns der Pyrit, unsere eigenen inneren Probleme zu lösen. Er zeigt uns die karmischen Mängel unseres Körpers, Krankheitsursachen oder Neigungen zu bestimmten Krankheiten. Den Ausbruch solcher Krankheiten können wir dann durch richtige Ernährung oder Änderung des Lebensstils rechtzeitig verhindern. Der goldene Schimmer des Steins

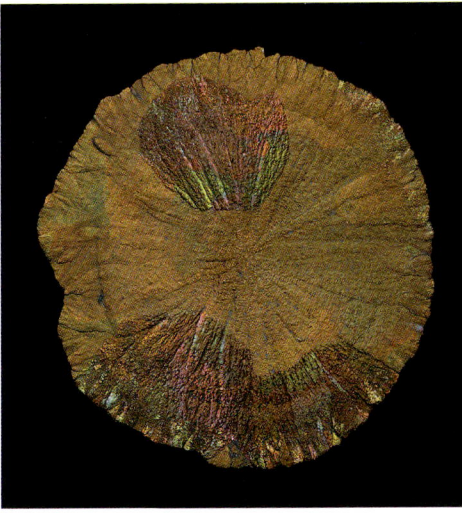

„Pyritsonne", 60 mm, Sparta, Illinois, USA

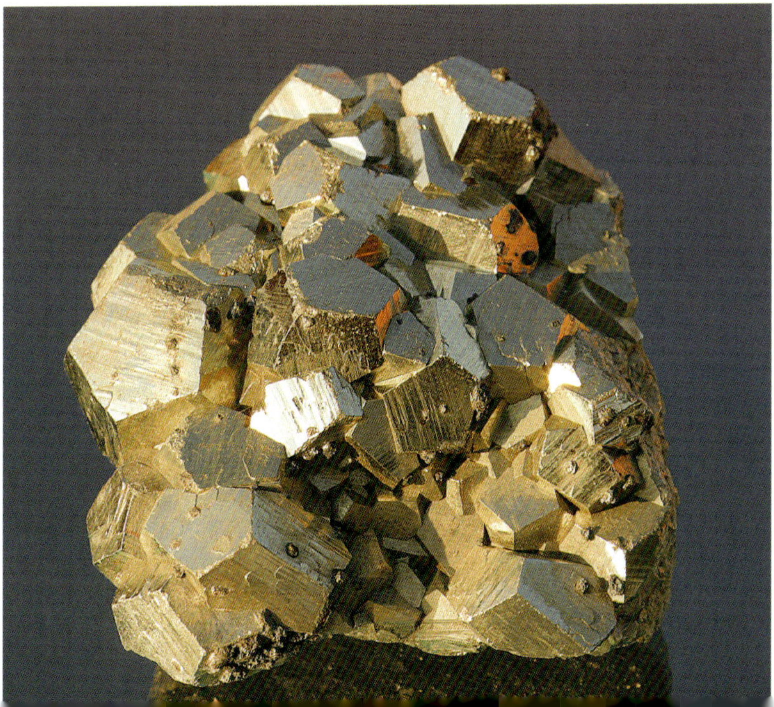

beseitigt Blockaden der geistigen, der physischen Ebene sowie der Gefühlsebene.

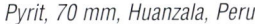

Pyrit, 70 mm, Huanzala, Peru

Hämatit

Oxid Fe$_2$O$_3$

H – 5-6,5. **D** – 4,95-5,26. **F** – braun bis rot, grau bis schwarz. **BM** – selten Anlauffarben. **T** – opak. **G** – metallisch bis matt. **K** – trigonal: tafelige, rhomboedrische, prismatische, pyramidenartige Kristalle, oft faserige Aggregate mit nierenartiger Oberfläche. **GE** – magmatisch, metamorph, sedimentär, hydrothermal.

Der Hämatit war schon den Babyloniern bekannt. Sie verehrten ihn als Talisman des Glücks und des Erfolgs. Im alten Ägypten wurde den Toten ein Hämatit-Rohstück unter den Kopf gelegt,

Hämatit, Trommelsteine 15 mm, Brasilien

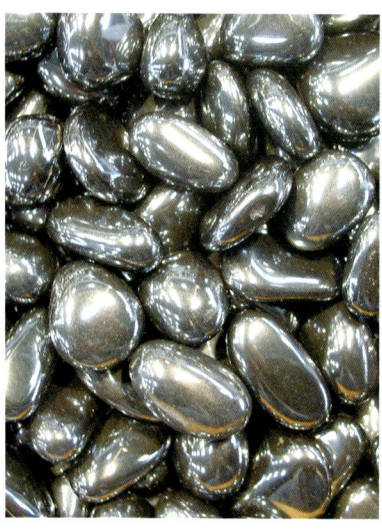

um ihnen den Eintritt ins Jenseits zu erleichtern. Im Orient warnte er seinen Besitzer vor Gefahren und schützte die Jungfrauen vor Behexung und dem bösen Blick. Erst im Mittelalter wurde er als erschwingliches und preisgünstiges Material in Broschen, Siegelringe und Armbänder eingesetzt. Er ist leicht zu bearbeiten und wird deshalb noch heute im Juwelierhandwerk verwendet.

Name: Nach dem griechischen *haema* – Blut. **Fundorte:** USA, Brasilien, Venezuela, Kanada, Chile, Australien, Russland, Ukraine, Kasachstan, Spanien, Deutschland, Tschechische Republik, Schweiz. **Astrologie:** Sternzeichen Skorpion und Widder. **Chakra:** Grund-Chakra. **Reinigung:** Der Hämatit wird nur kurz unter fließendem Wasser gereinigt. Er wird unter direkter Einwirkung von Sonnenstrahlen beliebig lange geladen.

Der Hämatit ist der Grundstein der irdischen Energie. Seine ruhige, aber geballte und intensive Vibration vermittelt uns Kraft und Vitalität. Er hilft, in kritischen

Heilwirkungen: Der Hämatit fördert die Bildung der roten Blutkörperchen, von denen die Zellen dann ausreichend mit Sauerstoff versorgt werden. Er aktiviert den Kreislauf und das Herz, stärkt die Lunge, die Leber und die Milz. Der Hämatit kann entweder auf den Körper aufgelegt oder als Wasser immer auf nüchternen Magen eingenommen werden. Auf diesem Wege regeneriert er auch die verminderte Nierenfunktion. Er hilft bei unregelmäßiger und schmerzhafter Menstruation. Des Weiteren wird er als blutstillendes Mittel empfohlen sowie bei Blutergüssen und Blutgerinnseln. Nicht anzuwenden ist er bei Entzündungen! Nach traditioneller Vorstellung wirkt er gemeinsam mit dem Rosenquarz gegen Schlaflosigkeit. In manchen Quellen wird empfohlen, den Hämatit ähnlich wie den Bergkristall als Hilfsmittel bei der Reinigung von Mineralien einzusetzen, die keine längere Wassereinwirkung vertragen.

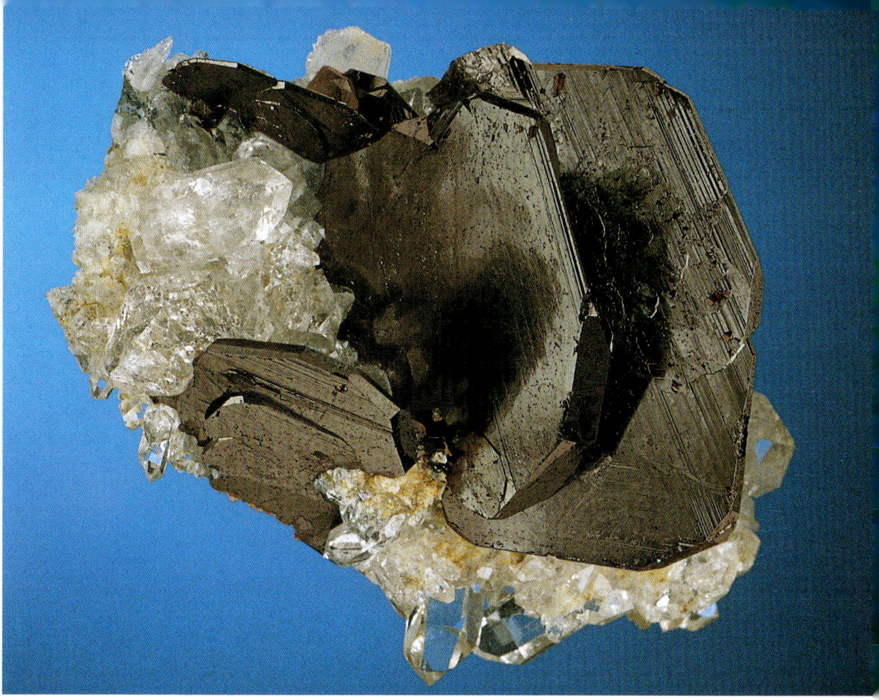

*Hämatit mit Rutil auf Quarz, 75 mm,
Conradi, Schweiz*

Momenten, bei Schwäche, Erschöpfung
oder Krankheit, verborgene Reserven zu
mobilisieren, neue Leben spendende
Energie zu schöpfen, den Organismus
zu stärken und sich erneut dem Leben
zuzuwenden. Auch in Zeiten der seelischen Überlastung unterstützt er uns bei
der Überwindung von Unsicherheit und
Hoffnungslosigkeit. Hämatit wendet unsere Aufmerksamkeit den elementaren
Bedürfnissen zu, die den Organismus im
Rhythmus und im Gleichgewicht und
das Leben in seiner vollen Qualität erhalten. Er aktiviert unseren Willen, Mut
und Entschlossenheit zu neuen Taten. Er
beseitigt psychische Schwankungen und
Störungen, die Einfluss auf die Gesundheit und den Zustand unseres gesamten
Organismus haben. Bei der Meditation
bildet er um uns herum ein Schutzfeld,
das uns vor negativen geistigen Einflüssen bewahrt, die uns auf den falschen

Weg locken könnten. Er vermittelt uns
innere Ruhe und ein Gefühl der Wärme,
Sicherheit und des Geborgenseins bei
Mutter Erde.

Hämatitringe, Indien

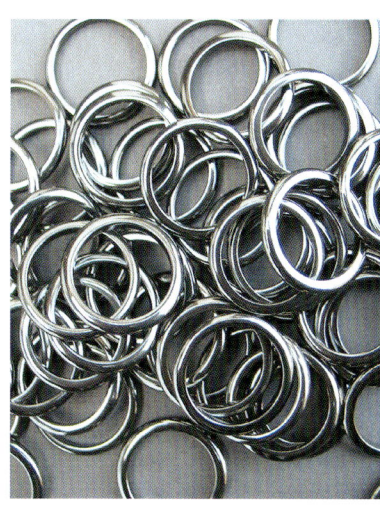

Magnetit

Oxid Fe$_3$O$_4$

H – 5,5-6,5. **D** – 5,2. **F** – schwarz. **BM** – Magnetismus, wodurch er auch leicht von dem ähnlich aussehenden Hämatit unterschieden werden kann. **T** – opak. **G** – metallisch, matt. **K** – kubisch: oktaedrische und dodekaedrische Kristalle, meist derb und körnig. **GE** – Magmatite, Erzadern, metasomatische Erzlager.

Magnetit ist der so genannte Stein des Herkules – ein Stein der irdischen Energie und des Feuers, entstanden im Inneren der Erde, um uns von Leiden und Not zu befreien.

Name: Nach der Stadt Magnesia (in der heutigen Türkei), im Altertum bekannt für natürliche Vorkommen von Steinen mit magnetischen Eigenschaften. **Fundorte:** Grönland, Schweden, Kanada, USA, Russland, Ukraine, Österreich, Tschechische Republik, Schweiz, Italien. **Astrologie:** Sternzei-

Magnetit, xx 6 mm, Jeseník,
Tschechische Republik

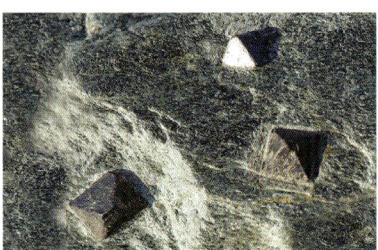

chen Widder und Skorpion. **Chakra:** Besonders Stirn und Neben-Chakren. **Reinigung:** Er wird nur kurz unter fließendem Wasser gespült, sofort getrocknet und geladen. Am besten laden wir ihn auf einer Bergkristalldruse unter Einwirkung von direkten Sonnenstrahlen für die Dauer von ein bis zwei Stunden.

Magnetit ist ein Stein des klaren Verstands und des reinen Gewissens. Wird er während der Meditation auf das Stirn-Chakra aufgelegt, stärkt er die Konzentration. Er unterstützt unseren Glauben an reine Ideale, die Fähigkeit, das Wesentliche vom Unwesentlichen zu unterscheiden und auch danach zu fühlen, zu denken und zu handeln. Er wirkt beruhigend bei Nervosität und Aufregung. Durch seine Polarität, Yin und Yang, befreit er uns von Blockaden, lehrt uns frei zu leben, in Harmonie mit der Natur und ihren immer währenden Gesetzen. Er ist ein guter Schutzstein.

Heilwirkungen: Dieser magnetische Stein gilt als wirksam bei Rheuma, Gelenkerkrankungen, Gicht, neuralgischen Schmerzen und Kopfschmerzen, Übelkeit, Lendenwirbelverstauchung, Muskelverspannung, Krämpfen, Rückenbeschwerden, niedrigem Blutdruck, schlechter Durchblutung der Arme und Beine, Lungenentzündung, Lebererkrankungen und damit verbundener Blutreinigung, Störungen der Gallenfunktion, Anämie, Blasenschwäche, Diabetes, Darmbeschwerden, Impotenz, Seh- schwäche, übermäßiger Schweißbildung und Knochenbrüchen. Magnetit in Kristallform aktiviert besonders die Drüsenfunktion sowie das energetische Potenzial und sein ausgeglichenes Strömen im Körper. Durch Zellregeneration beugt er dem vorzeitigen Altern vor. Nicht zuletzt unterstützt er die Behandlung von Tumorerkrankungen im Anfangsstadium. In all diesen Fällen wird die Einnahme von Magnetitwasser oder eine Massage mit einem Magnetit-Trommelstein empfohlen.

Bronzit

Silikat (Mg,Fe)$_2$(Si$_2$O$_6$)

H – 5-6. **D** – 3,1-3,5. **F** – bronzefarben mit silbernem Schimmer, grünlich, Färbung durch Fe. **BM** – Aventurisieren. **T** – opak. **G** – seidig metallisch. **K** – rhombisch: selten kleine, prismatische Kristalle, meist derbe oder faserige Aggregate. **GE** – in basischen Gesteinen.

Nach der Überlieferung soll er einen positiven Einfluss bei der Behandlung von schweren Geisteskrankheiten haben. Bei den alten Griechen und Römern wurde er als Amulett getragen. Sie nahmen auch den zerstoßenen Stein als Pulver ein, um das verlorene geistige Gleichgewicht wiederzufinden.
Name: Nach der Bronzefärbung. **Fundorte:** Indien, China, Australien, Brasilien, Republik Südafrika, Österreich. **Astrologie:** Sternzeichen Löwe. **Chakra:** Vorwiegend Stirn und Nabel. **Reinigung:** Bronzit wird kurz mit lauwarmem Wasser abgespült oder über Nacht in eine Schüssel mit Wasser gelegt. Danach kann der Stein beliebig lange der Einwirkung von direkten Sonnenstrahlen ausgesetzt werden.

Bronzit ist ein besonders wirkungsvoller Schutzstein. Seine ausgeglichene, bodenständige Vibration schützt uns vor negativen geistigen Mächten und Versuchungen. Er wirkt als Schild gegen die ungünstigen Einflüsse unserer Umwelt. Er hilft traumatische Erlebnisse und seelische Wunden aufzulösen, besänftigt die Sinne, hebt die Stimmung und schärft die Konzentration. Er lehrt uns, jede Sekunde des Lebens zu genießen,

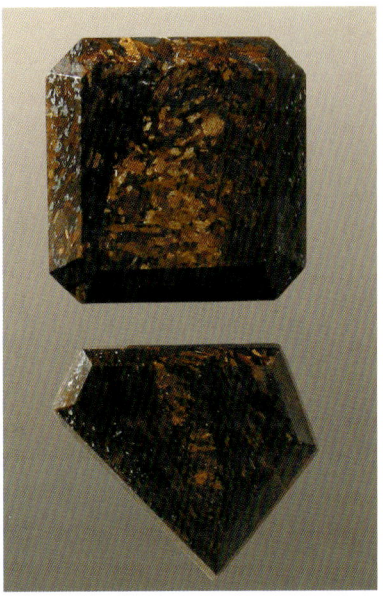

Bronzit, Tafelschliff 20 mm, Brasilien

ohne sich damit zu quälen, was war oder was sein könnte. Bei der Meditation wird er auf das Chakra des Dritten Auges aufgelegt, wo er uns hilft, einen völlig neuen Blick auf den gegenwärtigen Stand der Dinge zu gewinnen.

Heilwirkungen: Entzündungen und Zysten werden entweder mit Bronzitwasser behandelt oder mit Hilfe eines flachen Bronzit-Trommelsteins, der direkt auf die betroffene Stelle aufgelegt wird. In Form einer Essenz belebt er den Teint, verhindert dessen Austrocknen und die Entstehung von Leberflecken. Generell hilft er bei praktisch allen Hauterkrankungen und Allergien. Er löst Muskelverspannungen und Krämpfe und lindert Rückenschmerzen. Auf das Herz-Chakra aufgelegt lindert er Asthmaanfälle. Er stärkt den Atem und die Sauerstoffversorgung im Blut.

Diopsid

H – 5,5-6,5. **D** – 3,22-3,31. **F** – farblos, weiß, grau, gelb, grün, grünschwarz, braun, schwarz, violett, selten blau. Die Färbung wird durch Beimengungen von Cr und Fe verursacht. **BM** – Asterismus, Katzenaugeneffekt. **T** – durchsichtig, durchscheinend. **G** – fettig oder glasig. **K** – monoklin: kurzprismatisch, oft Zwillingsverwachsungen, meist faserige oder körnige Aggregate. **GE** – magmatisch, metamorph, Seifen.

Der Diopsid, ein Stein der Reinigung, schenkt uns Vitalität und Leben spendende Energie. Nach der Überlieferung schützt er seinen Besitzer vor dem bösen Blick, schwarzer Magie und negativen Mächten aus dem Jenseits.

Name: Nach dem griechischem *dis* – zweifach und *opsis* – Ansicht. **Fundorte:** Sri Lanka, Birma, Indien, Pakistan, Iran, USA, Kanada, Brasilien, Kenia, Australien, Russland, Usbekistan, Italien, Österreich, Tansania, Madagaskar. **Astrologie:** Sternzeichen Steinbock und Skorpion. **Chakra:** Grün – vorwiegend Herz; schwarz – überall wo Blockaden beseitigt werden sollen. **Reinigung:** Den Diopsid reinigen wir einige Minuten unter fließendem lauwarmem Wasser oder über Nacht in einer Schüssel mit Wasser. Wird er unter Einwirkung von direkten Sonnenstrahlen geladen, reichen einige Minuten.

Der Diopsid ist ein Stein der zweifachen Reinigung, und zwar des Körpers und der Seele, die sich gegenseitig positiv und negativ beeinflussen. Werden die vorhandenen Blockaden darin nicht rechtzeitig beseitigt, verbleiben

Narben auf der Seele und Krankheitskeime im Körper. Der grüne Diopsid, der **Chromdiopsid**, ermuntert uns, ohne Unterschiede Freude zu verbreiten und die ganze Welt zu lieben. Er regt unser Mitgefühl mit den Leidenden an und unsere Toleranz gegenüber denen, die den richtigen Weg noch nicht gefunden haben. Er gleicht Stimmungsschwankungen und Zerstreutheit aus.

Chromdiopsid, der größte 3 ct, Inagli, Russland

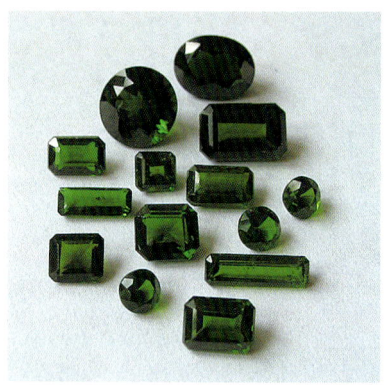

Heilwirkungen: Der Diopsid fördert die Abwehrkräfte gegen Infektionen und gegen Einflüsse von außen, die unsere Gesundheit gefährden könnten. Besonders der schwarze Diopsid mit Asterismus, der so genannte „Schwarze Stern", aktiviert auf dem Vitalitäts-Chakra die Nierentätigkeit und fördert die Heilung von Nierenentzündungen. Seine Wirkung wird verstärkt, wenn das Diopsidwasser auf nüchternen Magen eingenommen wird. Darüber hinaus kann er überall angewandt werden, wo es notwendig ist, organische Blockaden zu beseitigen.

Girasol

Oxid SiO_2

(Übergangsform zwischen Bergkristall und Opal)

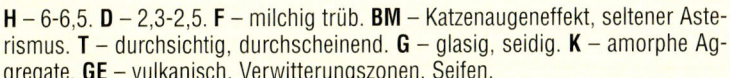

H – 6-6,5. **D** – 2,3-2,5. **F** – milchig trüb. **BM** – Katzenaugeneffekt, seltener Asterismus. **T** – durchsichtig, durchscheinend. **G** – glasig, seidig. **K** – amorphe Aggregate. **GE** – vulkanisch, Verwitterungszonen, Seifen.

Name: Nach dem italienischem *girasole* – Sonnenblume (*girare sole* – sich nach der Sonne wenden). **Fundorte:** Madagaskar, Brasilien. **Astrologie:** Sternzeichen Wassermann und Löwe. **Chakra:** Nabel, Solarplexus und alle anderen Chakren sowie die Neben-Chakren der Arme und Beine. **Reinigung:** Girasol kann auch längere Zeit im Wasser aufbewahrt werden. Er ist aber gegen direkte Sonneneinstrahlung sehr empfindlich und wird deshalb nur bei Sonnenauf- oder -untergang oder auch in Vollmondnächten geladen.

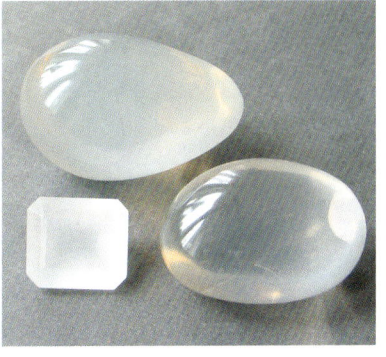

Girasol, Treppenschliff 25 ct, Trommelsteine 50 mm, Brasilien

Girasol, der Stein des weißen Lichts, ist vor allem ein Stein der tiefen Meditation. Er gleicht durch seinen milchig trüben Mondschein unserer Seele, die sich nach Reinheit, klarem Bewusstsein, Klarheit und innerem Frieden sehnt. Unter seinem Einfluss erkennen wir alle unsere Mängel und Fehler, die wir vor uns selbst unbewusst versteckt haben. Er hilft uns alle Angewohnheiten abzustreifen, das Blatt zu wenden und zu versuchen, ein neues Leben zu beginnen – ein Leben, in dem die Gefühle und die Seele ausgeglichen sind, ein inniges Leben voll allumfassender geistiger Liebe. Girasol ist ein zerbrechlicher Stein, ein Stein zarter und empfindsamer Menschen. Ihre Seele kann genauso wie der Stein unter übermäßigem Druck zerbersten. Er dient somit als Beispiel, wie wir mit unserem eigenen Leben umgehen sollten. Bei allen psychosomatischen Beschwerden und Erkrankungen ist gerade der Girasol ein verlässliches und wirkungsvolles Hilfsmittel. Er kann ebenso gut auf das Nabel-Chakra und den Solarplexus aufgelegt werden wie auch auf alle anderen Chakren, die Chakren der Arme und Beine inbegriffen, sowie auch direkt auf die betroffenen Stellen.

Heilwirkungen: Der Girasol wirkt ausgleichend auf Blutdruck und Kreislauf, reguliert die Zellbildung, stärkt das Immunsystem und das Lymphsystem und fördert die Verdauung. Bei Kopfschmerzen oder Migräne wird er direkt auf die betroffene Stelle aufgelegt. Wirksamer ist die Massage mit einem Girasol-Trommelstein. Genauso wie der Stein ist auch das Girasolwasser hochwirksam. Äußerlich angewandt reinigt es ungesunden Teint, auf nüchternen Magen eingenommen fördert es die Enzymbildung, die alle Lebensprozesse im Körper beeinflusst.

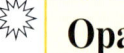

Opal

(Quarzgruppe mit hohem Wasseranteil)

Oxid $SiO_2 \cdot nH_2O$

H – 5,5-6,5. **D** – 1,98-2,25. **F** – braun, gelbbraun, braunschwarz *(Gemeiner Opal)*; braunrot, rot *(Fleischopal)*, Färbung durch Fe; grün, gelbgrün *(Chrysopal, Chloropal, Prasopal)*; rosa, Färbung durch Mn; mit unterschiedlicher Textur *(Dendritopal, Holzopal)*; mit Inklusionen *(Moosopal)*; durchsichtig *(Hyalit)*; weiß *(Milchopal)*; bunt opalisierend *(Edelopal)*; orangerot bis feuerrot *(Feueropal)*, Färbung durch Beimengungen von Ni, Cr, Fe, Mn oder durch Inklusionen.
BM – Opaleszenz und Opalisieren, Katzenaugeneffekt. Die Opaleszenz wird durch mikroskopisch kleine, kugelförmige Einschlüsse von Cristobalit und mit Wasser gefüllte kleine Risse verursacht, in denen es zur Streuung des Lichts kommt.
T – durchsichtig bis opak. **G** – matt, wachsartig, glasig, perlmuttartig.
K – amorph, bildet Adern, Nester, Krusten, seltener trauben- und tropfsteinförmige Aggregate. **GE** – vulkanisch, Verwitterungszonen, sedimentär.

Der Opal, besonders der Edelopal, zählte bereits im Altertum zu den geheimnisvollen Steinen, denen ungewöhnliche magische Kräfte zugeschrieben wurden. Allerdings galt er damals so wie auch heute als Unglücksträger. Heute kann dieses Vorurteil geklärt werden. Der Stein bekräftigt die Charaktereigenschaften und kann deshalb in „unreinen" Händen auch negativ wirken. Den geistig reinen Menschen dagegen, die mit ihrer Seele im Einklang leben, kann er eine große Hilfe sein. Nach traditioneller Vorstellung heilt er das Herz

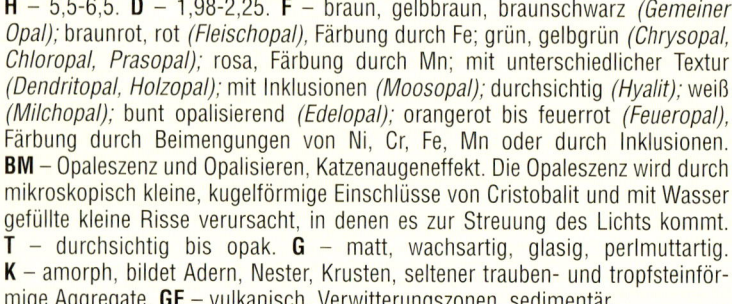

Boulder-Opal, 70 mm, Australien

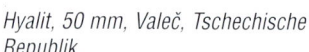

Hyalit, 50 mm, Valeč, Tschechische Republik

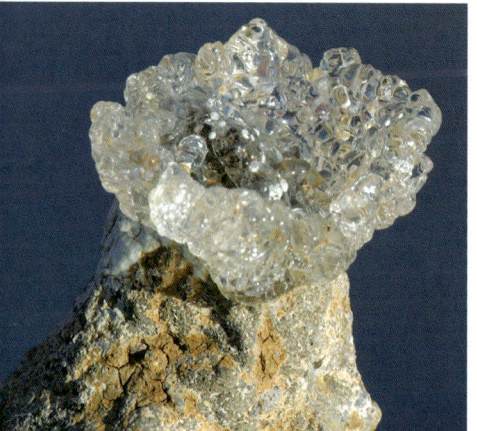

und Nervenstörungen und schärft den Blick.
Name: Nach dem altindischen *upala* – Edelstein. **Fundorte:** Mongolei, Indien, Australien, Slowakei, USA, Peru, Mexiko, Argentinien, Brasilien. **Astrologie:** Die hellen Opale gehören zu den Sternzeichen Fische und Krebs, die dunklen und schwarzen zu Schütze, Wassermann und Skorpion, der Feueropal zum Steinbock. **Chakra:** Scheitel sowie je nach Farbe und Eigenschaften. **Reinigung:** Der Opal ist ein sehr empfindlicher und spröder Stein. Er hat einen hohen Wasseranteil und ist sehr porös. Bei Wasserverlust entstehen Sprünge und er verliert den Regenbogeneffekt. Er gehört deshalb zu den wenigen Stei-

nen, die unter direkter Sonneneinwirkung Schaden nehmen können. Gereinigt wird er so oft als möglich unter fließendem, nahezu lauwarmem Wasser. Geladen wird er entweder am Tage unter Einwirkung von indirektem Sonnenlicht, am besten früh am Morgen, oder in einer hellen Vollmondnacht. Der Edelopal sollte nicht oft oder gar ständig zusammen mit anderen Steinen getragen werden.

Der **Gemeine Opal** gehört mit seinen vorwiegend braunen bis schwarzen, trüben Farbtönen und bodenständigen Eigenschaften zum Grund-Chakra, wo er als Vermittler zwischen unserem Körper und der Erde dient. Wir sichern dadurch unserem Organismus eine stetige und regelmäßige Zufuhr an unentbehrlicher Leben spendender Energie. Seine seltenere Varietät, der **Fleischopal,** gehört zum Vitalitäts-Chakra. Der **Chrysopal** ist ein Stein der guten Laune, der Offenheit und der offenbarten Gefühle. Er löst verkrampftes Denken und Handeln und lässt das Herz sprechen. Er lässt uns neue Perspektiven erkennen, wodurch wir erneut den Sinn unseres Lebens fin-

Edelopal, 90 mm, Lightning Ridge, Australien

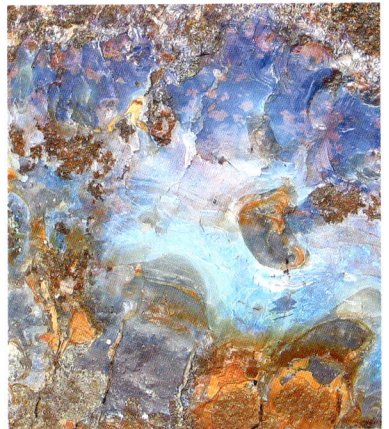

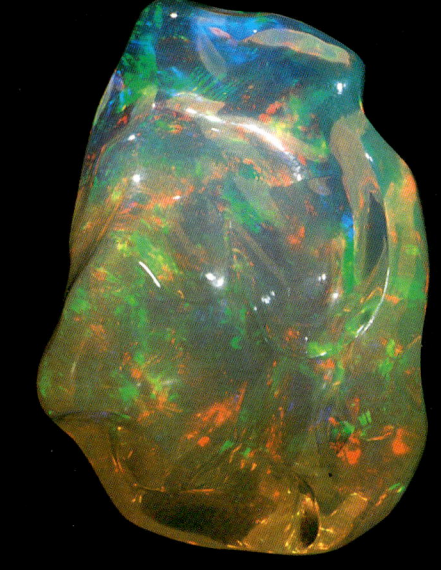

Edelopal, 41 mm, Magdalena, Jalisco, Mexiko

den. Mit seiner Hilfe lösen wir uns vom täglichen Stress und können unsere Kräfte regenerieren. Der **Chloropal** und besonders der **Prasopal** befreien den Organismus von giftigen Stoffen und von Unreinheiten aller Art. Ihre größte Wirkung liegt im Bereich von Leber und Nieren. Sie helfen uns, unsere geistigen Kräfte wiederzuerlangen und mildern die Angst vor der ungewissen Zukunft. Sie regen dazu an, Gefühle nicht zu verbergen und sich der Liebe zu öffnen. Der rosafarbene **Andenopal** ist ein Stein des Herzens, wo er die Unruhe lindert. Er verleiht Ruhe und Ausgeglichenheit und lehrt uns, in der Gegenwart zu leben. Er hilft, Lampenfieber und Scheu zu überwinden und regt die liebevolle Anteilnahme an allem Lebendigen an. Der honigfarbene und der **Wachsopal,** die zum Nabel-Chakra gehören, fördern das Selbstbewusstsein, lindern den Stress und helfen, sich von Depressionen zu befreien und festen Boden unter den Füßen wiederzufinden. Der **Dendritopal** und

141

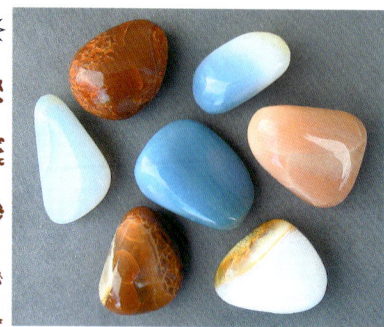

Opal, Trommelsteine 20 mm, USA

der **Moosopal** aktivieren unsere Aufmerksamkeit allen Lebewesen gegenüber. Sie lehren uns, in Einklang mit der Natur und ihren Gesetzen zu leben. Der **Kascholong,** eine Mischung von Opal und Chalcedon, fördert unsere Anteilnahme und die Fähigkeit, sich in die Gefühle und Bedürfnisse unserer Mitmenschen einzufühlen. Der **Milchopal** bringt Licht und Glanz in unsere grauen Tage,

die durchdrungen sind von Enttäuschungen, Niederlagen und Unzufriedenheit. Auch der durchsichtige **Hyalit** vermittelt den Sinnen Licht und Glanz. Er hilft uns, unser wahres inneres Ich zu erkennen, das uns im täglichen Leben fühlen, denken und handeln hilft.

Der **Edelopal** gehört zu den schönsten und geheimnisvollsten Edelsteinen. Seine breite Farbskala symbolisiert die Vollkommenheit der Einheit, der bunt schillernde Schimmer vermittelt uns innere Einsicht, hilft uns, den Abgrund zwischen Seele und Körper zu überwinden. Sein Regenbogencharakter wirkt in allen Zentren und auf allen Ebenen, wo er die Energie und die positiven Eigenschaften stimuliert. Er hat im Unterschied zu anderen Steinen eine besondere Eigenschaft: Er nimmt zwar die negative Energie auf, gibt sie aber dem Unglücklichen mit noch größerem Nachdruck wieder zurück, wenn man ihn nicht sofort entfernt und reinigt. Er lehrt uns, unsere Gedanken und Gefühle

Heilwirkungen: Der **Chrysopal** bringt ruhigen Schlaf und wirkt fiebersenkend. Wie auch der **Chloropal** und der **Prasopal** entfernt der Chrysopal Schad- und Giftstoffe aus dem Organismus. Trägt eine stillende Mutter den **Milchopal,** aktiviert er die verminderte Funktion ihrer Milchdrüsen. Das **Hyalit**-Wasser hilft bei der Entwässerung des Organismus und fördert die Nierentätigkeit. Es aktiviert den Stoffwechsel, heilt Magenbeschwerden und den gesamten Verdauungstrakt. Der Hyalit gibt müden Augen die Kraft zurück und schärft den Blick. Der rosa Opal heilt Herzneurosen und kräftigt Bronchien und Lunge. Er hilft bei Virus- und Infektionserkrankungen. Der honigfarbene und der **Wachsopal** sind wirksame Hilfsmittel bei der Behandlung von Magen- und Darmbeschwerden. Der **Boulder-Opal,** ein australischer Edelopal, kräftigt den Herzkreislauf, das vor dem Essen oder morgens auf nüchternen Magen eingenommene Wasser trägt zur Entkalkung der Blutgefäße bei und wirkt besonders bei deren Entzündung heilend. Die weißen Opale und die **Edelopale** fördern im Bereich des Herzzentrums die Herztätigkeit und lindern Herzbeschwerden. Im Nabelzentrum und auf dem Vitalitäts-Chakra wirken sie lindernd bei Magen- und Darmbeschwerden. Das auf nüchternen Magen regelmäßig eingenommene Opalwasser hilft bei der Behandlung von praktisch allen Bluterkrankungen. Äußerlich angewandt reinigt und regeneriert es den Teint. Der **Feueropal** stärkt die Zeugungsfähigkeit und fördert die Funktion der Nebennieren. Der **Schwarze Opal** hilft besonders bei Viruserkrankungen und bei der Behandlung von Krebserkrankungen. Sein Wasser fördert die Lebertätigkeit und heilt Leberentzündungen. Der **Fleischopal** hilft bei der Behandlung aller Lebererkrankungen.

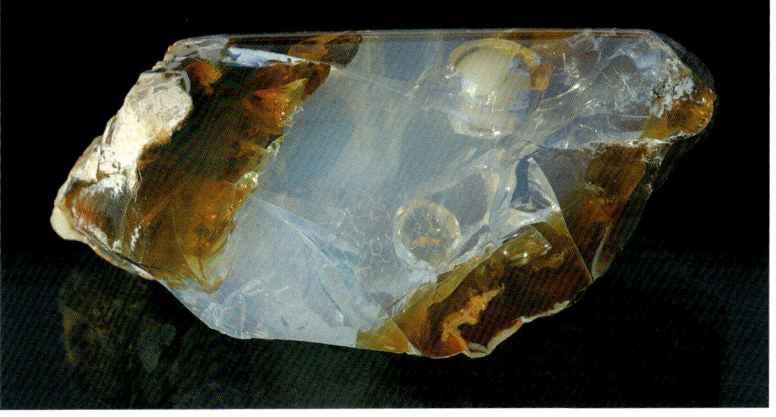

Opal, 75 mm, Wosnessenskoe, Kasachstan

rein zu halten, damit wir mit den eigenen negativen Seiten nicht noch schmerzlicher konfrontiert werden. Kurz gesagt, der Edelopal ist der Spiegel unserer Emotionen. Weil er unsere Charaktereigenschaften verstärkt, wird er zu unserem Gewissen und lässt uns uns selbst dauerhafte Aufmerksamkeit schenken. Der Edelopal symbolisiert durch sein opalisierendes Farbenspiel auch die Mannigfaltigkeit des Lebens. Er vereint in einem Komplex die Eigenschaften aller Steine, weshalb er auch im Fernen Osten besonders verehrt wurde. In dieser Verbundenheit wird das weiße Licht der absoluten Einheit genauso wie auf der kosmischen Ebene in sieben Regenbogenfarben zerlegt.

Der Edelopal eröffnet unserem Bewusstsein Gebiete, die uns bislang nicht bewusst waren oder die wir nicht beachteten, ohne die aber in unserer Lebenserfahrung etwas fehlen würde. Die sanfteste Vibration finden wir bei den bläulich schimmernden Opalen. Sie beleben unsere Laune und unseren Seelen- und Gefühlszustand. Der **Boulder-Opal** ist eine Varietät des australischen Edelopals, die in Sandsteinen mit hohem Eisenoxidanteil im Quarzmuttergestein kleine Adern, Krusten und Konkretionen bildet. Dieser Stein der Intelligenz

und der Selbsterkenntnis hilft uns, die Ursachen von Tiefschlägen und Misserfolgen vor allem bei uns selbst zu suchen und daraus auch eine Lehre ziehen. Der **Feueropal** ist ein Stein der Spiritualität, ein Stein der Reinigung durch das Feuer. Deshalb ist er für Menschen nicht geeignet, die ihren Zorn unterdrücken, so dass sie fast daran ersticken, ihn in sich aufstauen, bis sie letztendlich unbeherrscht und noch heißer aufbrausen. Träge und zu ruhige Menschen führt er aus ihrer Lethargie heraus und bringt sie ins Leben zurück. Der **Schwarze Opal** ist von allen Steinen der kräftigste. Er bringt alle Zentren des Körpers in Gleichgewicht und Harmonie, lindert Depressionen und die Angst vor Dunkelheit und Tod.

Halskette aus Feuer- und Milchopal, Mexiko

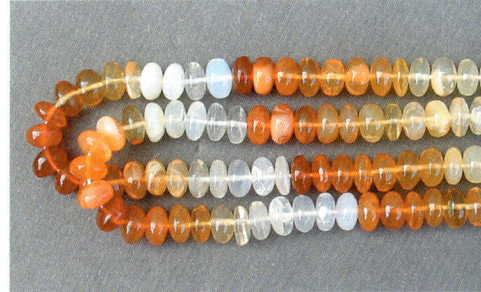

Sodalith

Silikat Na$_8$[Cl$_2$(AlSiO$_4$)$_6$]

H – 5,5-6. **D** – 2,14-2,40. **F** – blau, durchwachsen mit weißem Calcit, aber auch farblos, grau, grünlich, selten hellrosa. **T** – opak, durchsichtig bis durchscheinend. **G** – glasig, fettig. **K** – kubisch: dodekaedrische Kristalle, oft Zwillingsverwachsungen, vorwiegend derbe oder körnige Aggregate. **GE** – magmatisch, metasomatische Kalkgesteine.

Seine tiefblaue Färbung, von weißen Adern durchzogen, erinnert an den Nachthimmel mit Wolkenflecken. Er ist deshalb besonders bei Menschen beliebt, die in ihm Hilfe bei der Vertiefung der Intuition und der hellseherischen Fähigkeiten suchen. Nach der Überlieferung verhilft er Künstlern zur Inspiration.
Name: Nach der chemischen Zusammensetzung (Soda) und dem griechischen *lithos* – Stein. **Fundorte:** Birma, Indien, Korea, Angola, Sambia, Namibia, Guinea, Republik Südafrika, USA, Kanada, Brasilien, Grönland, Bolivien, Russland. **Astrologie:** Sternzeichen Jungfrau und Schütze. **Chakra:** Stirn. **Reinigung:** Der Sodalith sollte besonders sorgfältig unter fließendem lauwarmem Wasser gereinigt werden oder über Nacht, am besten bei Vollmond, in jungfräulicher Erde. Nach dem Abspülen wird er auf einen Bergkristall gelegt und für eine Stunde unter der Einwirkung von Sonnenstrahlen geladen.

Violetter Sodalith mit Saphir und Augit, 15 mm, Chibiny, Halbinsel Kola, Russland

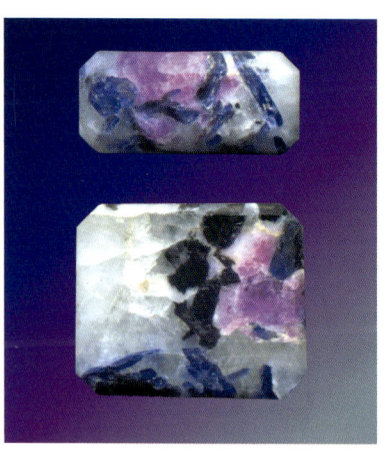

Mit seiner dunkelblauen Farbe erinnert der Sodalith an den Lapislazuli. Im Unterschied zu diesem ist seine Wirkung aber auf eine niedrigere Ebene begrenzt. Ursache dieser verminderten Wirkung ist die derbe und deshalb auch langsamere Vibration. Von allen blauen Steinen, die zum Zentrum der Stirn gehören, weist er die kompakteste Oszillation auf. Deshalb hat er die stärkste Verbindung mit den Kräften, die aus der Materie kommen. Wir können deshalb mit seiner Hilfe unsere Wünsche und Ziele, die wir teilweise durch Intuition und den inneren Blick erworben haben, zielbewusster erreichen. Bei der Meditation hilft er uns, die wesentlichen Dinge von den unwesentlichen zu unterscheiden. Auf der mentalen Ebene vertieft der Sodalith die Konzentration, das logische

Heilwirkungen: Der Sodalith senkt zu hohen Blutdruck und hohes Fieber. Er fördert die Drüsenfunktionen, besonders bei der Schilddrüse und reguliert den Stoffwechsel. Das Sodalithwasser stärkt den „schwachen" Magen. Gemeinsam mit dem Bergkristall stimuliert er die Abwehrkräfte gegen Infektionen und Entzündungen.

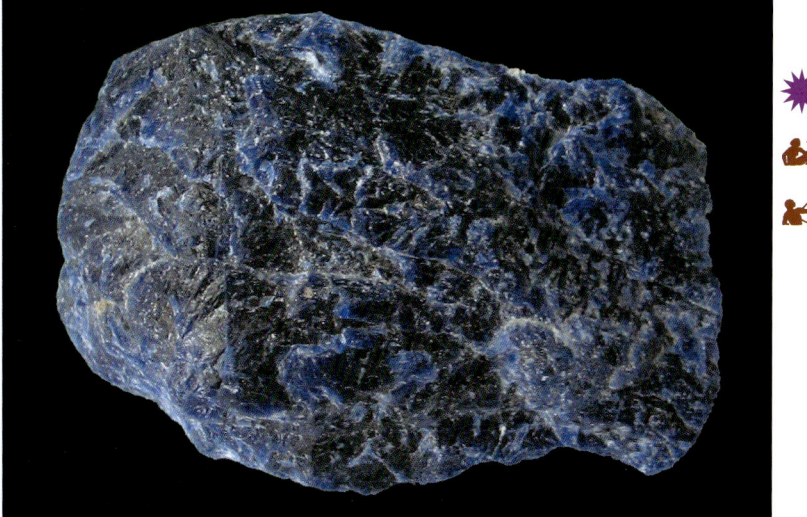

Sodalith, 75 mm, Kanada

Denken und die Vorstellungskraft. Er führt uns so Schritt für Schritt sicher zum Ziel, so dass uns trotz des unumgänglichen Anteils an Fantasie nicht der Bezug zur Realität verloren geht. Sein bodenständiger Charakter festigt unsere Stabilität, beruhigt die aufgewühlten Sinne und stärkt die Entschlossenheit,

Sodalith, Trommelsteine 15 mm, Republik Südafrika

sich selbst unter allen Umständen treu zu bleiben. Er unterstützt uns dabei, konsequent zu bleiben, und stärkt unser Vertrauen in die eigenen Fähigkeiten. Der Sodalith festigt zugleich den Glauben an eine höhere Macht, die uns vor inneren Konflikten beschützt, wenn wir in ihrem Sinne unser Leben führen. Er lehrt uns, in Wahrhaftigkeit zu leben, alle Vorurteile und Dogmen abzulegen und nur solche allgemeinen Normen einzuhalten, die die menschliche Natur respektieren.

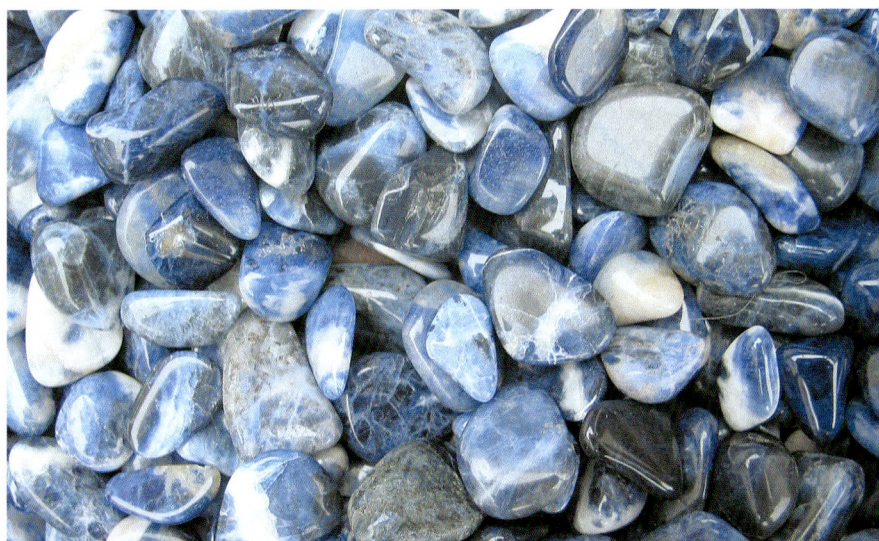

Lasurit
(Lapislazuli)

Silikat $(Na,Ca)_8[(SO_4,S,Cl)_2(AlSiO_4)_6]$

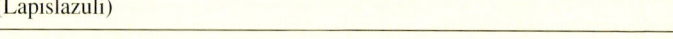

H – 5-6. **D** – 2,38-2,45, Lapislazuli 2,7-2,9. **F** – hell- bis dunkelblau. **BM** – typische Pyritinklusionen. **T** – opak, selten durchscheinend. **G** – matt, fettig, glasig. **K** – kubisch: selten dodekaedrische, oktaedrische oder kubische Kristalle. **GE** – kontaktmetamorph.

Lapislazuli (Gestein mit überwiegendem Lasurit-Anteil) wurde seit ältester Zeit von verschiedenen Kulturen zu Juwelen, Ziergegenständen, Amuletten und Siegelstempeln verarbeitet. Er symbolisierte Macht und Reichtum. Zu Staub gestoßen wurde er zusammen mit Wachs und Öl zu dem wertvollen Farbstoff Ultramarin. Heute wird er als Stein der Freundschaft, Weisheit und Liebe geschätzt. Lasuritkristalle sind sehr selten und wertvoll, in ihrer Wirkung aber unübertroffen.

Lasurit mit Silber, 50 mm, Afghanistan

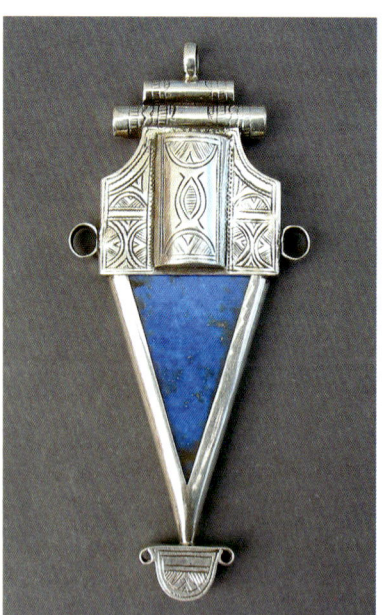

Name: Nach dem persischen *lazavard* – blau, Lapislazuli aus dem lateinischen *lapis* – Stein und dem arabischen *azul* – Himmel. **Fundorte:** Afghanistan, Pakistan, Chile, Russland, Birma, Indien. **Astrologie:** Sternzeichen Schütze und Jungfrau, Fische, Steinbock und Wassermann. **Chakra:** Hellblau – Hals, dunkelblau – Stirn. **Reinigung:** Lasurit und Lapislazuli werden nach jeder Anwendung sorgfältig unter fließendem lauwarmem Wasser oder in einer Schüssel mit Wasser auf einem Bergkristall unter dem Nachthimmel gereinigt. Geladen werden sie nur kurz unter Einwirkung von direkten Sonnenstrahlen.

Lasurit ist ein Stein der Kontemplation und Meditation, der unseren Glauben festigt, dass die Liebe, Unsterblichkeit und Gott eine unzertrennliche Einheit bilden. Das Königsblau dieses meist opaken Steins symbolisiert seelische Tiefe und das absolute Licht der inneren Harmonie. Er weckt die übersinnliche Liebe in uns, die weder besitzergreifend

Lasurit, Cabochons 25 mm, Afghanistan

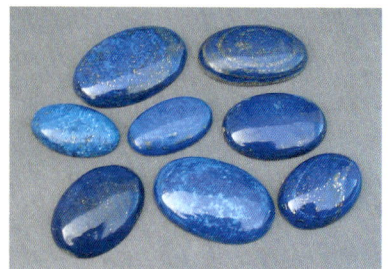

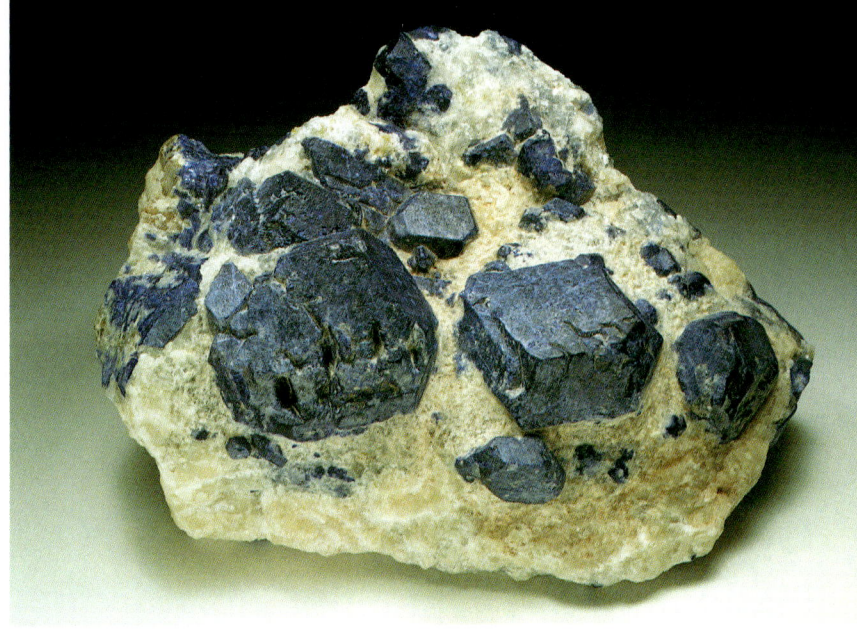

Lasurit, 156 mm, Sar-e-Sang, Nuristan, Afghanistan

noch egoistisch ist. Mit seinen gelben Pyriteinschlüssen auf dunkelblauem Grund lässt er an den Sternenhimmel denken. Er öffnet unsere Seele der Unendlichkeit des Weltalls und weckt in ihr die Fähigkeit, die Botschaft der Sterne zu verstehen. Er bringt uns überirdische Träume, wenn wir ihn beim Einschlafen bei uns tragen. Lasurit vermittelt uns ein Gefühl der Geborgenheit und Sicherheit. Er verleiht uns die Fähigkeit, die intuitiven Erlebnisse zu entschlüsseln und sie wahr werden zu lassen, er lehrt uns die sanften Signale erkennen, die uns zum geeigneten Zeitpunkt den richtigen Weg zeigen. Die intensive Vibration seiner ultramarinblauen Farbe dringt vom Stirnzentrum tief in unsere Seele ein. Dort finden wir das seit Jahrhunderten aufbewahrte Wissen der Generationen, die Intuition, den Schlüssel zur Erkenntnis der ewigen Wahrheit. Das Blau des Lasurits hat dieselbe Macht und Kraft, Barrieren aller Art zu vernichten, wie das Blau des Saphirs. Die Pyriteinschlüsse sind hier kein Mangel, sondern ein Vorteil. Sie lindern unbegründete Ängste und das Gefühl der Unsicherheit. Die hellen Farbtöne des Lapislazuli helfen im Bereich des Hals-Chakras, gesundheitliche und seelische Blockaden zu entfernen, welche die Sprache und Stimmreinheit beeinflussen.

Heilwirkungen: Der Lasurit lindert Schwellungen und Krämpfe. Er reguliert den Kreislauf, die Schilddrüsen- und die Thymusfunktion. Er hilft bei Bronchitis, senkt Fieber und zu hohen Blutdruck, lindert Menstruationsschmerzen, hilft bei Depressionen und Kopfschmerzen, die infolge von Nervosität oder seelischer Erschöpfung auftreten. Darüber hinaus ist er generell zur Vorbeugung gegen Herzinfarkt, Schlaganfall und Geschwürerkrankungen geeignet. Das Lasuritwasser lindert Augenentzündungen und hilft bei Hautausschlag, Ekzemen und Mückenstichen.

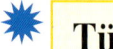

Türkis

Phosphat $CuAl_6(PO_4)_4(OH)_8 \cdot 4H_2O$

H – 5-6. **D** – 2,6-2,9. **F** – himmelblau, blaugrün, apfelgrün. **BM** – enthält oft Mangandendrite. **T** – opak, Kristalle durchsichtig. **G** – fettig, matt. **K** – triklin: selten kurzprismatische, meist derbe, knollenartige Aggregate. **GE** – sekundär.

Den Höhepunkt seiner Beliebtheit erlebte der Türkis im Osmanischen Reich. Im Orient gilt er auch heute noch als Glücksstein. Bei den Azteken, Ägyptern und Tibetern wird er wegen seiner magischen Kräfte sehr geschätzt. Die Indianer halten ihn für den Beschützer des Körpers, der sie vor Unglück und Unfällen schützen kann. Im Süd-Iran dient er als Amulett gegen Armut und gegen den vorzeitigen oder unnatürlichen Tod.
Name: Nach der französischen Bezeichnung der Türkei, da er während der Kreuzzüge über die Türkei nach Europa kam. **Fundorte:** Iran, Türkei, Afghanistan, China, USA, Indien, Tibet, Chile, Peru, Brasilien, Mexiko, Ägypten. **Astrologie:** Sternzeichen Fische, Wassermann, Zwillinge und Schütze. **Chakra:** Hals. **Reinigung:** Türkis ist empfindlich ge-

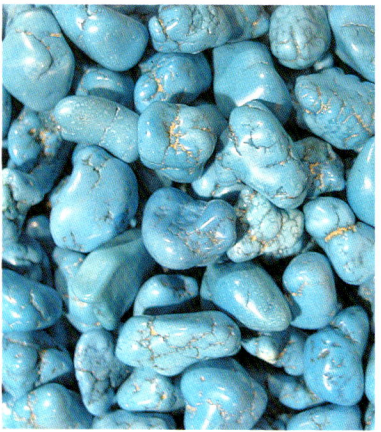

Türkis, Trommelsteine 15 mm, Arizona, USA

Türkis, 55 mm, Zhilandy, Maikain, Kasachstan

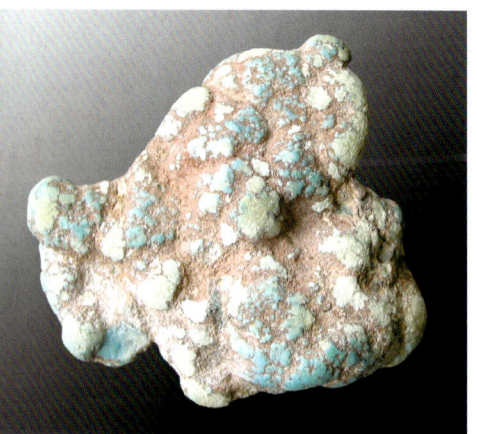

gen starke Temperaturschwankungen, Schweiß, Öl und Kosmetika. Er sollte deshalb nicht ständig auf dem Körper getragen und nach jeder Anwendung sorgfältig in lauwarmem Wasser gereinigt werden. Es ist empfehlenswert, gelegentlich den Stein einfach ausruhen zu lassen. Dafür legen wir ihn in jungfräuliche Erde, wo er nach einigen Tagen seine verlorene Kraft wiederfinden kann. Wegen seiner Empfindlichkeit wird er nur kurz außer Reichweite von direkten Sonnenstrahlen geladen. An der Sonne wird er nur selten geladen, höchstens wenn er seine ursprüngliche frische Farbe verliert.

Der Türkis ist das Symbol des blauen Himmels und der See, der unendlichen transparenten Höhen und Tiefen, und durch seinen grasgrünen Farbton ist er mit dem festen Erdboden verbunden. Er wurde deshalb bereits im Altertum als heiliger Stein verehrt. Durch seine Farbsymbolik regt er unsere Seele zur Reinheit der Gefühle, des Denkens und Handelns an. Er hat die Fähigkeit, negative Gefühle und Eindrücke zu zerstreuen beziehungsweise sie aufzunehmen, noch bevor sie sich in unserem Bewusstsein festsetzen. Die seltene Kombination der grünen und blauen Farbtöne lehrt uns, die geistigen Ideale mit der Lebensenergie der Erde im gesunden Gleichgewicht zu halten. Der Türkis verleiht uns die Weisheit des Himmels, des Wassers und der Erde, wodurch er uns hilft, unsere Ideale und Erfahrungen zusammen mit den intuitiven Eindrücken in das praktische Leben zu integrieren. Nach traditioneller Vorstellung bildet der Türkis mit seiner Vibration ein Kraftfeld um unseren Körper herum, das uns vor den bösen Mächten der geistigen Welt schützen soll. Er beschützt uns auch vor schwarzer Magie und schädlichen Umwelteinflüssen, vor Strahlungen und unterschwelligen Strömen. Seine wunderbarste und wertvollste Eigenschaft aber ist sein Farbwechsel, der uns rechtzeitig vor Schicksalsschlägen oder Änderungen im Gesundheitszustand warnt. Im negativen Fall verbleicht seine azurblaue Farbe und wird graugrün. Nach kurzer Zeit an der Sonne kommen seine hellen Farben wieder zurück.

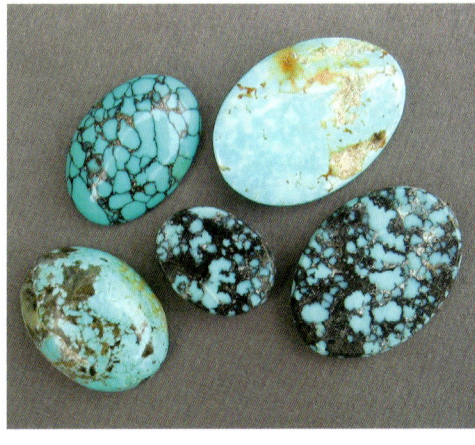

Türkis, Cabochons 30 mm, Arizona, USA

Türkis, Trommelstein 45 mm, und eine Halskette, Arizona, USA

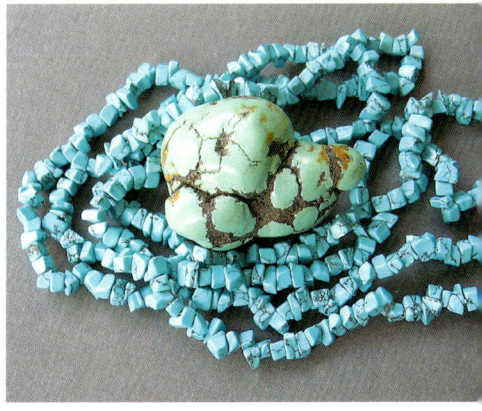

Heilwirkungen: Der Türkis wird wegen seines hohen Kupferanteils bei Hals- und Lungenentzündungen, bei Bronchitis und Herzbeschwerden angewandt. Als Wasser regelmäßig auf nüchternen Magen eingenommen, reguliert er die Drüsenfunktion und fördert die Lebertätigkeit. Bei Zahnfleischentzündungen und Paradontose helfen Mundspülungen. Türkis kann bei Sprechstörungen die Fähigkeit fördern, Gedanken und Gefühle klar und konkret auszudrücken. Er hilft bei psychischen Problemen und Krisen, die sich nach gewisser Zeit im Körper durch Gesundheitsstörungen manifestieren. Diese Beschwerden, wie übermäßige Schweißbildung, Krämpfe, unkontrollierte Bewegungen, unstillbarer Hunger oder Bulimie, können mit Hilfe des Steins wenn nicht sofort beseitigt, so doch in annehmbaren Grenzen gehalten werden.

Dioptas

Silikat $Cu_6[Si_6O_{18}] \cdot 6H_2O$

H – 5. **D** – 3,28-3,35. **F** – smaragdgrün. Die Färbung wird durch Beimengungen von Cu verursacht. **T** – durchsichtig bis durchscheinend. **G** – glasig. **K** – trigonal: kurzprismatisch, oft mit rhomboedrischem Ende. **GE** – Oxidationszonen von Kupfererzen.

Name: Nach dem griechischen *diopteia* – Durchsichtigkeit. **Fundorte:** Zaire, Namibia, Kongo, Kasachstan, USA, Chile. **Astrologie:** Sternzeichen Waage. **Chakra:** Herz, Stirn und überall wo seine direkte Wirkung notwendig ist. **Reinigung:** Unter einem Strahl lauwarmen Wassers. Er wird kurz im Sonnenlicht geladen.

Die starke und intensive Energie des Dioptas, die aktivierend und reinigend wirkt, hat ihren Ursprung im Kupferanteil des Steins. Der Dioptas ist ein Stein der Harmonie und Inspiration und kann deshalb bei der Meditation angewandt werden, wobei er aufgelegt auf das Herz-Chakra unsere Sehnsucht nach reiner und opferbereiter Liebe vertieft. Er repräsentiert das vollwertige Leben, durchlebt in Freude und Glück, angefüllt mit guten Taten, im positiven inneren Blick auf das Selbst, der uns letztendlich befreit. Auf dem Stirn-Chakra hilft er, sich intensiver in die Gefühle der Mitmenschen hineinzuversetzen.

Heilwirkungen: Der Dioptas heilt Abszesse, Entzündungen und Rheumaschmerzen. Er wird immer direkt auf die betroffene Stelle aufgelegt, denn nur so kann die gewünschte Wirkung erzielt werden. Wird er auf das Herzzentrum aufgelegt, unterstützt er die schwache und unregelmäßige Herztätigkeit, im Vitalitätszentrum hilft er bei Leberbeschwerden. Er regeneriert die Zellen und lindert neuralgische Schmerzen. Besonders bei schweren Erkrankungen stärkt er unseren Lebenswillen, die Entschlossenheit, gegen die Krankheit zu kämpfen und nicht vorzeitig aufzugeben.

Dioptas, 85 mm, Tsumeb, Namibia

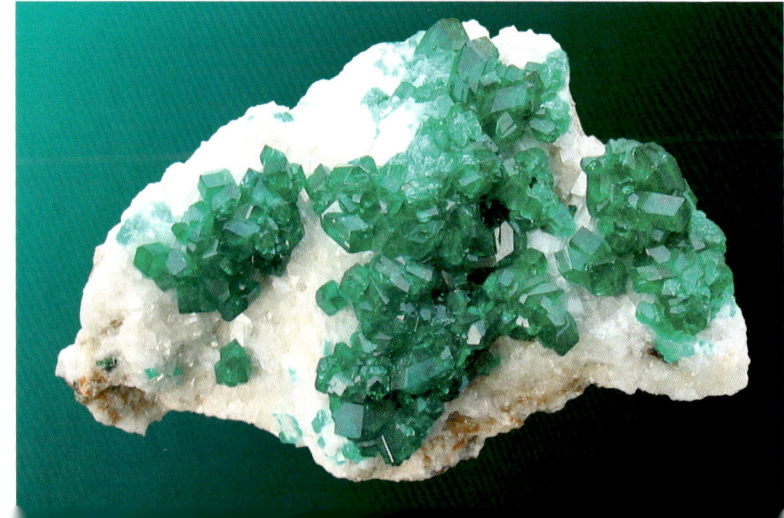

Larimar

(hellblaue Pektolith-Varietät)

Silikat $NaCa_2Si_3O_8(OH)$

H – 4,5-5. **D** – 2,74-2,88. **F** – hellblau, manchmal mit grünem Anflug. Enthält Beimengungen von Cu, Fe, K, Mn, P. **T** – durchsichtig bis opak. **G** – seidig. **K** – triklin: selten nadelige, meist derbe Aggregate. **GE** – hydrothermale Gänge.

Name: Setzt sich zusammen aus Larisa, dem Namen der Tochter des Namensgebers, und dem spanischen *mar* – die See. **Fundorte:** Nur in der Dominikanischen Republik. **Astrologie:** Sternzeichen Wassermann. **Chakra:** Stirn, Herz und Nabel. **Reinigung:** Unter fließendem lauwarmem Wasser. Der Stein wird für ein bis zwei Stunden unter Einwirkung direkter Morgen- oder Abendsonnenstrahlen geladen.

Larimar ist ein Stein der Meditation, des inneren Friedens, des Ruhens in der Stille der Unendlichkeit. Er gestattet uns einen Einblick in die unendlichen Tiefen unserer Seele, wo wir das wahre Wesen unseres Lebens finden, das leuchtende geistliche Prinzip, die göttliche Leere, das Absolute. Auf der seelischen Ebene hilft er uns, Abstand von den Dingen und Problemen zu gewinnen, die uns

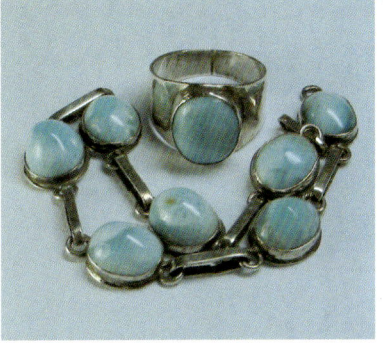

Larimar im Silberring und Silberarmreif, Dominikanische Republik

sonst unüberwindlich erscheinen, und bietet uns ihre einfachste und natürlichste Lösung an.

Larimar, Schliff 30 mm, Dominikanische Republik

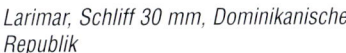

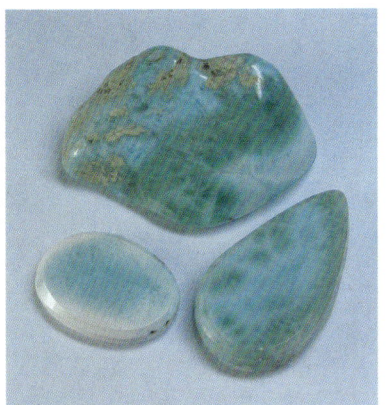

Heilwirkungen: Der Larimar aktiviert die Abwehrreaktionen des Organismus. Er stärkt den Kampfgeist, den Willen, sich selbst zu heilen und die Gesundheit zu bewahren und sich nicht zu sehr auf Hilfe von außen zu verlassen. Larimar beseitigt Blockaden, die dem Strom der Leben spendenden Energie im Wege stehen, was in manchen Fällen schon zur Genesung führen kann. Sein Schwerpunkt liegt vorwiegend in der Herzgegend, wo er Bronchien- und Lungenbeschwerden heilt. Im Bereich des Halses heilt er Atemwegserkrankungen und im Bereich der Stirn fördert er die Gehirntätigkeit. Das Larimarwasser, eingenommen auf nüchternen Magen, hilft bei Knochenerkrankungen.

Fluorit

Halogenid CaF$_2$

H – 4. **D** – 3-3,25. **F** – farblos, weiß, gelb, rosa, orange, rot, braun, grün, blau, violett, schwarz. Oft kann man zonalen Farbwechsel beobachten. **BM** – vollkommene oktaedrische Spaltbarkeit. Dabei entstehen Oktaeder, welche die Form echter Kristalle haben können. **T** – durchsichtig, durchscheinend, opak. **G** – glasig. **K** – kubisch: kubische und oktaedrische Kristalle, oft sind Zwillingsverwachsungen und grobkörnige Aggregate zu finden. **GE** – pegmatitisch, hydrothermale Gänge.

In der Antike wurden aus Fluorit Kunstgegenstände hergestellt, vor allem Becher und Vasen. Seine seltene, wunderschöne blaue Varietät, der so genannte *Blue John*, war im 19. Jahrhundert in England sehr beliebt. Besonders geschätzt wurde er in China, wo man ihn auch als Talisman trug. Er sollte dem Besitzer Glück bringen und ihn vor schwarzer Magie, Irrsinn und selbstmörderischen Absichten schützen.
Name: Nach dem lateinischen *fluere* – fließen. **Fundorte:** China, Mongolei, Korea, Pakistan, USA, Australien, Kanada, Argentinien. **Astrologie:** Sternzeichen Fische, der blaue Stein Sternzeichen Wassermann. **Chakra:** Je nach Farbe. **Reinigung:** Unter fließendem lauwarmem Wasser oder über Nacht in einer Schüssel mit Wasser. Wegen seiner Lichtempfindlichkeit wird der Fluorit zusammen mit einem Bergkristall am Tage außerhalb der Reichweite von Sonnenstrahlen oder in einer Vollmondnacht geladen.

Fluorit, Anschliff 120 mm,
Argentinien

Fluorit kann man in vielen Farben finden. Am häufigsten tritt er in der typischen violetten Farbe auf, die von sanften Lavendeltönen bis zu dunklem Purpur reicht. Es ist die Farbe des Scheitel-Chakras, die uns bei der Meditation bessere Konzentration vermittelt. Die Kristallform des Fluorits hat zudem die gleiche Form wie das Energiefeld unseres Körpers. Hier konzentrieren sich in den vertikal entgegengesetzten Polen die beiden entgegengesetzten Energien: unten die irdische und oben die geistige. Der Stein wird auch deshalb oft als der Stein der Genies bezeichnet. Er verfeinert die Oszillation der Gehirnzellen und öffnet dem geistigen Bewusstsein den Eingang und den Kontakt zur höheren Ebene der Wirklichkeit. Das nur intuitiv Geahnte können wir nun konkreter und klarer sehen. Durch seine Wirkung können wir sogar unsere Aura sehen und spüren. Der violette Fluorit stärkt auch die Unterscheidungsfähigkeit, die uns ermöglicht, alle äußeren Informationen und inneren Visionen aus der Sicht des göttlichen Ichs zu betrachten. Dieser spröde Stein sagt uns, dass die Weisheit aus Liebe und Harmonie wächst, die wir ohne innere

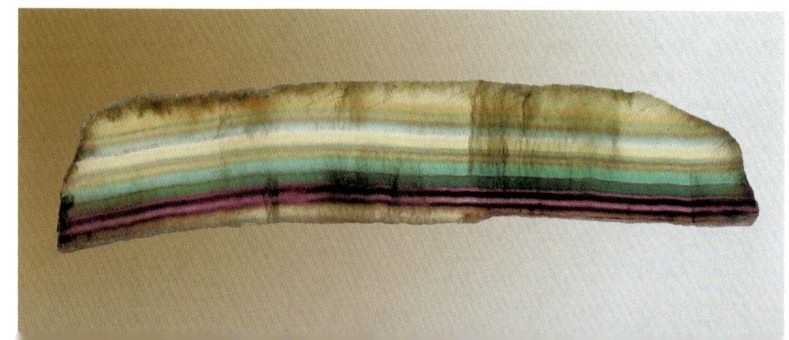

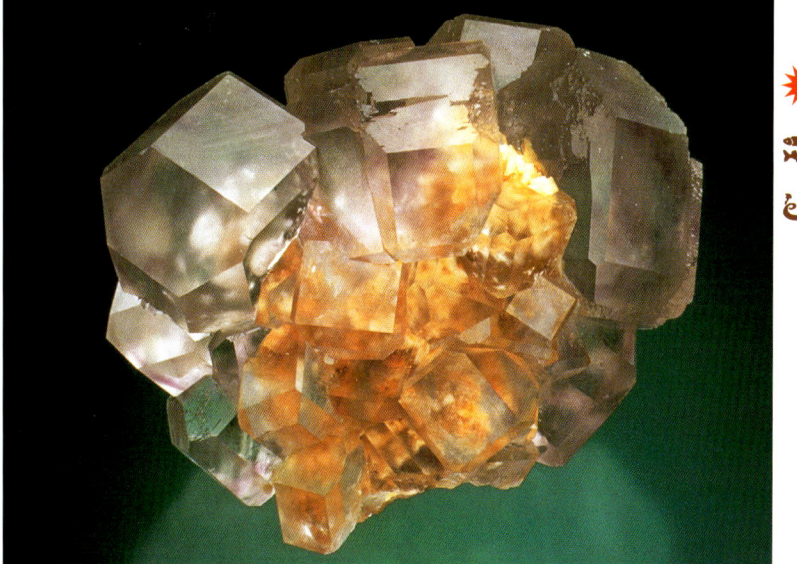

Fluorit, 93 mm, Provinz Hunan, China

Ruhe und seligen Frieden nicht erlangen können. Der Fluorit segnet unsere Sehnsüchte und Taten und hilft uns, unsere schicksalhafte Rolle auf der Erde zu erfüllen.

Jede der Farben hat, wie schon oben erwähnt, ihren Platz und ihre Wirkung bei einem bestimmten Chakra. Wir schätzen vor allem die Farben Violett und Blau, die zusammen mit dem farblosen Stein hilfreich für unsere geistige Entwicklung sind.

Heilwirkungen: Fluorit schärft die Sinne und die Konzentration, lindert Kopfschmerzen und Migräne. Der blaue Stein wirkt vorbeugend und heilend bei Infektions-, speziell bei Grippeerkrankungen und Erkrankungen der Atemwege. Der grüne Stein regeneriert das Zellsystem der Lunge und hilft bei Asthma und Allergien. Der gelbe lindert Stress und hilft bei Magenbeschwerden, der orangefarbene aktiviert die Milz- und Leberfunktion und lindert Entzündungen der Nieren und der Harnblase. In diesen Fällen ist auch das Fluoritwasser sehr wirkungsvoll. Der rote Stein aktiviert die psychisch geschwächte Potenz. Der „Regenbogenstein" mit zonalem Farbwechsel, der auf jedes Chakra aufgelegt werden kann, gleicht unser Gefühls- und Innenleben aus und löst Spannungen. Wird das Wasser eingenommen, reinigt es den gesamten Organismus von Schadstoffen. Es wirkt vorbeugend gegen die Bildung von Krebsgeschwüren. Mundspülungen haben vorbeugende Wirkung gegen Karies. Er hilft bei Venenerkrankungen, regeneriert den Teint und die Schleimhäute, fördert den Knochenwuchs, die Drüsentätigkeit und die Verdauung und hilft auch bei Schwangerschaftskomplikationen. Die verschiedenen Farbtöne wirken gemeinsam beruhigend auf das Nervensystem und werden den einzelnen Chakren je nach Farbe zugeordnet: die blauen Farbtöne dem Stirnzentrum, die farblosen dem Halszentrum, die grünen und rosafarbenen dem Herzzentrum und die gelben dem Nabelzentrum. Je nach der Farbe beseitigen sie auch die entsprechenden organischen Blockaden.

Malachit

Carbonat $Cu_2(OH)_2(CO_3)$

H – 3,5-4,5. **D** – 3,75-3,95. **F** – grün durch Beimengungen von Cu. **BM** – gelegentliche Vorkommen gemeinsam mit Azurit und Chrysokoll; selten Katzenaugeneffekt. **T** – durchsichtig, durchscheinend, opak. **G** – glasig bis diamantartig, bei faserigem Habitus seidig. **K** – monoklin: nadelige oder prismatische Kristalle, oft Zwillingsverwachsungen, Tropfsteine, Schichttexturen mit im Schnitt gestreifter oder blumenartiger Zeichnung. **GE** – Oxidationszonen der Kupferlager.

Der Malachit wurde seit der Antike als typischer Frauenstein betrachtet. Er symbolisierte die erotischen weiblichen Eigenschaften – Sinnlichkeit, Verführung, Anmut, Neugier – und wurde letztendlich aus der Sicht der Christenmoral zum Stein der teuflischen Verführung. Im alten Ägypten dagegen galt er als Stein der Hoffnung und des Vertrauens. Über Jahrhunderte wurde er als Farbstoff verwendet.

Name: Nach dem griechischen *malache* – sattgrüne Farbe – oder *malakos* – weich. **Fundorte:** Zaire, Sambia, Namibia, Simbabwe, Angola, USA, Russland, Chile, Mexiko, Nicaragua, Australien, Indien, China, Israel. **Astrologie:** Sternzeichen Stier. **Chakra:** Herz, bei Schmerzen und Blockaden alle Chakren. **Reinigung:** Malachit reagiert empfindlich auf Kosmetika und Schweiß, er ver-

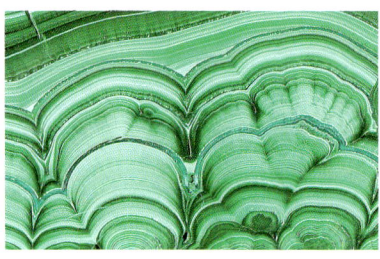

Malachit, Anschliff 110 mm, Zaire

liert seinen Glanz, deshalb sollte er nicht direkt auf dem Körper getragen werden. Nach der Reinigung mit Wasser sollte der Stein sofort abgetrocknet werden. Er wird einige Stunden lang bei Tageslicht auf einem Bergkristall geladen.

Die sich gegenseitig durchdringenden hell- und dunkelgrünen Farbtöne des Malachits bilden unendlich vielfältige Formen. Dieser bodenständige Stein er-

Schmuckgegenstände aus Malachit, Zaire

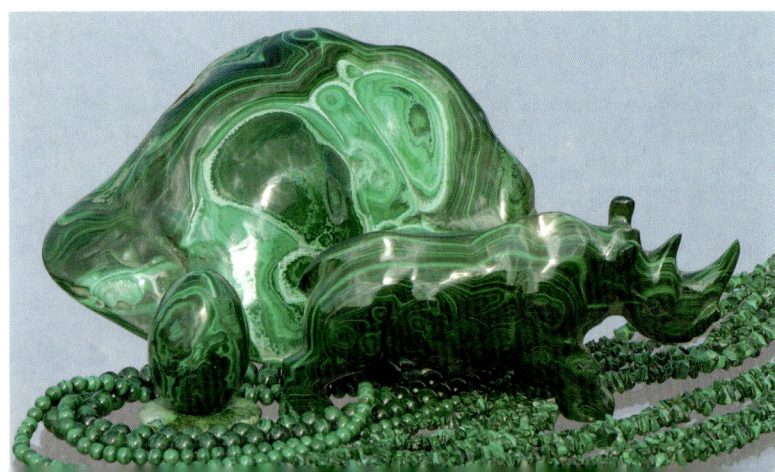

innert uns daran, dass auch unser Leben aus dunklen und hellen Tönen besteht. Das Leben ist voller Gegensätze, ohne die es das Leben nicht gäbe. Der Malachit lehrt uns, geduldig zu sein und auch Böses mit Ruhe durchzustehen, denn auch Enttäuschungen, Misserfolge oder das ungünstige Schicksal haben in unserem Leben ihren Sinn. Mit ihnen bezahlen wir die Erfahrungen, die für unsere weitere Entwicklung unentbehrlich sind. Dieser starke opake Stein, der sich in seiner Struktur nie wiederholt und in jedem Bruchstück seine eigene Individualität behält, fördert die Koordination der beiden Gehirnhälften, wodurch er die Gefühle und die Vernunft im Gleichgewicht hält. Er weckt unsere Liebe zu allem Lebenden und das Gefühl der Zusammengehörigkeit mit der Natur und ihren Gesetzen. Der Malachit ist zugleich ein Stein der Kreativität und der Veränderungen. Mit seiner Hilfe werden die Blockaden und Muster leichter beseitigt, die uns daran hindern, das Leben in seiner mannigfaltigen Schönheit intensiv und in jeder Sekunde voll zu genießen. Er zeigt uns, dass das Leben auf Erden nur durch Abenteuer und Bewegung einen Sinn hat. Der Malachit neutralisiert auch Gefühlsprobleme und weckt in unserer Seele Frieden und Harmonie. Er hilft uns, unangemessene Schüchternheit zu überwinden, die uns daran hindert, Gefühle offen zu zeigen. Er hilft auch, die geistige Konzentra-

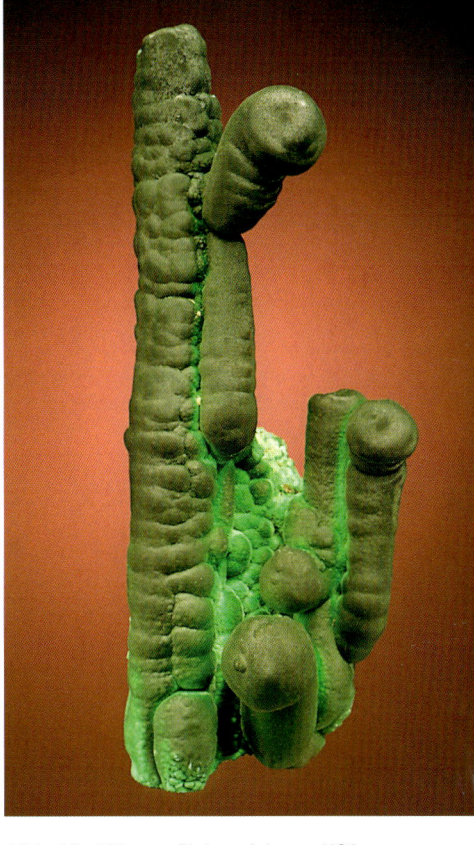

Malachit, 131 mm, Bisbee, Arizona, USA

tion zu erhalten und dadurch schnelle und intuitiv richtige Entscheidungen zu treffen.

Heilwirkungen: Wird der Malachit aufs Herz-Chakra aufgelegt, wirkt er positiv auf die Herztätigkeit. Im Bereich der anderen Chakren fördert er besonders in der Zeit der Rekonvaleszenz den selbstheilenden Prozess des Organismus. Er kann aber auch direkt auf die betroffenen Stellen aufgelegt werden. Seine beruhigende, reinigende Energie lindert Schmerzen und stärkt die Selbstverteidigungsreaktionen des Organismus. Er fördert die Magen-, Speicheldrüsen- und Milzfunktion. Er wird bei Sehschwäche, Asthmabeschwerden, Koliken, Vergiftungen, Rheuma, Menstruations- und Geburtsschmerzen empfohlen. Nicht zuletzt wirkt der Stein hemmend auf den Verlauf von Multipler Sklerose. Auf keinen Fall darf Malachit in Pulverform eingenommen werden. Auch das Malachitwasser ist nur mit Vorsicht zu verwenden!

Calcit

Carbonat CaCO$_3$

H – 3. **D** – 2,71-2,94. **F** – farblos, weiß, grau, rot, braun, grün, gelb, orange, blau, schwarz. Die Färbung wird durch Einschlüsse und Beimengungen von Fe, Mn, Co, Pb, Sr, Ba, Zn verursacht. Die rosa Verfärbung des *Manganocalcits* rührt von Mn-Beimengungen her. **BM** – beim so genannten *Isländischen Kalk* kann starke Doppelbrechung auftreten, bei den faserigen Varietäten Katzenaugeneffekt. **T** – durchsichtig, durchscheinend. **G** – matt, glasig oder perlmuttartig. **K** – trigonal: rhomboedrische und skalenoedrische, vorwiegend körnige und derbe Aggregate, die Kalkgestein bilden. **GE** – magmatisch, metamorph, sedimentär, hydrothermale Gänge, Oxidationszonen, Thermalquellen.

Calcit ist ein außerordentlich formenreiches Mineral. Bis jetzt wurden über 550 Kristallformen und darüber hinaus die unglaubliche Zahl von ca. 1500 verschiedenen Kombinationen beschrieben. Nach der indianischen Tradition schützt der Calcit besonders in der Nacht vor den Einflüssen der Geisterwelt.
Name: Nach dem lateinischen *calx* – Kalk. **Fundorte:** USA, Island, Mexiko, Russland, Großbritannien, Deutschland. **Astrologie:** Sternzeichen Zwillinge. **Chakra:** Je nach Farbe und Anwendungen. **Reinigung:** Der Calcit wird kurz unter fließendem lauwarmem Wasser abgespült, abgetrocknet und gute zwei Stunden auf einer Bergkristalldruse bei

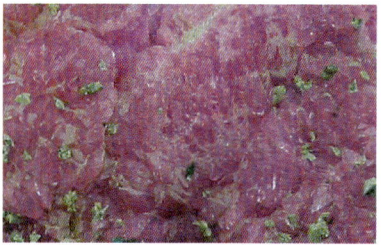

Manganocalcit, 30 mm, Tsumeb, Namibia

Tageslicht, aber nicht unter direkter Sonneneinstrahlung geladen.

Der Calcit verfügt über eine breite Farbskala, weshalb er praktisch in allen

Heilwirkungen: Der Calcit kräftigt den Knochenbau und hilft bei der Behandlung von Knochenerkrankungen, er reguliert den Stoffwechsel, aktiviert das Immunsystem und reinigt den Teint. Er hilft auch bei der Behandlung von Flechten, reguliert die Herztätigkeit und lindert Magen- und Darmbeschwerden. Er fördert die Blutgerinnung. Das Calcitwasser hilft bei zu weichen Nägeln und stärkt den Zahnschmelz.
Der orangefarbene Calcit hat im Vitalitäts-Chakra eine positive Wirkung auf das Verdauungssystem. Er verringert die Neigung zu Übelkeit und Schwindelanfällen und hemmt das Übersättigungsgefühl. Er wirkt krampflindernd. Darüber hinaus ist er wie alle anderen Calcite besonders wirksam bei Knochenerkrankungen. Der grüne Calcit reguliert Herzrhythmus und schwankenden Blutdruck, wirkt fiebersenkend, lindert Hitzewallungen und heilt Verbrennungen. Er unterdrückt heftige Schweißausbrüche, die durch Gefühlsregungen bedingt sind. Durch das regelmäßige Einnehmen von Calcitwasser kann die Bildung von Geschwürerkrankungen der Lunge verhindert werden. Der blaue Calcit hat eine positive Wirkung auf den Knochenbau, den Teint und den Zahnschmelz und reguliert die Schilddrüsenfunktion. Durch Massage mit dem Trommelstein können Nackenstarre und Krämpfe beseitigt werden.

Zentren des Körpers angewandt werden kann. Der farblose und der weiße Stein beeinflussen das Stirn-Chakra und das Dritte Auge, schärfen den Verstand, fördern die geistige Entwicklung und die Tatkraft und stärken das Gedächtnis. Seltener treten sie mit Fluorit und Pyrit durchwachsen auf. Der Fluorit symbolisiert das Geistige und Pyrit das Seelische, wobei der Calcit diese beiden höheren Prinzipien verbindet. Daraus ergibt sich eine erhöhte physische, mentale und spirituelle Aktivität. Der farblose Calcit beseitigt im Zentrum des Dritten Auges Vorurteile und veraltete Muster, die unsere gesamte harmonische Entwicklung behindern.

Der gelbe Calcit, der zum Nabel-Chakra und zum Solarplexus gehört, fördert das vegetative Nervensystem und den Stoffwechsel. Im Bereich des Nacken-Chakras stärkt er den geistigen und seeli-

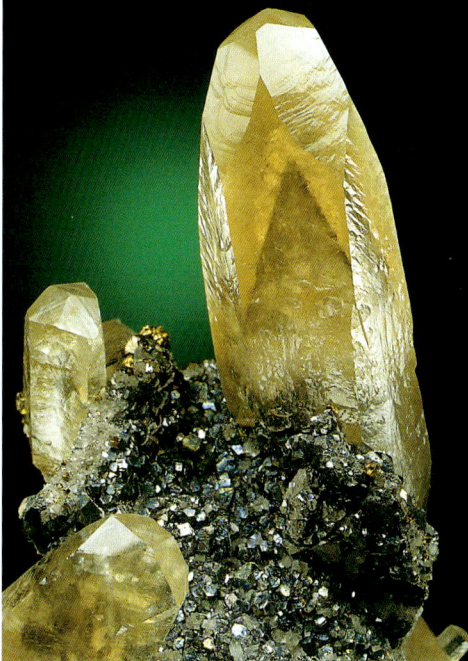

Calcit auf Galenit, xx 57 mm, Sweatwater Mine, Reynolds Co., USA

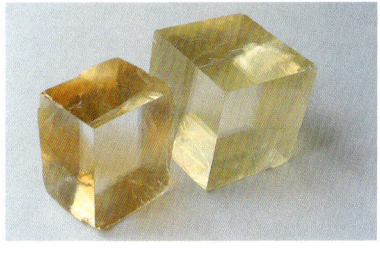

„Isländischer Kalk", Spaltformen 30 mm, Tunguska, Russland

schen Zustand der Sinne, ihren harmonischen Einklang und ihr gegenseitiges Gleichgewicht.

Der grüne Calcit ist der Stein der Hoffnung und der übersinnlichen Liebe. Er beseitigt die Barrieren des Intellekts, die den inneren Blick daran hindern zu erwachen und sich zu entwickeln. Er wirkt beruhigend, hilft uns, unsere Gedanken zu ordnen und zu klären, über unseren Schatten zu springen und das überholte Denken zu ändern. Im Herzzentrum, wo seine Wirkung am intensivsten ist, wer-

den die alten Emotionen von ihm aufgenommen und die gesunden geweckt und gestärkt.

Der blaue Calcit stärkt das Selbstbewusstsein und den Willen, die gesetzten Ziele zu erreichen.

Manganocalcit ist der Stein der Meditation, die meistgeschätzte und auch schönste aller Calcit-Varietäten. Er symbolisiert Gefühle, Mutterschaft und reine Liebe.

Grüne Calcitsteine, 25 mm, Mexiko

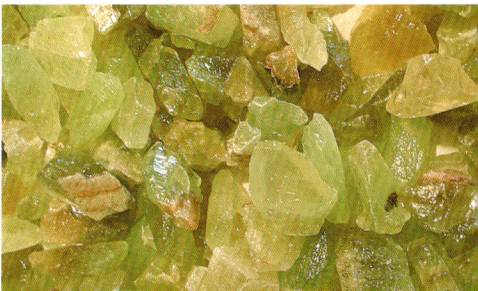

Azurit

Carbonat $Cu_3[(OH)(CO_3)]_2$

H – 3,5-4. **D** – 3,77. **F** – dunkles Azurblau, blauviolett durch Cu. **BM** – kann oft zusammen mit Malachit und Chrysokoll gefunden werden. **T** – durchsichtig, opak. **G** – glasig, matt. **K** – monoklin: tafelige oder kurzprismatische Kristalle, manchmal Zwillingsverwachsungen, sonst derb. **GE** – Oxidationszonen der Kupferlager.

Der Überlieferung nach wurde der Azurit im verlorenen Atlantis als allumfassendes Heilmittel verwendet. Sein Pulver wurde schon in frühester Zeit als Farbstoff verwendet.
Name: Nach der Farbe von arabisch *azul* – blau. Das Synonym *Kupferlasur* nach persisch *lazur*. **Fundorte:** USA, Chile, Australien, Zaire, Kenia, Namibia, Marokko, Spanien, Deutschland, Ungarn, Frankreich. **Astrologie:** Sternzeichen Fische; Azur-Malachit – Sternzeichen Steinbock. **Chakra:** Stirn, Drittes Auge und je nach Bedarf. **Reinigung:** Azurit ist von allen Steinen mit Kupferbeimengungen der empfindlichste. Seine Reinigung wird nur durch Meditation durchgeführt, da er auch sehr wasserempfindlich ist. Er wird auf einem Bergkristall außerhalb der Reichweite von direkten Sonnenstrahlen oder über Nacht bei Vollmond geladen.

Der Azurit gehört zu den mächtigsten Steinen. Durch sein dunkles Azurblau symbolisiert er Wissen und Weisheit. Er ist ein Stein der Meditation. Er aktiviert unsere Wahrnehmungskraft gegenüber den seelischen Bedürfnissen und der geistigen Erkenntnis, schärft die Intuition und die hellseherischen Fähigkeiten. Er hilft uns beim Erkennen und Verarbeiten der Tagesvisionen und der Nachtträume. Im Zentrum der Stirn öffnet sein Königsblau das Verbindungstor unseres wahren Ichs zum Göttlichen im Herzen durch eine reine allumfassende Liebe. Er regt dazu an, an sich selbst weiter zu arbeiten und den Dingen freien Lauf zu gewähren, sich vom Begehren und der Leidenschaft zu befreien. Denn wenn wir im dauerhaften Frieden unserer Seele leben, spüren wir um uns herum nur Liebe und Harmonie,

Azur-Malachit, 60 mm, Arizona, USA

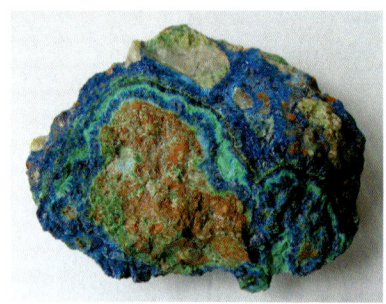

Heilwirkungen: Durch seine heilende und belebende Vibration trägt der Azurit zur Genesung von geschädigten oder verwundeten Organen bei. Er löst Blockaden, die eine rasche Genesung verhindern. Er stimuliert die Schilddrüsentätigkeit und aktiviert den Blutkreislauf. Das Azuritwasser fördert das Knochenwachstum und hilft bei der Knochenheilung.
Der **Azur-Malachit** stärkt das Immunsystem, hemmt das Geschwürwachstum und hilft dem Körper, sich der Schadstoffe zu entledigen. Er aktiviert die Tätigkeit der Leber, der Gallenblase und der Drüsen. Sein Wasser reinigt den Teint.

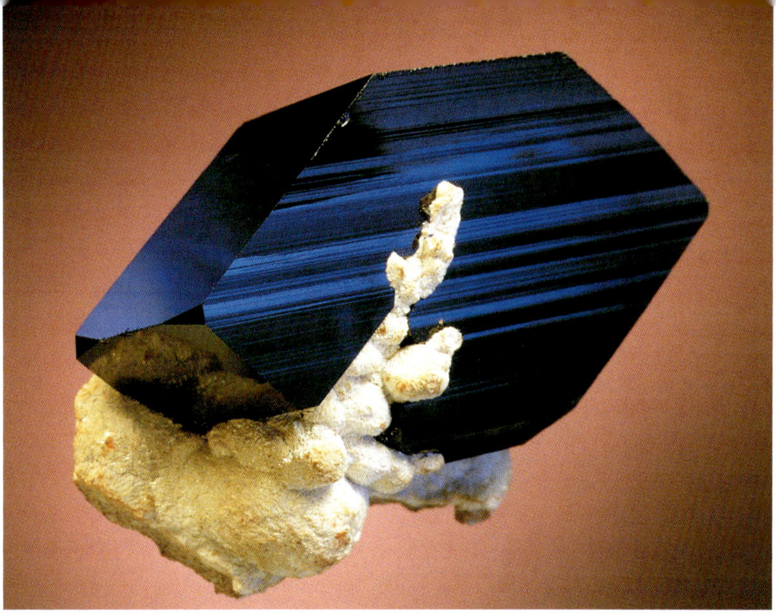

Azurit, 36 mm, Tsumeb, Namibia

wir sehen und suchen auch nichts Böses in den Seelen unserer Mitmenschen. Der Azurit hilft uns, geistig verwandte Menschen zu erkennen, in deren Gesellschaft wir Unterstützung, Einklang und reine Liebe erfahren. Azurit wirkt auch positiv auf unser Denken, die Reinheit der Charaktereigenschaften. Er stärkt das Zentralnervensystem, das Gedächtnis und die Konzentration. Er vertieft unser Bewusstsein und Mitgefühl, die Anteilnahme am Menschenschicksal, das Streben, den Bedürftigen zu helfen. Er schärft unser Wahrnehmungsvermögen gegenüber der Umwelt und dem Leben um uns.

Der *Azur-Malachit* (Verwachsung von Azurit mit Malachit) verbindet den Verstand und die Gefühle in harmonischem Einklang. Genauso wie der Azurit kann er zur Meditationsförderung auf das Stirn-Chakra aufgelegt werden. Er hilft uns bei der Lösung von inneren Konflikten und verhindert so vorbeugend das Entstehen von psychosomatischen Krankheiten und Beschwerden. Der Azur-Malachit ist ein Stein der Hoffnung in Zeiten, wenn uns der Schmerz und das Unglück unerwartet in die Tiefe der Hoffnungslosigkeit stürzen. Er löst die unterdrückten Emotionen, fördert das Mitgefühl und die Aufmerksamkeit gegenüber den Bedürfnissen unserer Nächsten.

Azurit auf Malachit, 50 mm, Morenci, Arizona, USA

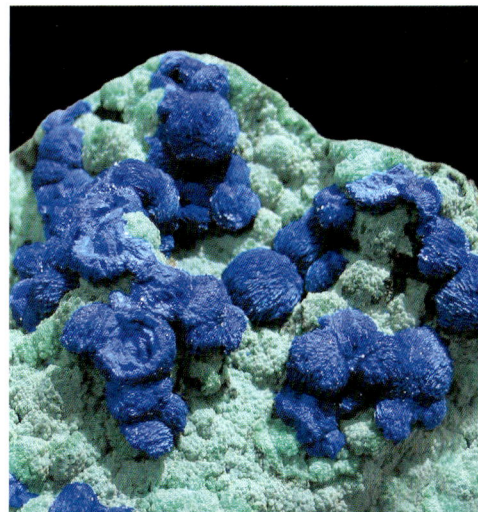

Magnesit

Carbonat MgCO$_3$

H – 3-4. **D** – 3,0-3,1. **F** – farblos, weiß, grau, gelblich, braun. **T** – durchsichtig bis durchscheinend. **G** – matt, glasig. **K** – trigonal: rhomboedrische, selten prismatische, tafelige und skalenoedrische Kristalle, sonst derb. **GE** – hydrothermale Gänge, metamorphes Gestein.

Der Magnesit symbolisiert durch seine schneeweiße Farbe Reinheit, Unschuld und Freiheit. Nach der Überlieferung schützt er vor falschen Freunden, ihren Intrigen und der falschen Liebe.
Name: Abgeleitet von dem chemischen Bestandteil Magnesium und von der Fundstätte im Norden Griechenlands, Magnesia. **Fundorte:** Österreich, Polen, Brasilien, China, Korea, USA, Republik Südafrika. **Astrologie:** Sternzeichen Waage. **Chakra:** Vorwiegend die Neben-Chakren der Hände, ansonsten überall wo seine Wirkung erforderlich ist. **Reinigung:** Unter fließendem lau-

Figuren aus Magnesit, 50 mm, USA

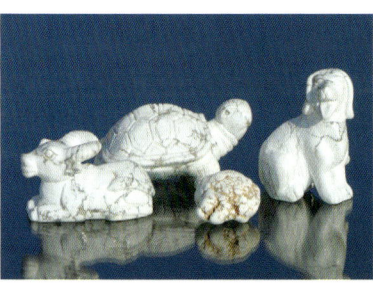

warmem Wasser oder über Nacht in einer Schüssel mit Wasser, am besten gemeinsam mit einem Bergkristall. Geladen wird der Stein zusammen mit einem Bergkristall in einer Vollmondnacht oder eine gute Stunde an der Sonne.

Der Magnesit ist vor allem ein Stein der Reinigung. Er stärkt psychisch unseren Willen und hilft dadurch, uns von Abhängigkeiten zu befreien, von allem, was die Gesundheit gefährden kann und dem Organismus schadet.
Er lehrt uns, uns selbst wahrhaftig zu lieben, denn nur wer sich selbst lieben kann, hat die besten Voraussetzungen, allen Lebewesen und auch der gesamten Umgebung Liebe schenken zu können. Die Wirkung des Magnesits ist in den Nebenzentren im Bereich der Handflächen am stärksten, aber er kann auch in allen anderen Zentren angewandt werden, wo eine Reinigung oder Beseitigung von Blockaden notwendig ist. Seine erdig weiße Farbe gleicht die bioenergetischen Ströme aus, wodurch zugleich der gesamte Organismus gereinigt wird und genesen kann.

Heilwirkungen: Der Magnesit wird bei neuralgischen Schmerzen empfohlen, bei Kopf-, Zahn- und Rückenschmerzen, bei Nebenhöhlenentzündungen, Rheuma, Muskelverspannungen, bei Venen-, Magen- und Darmkrämpfen, Gallenkoliken und Knochenerkrankungen. Er senkt den Cholesterinspiegel im Blut, aktiviert die Funktion der Schilddrüse und stärkt den Kreislauf. Er wirkt vorbeugend gegen Herz-attacken. Das Magnesitwasser reinigt das Blut, hilft bei der Behandlung von Zysten und bei Prostatabeschwerden. Äußerlich angewandt verhindert es übermäßige Schweißbildung. Bei regelmäßiger Einnahme morgens auf nüchternen Magen und tagsüber immer vor dem Essen wirkt es entwässernd und lindert das Hungergefühl, wodurch es auf natürliche Weise die Neigung zu Übergewicht verringert.

Chrysokoll

Silikat $(Cu,Al,Fe)_4H_4[(OH)_8(Si_4O_{10})] \cdot nH_2O$

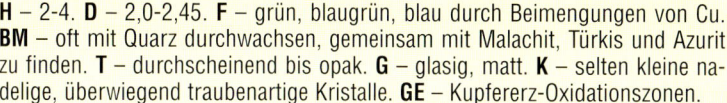

H – 2-4. **D** – 2,0-2,45. **F** – grün, blaugrün, blau durch Beimengungen von Cu. **BM** – oft mit Quarz durchwachsen, gemeinsam mit Malachit, Türkis und Azurit zu finden. **T** – durchscheinend bis opak. **G** – glasig, matt. **K** – selten kleine nadelige, überwiegend traubenartige Kristalle. **GE** – Kupfererz-Oxidationszonen.

Von Priestern wurde er bereits seit ältester Zeit als heiliger Stein verehrt und als Amulett getragen. In den Indianerkulturen sollte er vor Unfällen schützen und den Körper stärken.

Name: Nach dem griechischen *chrysos* – Gold und *kolla* – Leim. **Fundorte:** USA, Mexiko, Chile, Peru, Kanada, Israel, Republik Südafrika, Zaire, Simbabwe, Russland. **Astrologie:** Sternzeichen Zwillinge, Stier, Waage, Schütze und Wassermann. **Chakra:** Hals, Stirn, nach Bedarf auch andere Chakren. **Reinigung:** Genauso wie der Malachit reagiert der Chrysokoll sehr empfindlich auf Schweiß und Kosmetika. Da er auch keine hohen Temperaturen verträgt, kann er nach der Reinigung mit lauwarmem Wasser nur unter Einwirkung von indirektem Sonnenlicht geladen werden.

Der Chrysokoll, ein treuer Begleiter des Malachits, ist ebenso wie dieser ein Stein mit irdischen Farbtönen. Er symbolisiert Liebe und Harmonie. Wenn blaue Farbtöne überwiegen, sieht er dem Türkis sehr ähnlich. Er fördert unser Bedürfnis, mit den Naturgesetzen in Liebe und Einklang zu leben. Er stärkt unsere Sehnsucht, uns mit Mutter Erde für immer zu vereinen. Er hilft, sich bei der Meditation zu konzentrieren, das unruhige Herz und die Gedanken zu besänftigen, die Emotionen auszugleichen und den inneren Frieden zu bewahren. Er nimmt uns die Unruhe und die Schuldgefühle, die oft der psychischen Entspannung im Wege stehen.

Chrysokoll, 30 mm, Kongo

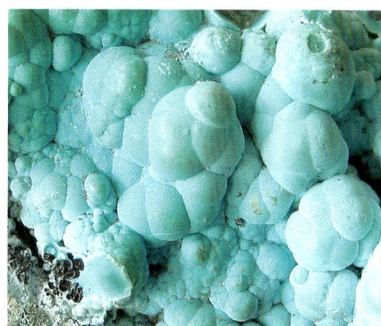

Heilwirkungen: Im Bereich des Stirn-Chakras senkt der Chrysokoll hohes Fieber und wirkt vorbeugend gegen Infektionen. Im Bereich des Hals-Chakras, das sein Hauptzentrum ist, lindert er Halsschmerzen, löst Nackenverspannungen und reguliert die Schilddrüsenfunktion. Im Nabelzentrum und im Vitalitätszentrum hemmt er die Bildung von Magengeschwüren, lindert Krämpfe und Verdauungsstörungen. Er wird auch bei Menstruationsbeschwerden und bei Risikoschwangerschaften empfohlen. In diesen Fällen wird der Stein auf das Stirnzentrum und im Bereich der Eierstöcke aufgelegt. Während der Wehen kann ihn die gebärende Mutter in der Hand halten, wodurch es zur Lockerung der Geburtswege kommt. Seine kühlende Wirkung wird auch durch Auflegen bei Verbrennungen genutzt. Die grünen Chrysokolle sind für das Herzzentrum geeignet, wo sie das unruhige Herz beruhigen und zu hohen Blutdruck regulieren.

Bernstein
(fossiles Baumharz)

Organische Verbindungen etwa $C_{10}H_{16}O$

H – 2-2,5. **D** – 1,05-1,096. **F** – honiggelb, orange, rot, elfenbeinweiß, braun, schwarz, selten blau oder grün. **BM** – lädt sich durch Reiben elektrostatisch auf; enthält organische Einschlüsse von Pflanzen und Tieren. **T** – durchsichtig bis opak. **G** – fettig, matt. **K** – amorph. **GE** – Versteinerung von Baumharzen.

Bernstein wurde bereits im Paläolithikum als Amulett geschätzt und galt in der Steinzeit als Zahlungsmittel. In der Antike war er ein wichtiger Bestandteil von Duftsalben. Er wurde auch als Heilmittel gegen schmerzhafte Entzündungen und bei Rheuma angewandt. Im Orient verwendet man ihn als Amulett gegen böse Geister, zur Vertiefung der

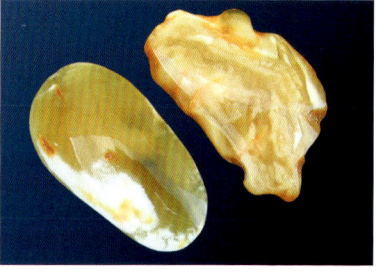

Bernstein, runder Findling 12 mm, Ostsee, Polen

Bernstein, Anschliff 70 mm, Ostsee, Polen

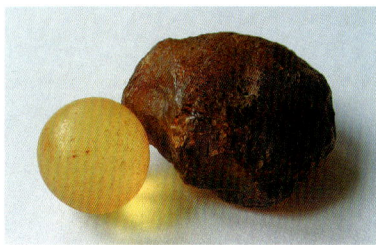

Meditation, beim Gebet und als Hilfsmittel beim Hellsehen.
Name: Aus dem mittelniederdeutschen *bernen* – brennen wegen der leichten Brennbarkeit. **Fundorte:** Deutschland, Dänemark, Polen, Litauen, China, Kolumbien, Neuseeland, Dominikanische Republik u. a. **Astrologie:** Sternzeichen Löwe, Zwillinge und Jungfrau. **Cha-**

Heilwirkungen: Bernstein kann auf alle Chakren und Körperbereiche aufgelegt werden, wo wir Druck, Spannung, Blockaden oder eine Störung verspüren. Seine stärkste Heilwirkung entfaltet er im Bereich des Solarplexus, wo er den gesamten Gesundheitszustand beeinflusst. Seine sanfte strahlende Vibration wirkt vor allem auf das Hormon- und Verdauungssystem. Wirkungsvoll ist er aber auch bei Erkrankungen der Harnwege, bei Gallen-, Magen-, Leber- und Darmbeschwerden sowie bei Asthma und Bronchitis. Er lindert Rheumaschmerzen, Gicht, Gelenkentzündungen, Arthritis und Arthrose. Er stärkt das Immunsystem, aktiviert den Stoffwechsel und die Schilddrüsenfunktion. Erleichterung bringt er auch bei Infektionen und anderen fiebrigen Erkrankungen. Mit dem Bernsteinwasser werden Hautprobleme behandelt sowie kleine Schürfungen, Ekzeme, Ausschlag und Allergien. Im Mund lindert es Schleimhautentzündungen. Bei Kältegefühl verleiht Bernstein uns das Gefühl von Wärme. In bestimmten Regionen wird ein Bernstein-Rohstück über Nacht in Wein gelegt. Der Wein wird dann auf nüchternen Magen schluckweise eingenommen, um die Verdauung zu fördern und den Magensäurespiegel auszugleichen.

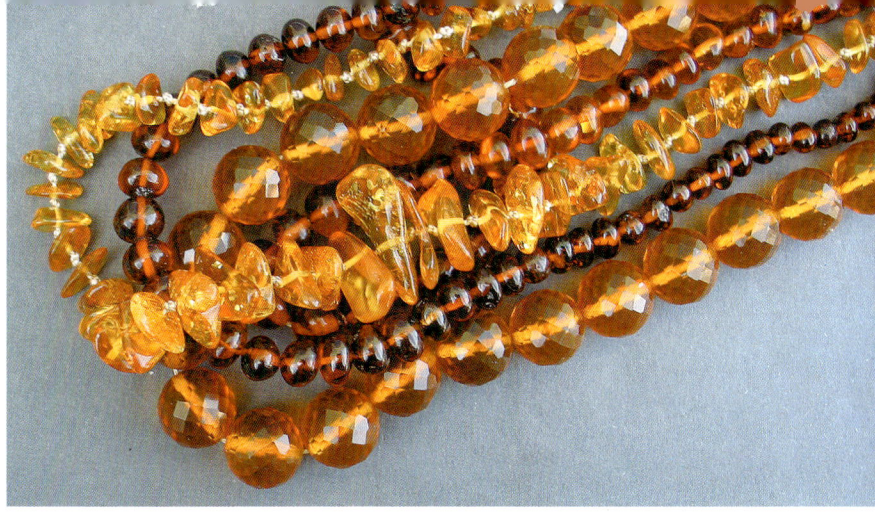

Halskette aus baltischem Bernstein, Polen

kra: Vorwiegend Nabel und Solarplexus. **Reinigung:** Kurz unter fließendem lauwarmem Wasser. Er ist Wärme- und sonnenempfindlich und wird deshalb nur kurz unter Einwirkung von indirektem Sonnenlicht geladen.

Bernstein ist einer der wenigen Edelsteine organischen Ursprungs. Es handelt sich um versteinertes, bis zu 50 Millionen Jahre altes Nadelbaumharz.

Schnitzerei aus baltischem Bernstein,
100 mm, Deutschland

Es ist mit Sonnenenergie geladen und hat die einmalige Fähigkeit, den ganzen Organismus zu durchleuchten und zu reinigen. Bernstein erhellt unsere Gefühlswelt, vertreibt trübe Gedanken, Depressionen und Hoffnungslosigkeit. Er weckt die Lebensfreude und bewirkt, dass wir uns von einfachen Dingen des irdischen Lebens verzaubern lassen und uns daran erfreuen. Er bekräftigt schicksalhafte Entscheidungen, durch die unsere weiteren Schritte positiv beeinflusst werden könnten. Er verleiht uns Gleichgewicht, Zufriedenheit und seelischen Frieden. Er aktiviert das positive Denken, den Willen und die Geduld.

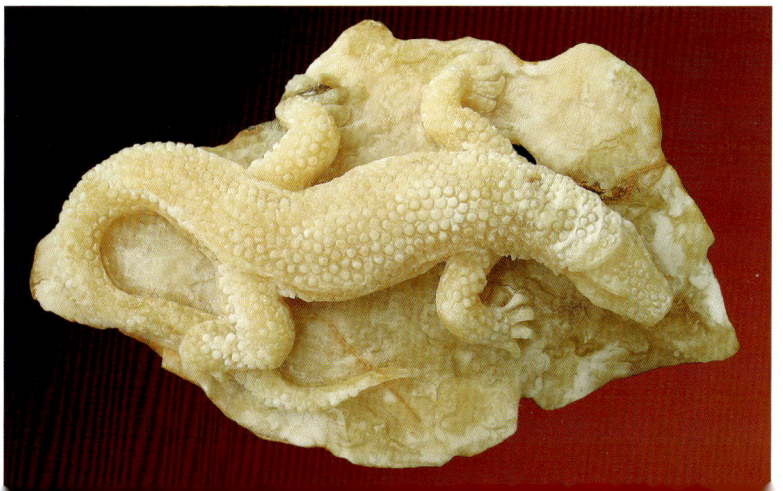

Perlen

Carbonat $CaCO_3+C_{32}H_{48}N_2O_{11}+H_2O$

(tierisches Erzeugnis von Muscheln, seltener von Schnecken)

H – 3-4. **D** – 2,60-2,85. **F** – weiß, gelblich, silbern, golden, rosa, bläulich, grün, schwarz, regenbogenfarben. **T** – durchscheinend, durchsichtig. **G** – perlmuttartig. **K** – rhomisch / trigonal. **GE** – ein Produkt von Muscheln im Meer- oder Süßwasser. Wenn in das Innere der Muschel ein Fremdkörper (Sandkörner, Parasiten) eindringt, wird dieser allmählich mit Perlmuttschichten umhüllt.

Die Perlen waren bereits den alten Ägyptern bekannt und auch bei Ausgrabungen in Mexiko wurden Perlen gefunden. Im alten Rom waren sie ein Symbol der Macht, der Weisheit und des Glücks, in den arabischen Ländern symbolisierten sie die Weisheit Gottes. Nach 100 bis 150 Jahren altern sie und sterben, ähnlich wie die Menschen, wenn ihre Zeit gekommen ist. Trotzdem oder gerade deshalb sind sie seit alters her sehr beliebt. Sie dienen als Amulett zum Schutz vor Unfällen, Unglück und Katastrophen. Werden sie als Halskette getragen, können sie den Willen stärken, sich von allen Abhängigkeiten zu lösen. **Name:** Nach dem lateinischen *perula*. **Fundorte:** Meeresperlen – Küste von Sri Lanka und Südindien, Persischer Golf und Rotes Meer, Tahiti, Japan, Mexiko, Panama, USA, Australien; Süßwasserperlen – China, Russland (Sibirien), USA (Stromgebiet des Mississippi), Japan. **Astrologie:** Sternzeichen Zwillinge, Krebs, Fische und Waage, die schwarze Perle Sternzeichen Steinbock. **Chakra:** Hals, Stirn und Vitalitäts-Chakra. **Reinigung:** Die größte Schwäche der Perle liegt in ihrer großen Empfindlichkeit. Durch allmähliches Austrock-

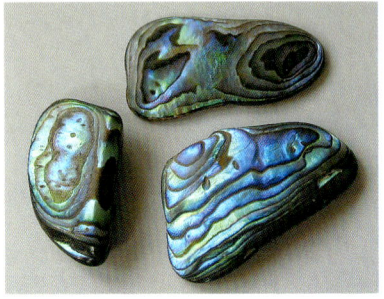

Perlmutt der Pauamuschel, 30 mm, Indien

nen bilden sich Risse und schließlich zerfällt sie Schicht für Schicht. Deshalb sind Perlen in der Pflege sehr anspruchsvoll. Austrocknung schadet ihnen ebenso wie zu hohe Feuchtigkeit, Hitze, starke Temperaturschwankungen, Schweiß, Säuren und Kosmetika. All dies verkürzt ihre Lebensdauer. Die Perlen werden kurz unter fließendem lauwarmem Wasser gereinigt, abgetrocknet und auf einem Bergkristall in einer Vollmondnacht oder bei Tageslicht ohne direkte Sonneneinstrahlung geladen.

Die Perle ist der Edelstein des Meeres, das Symbol der Veränderungen und der

Heilwirkungen: Die Heilwirkung der Perlen ist sporadisch. Im Allgemeinen fördern sie den Genesungsprozess bei Erkrankungen mit psychosomatischen Ursachen. Auf dem Stirn-Chakra stärken sie die Nerven und die Intuition, lindern Schmerzen und senken Fieber. Auf dem Hals-Chakra helfen sie bei Atemwegsentzündungen, auf dem Vitalitäts-Chakra regulieren sie die Funktion der Milz und des Darmtrakts. Das Perlenwasser fördert die Tätigkeit der Nebenniere und die Fruchtbarkeit.

Reinheit, der Spiegel unserer geistigen Entwicklung. Sie zeigt uns, wie wir, obwohl klein und unterdrückt, im verborgenen Geheimnis unserer Seele die Vollkommenheit und unglaubliche Schönheit erlangen können. Die schwarzen Perlen schützen uns vor Gefahren und falschen Freunden. Durch ihre Entstehung zeigt uns die Perle, dass jede schmerzhafte Erfahrung, die uns im Leben wiederfährt, uns der Vollkommenheit, Reinheit und Erlösung näher führt. Ähnlich wie der Edelopal haben auch Perlen die Fähigkeit, die Folgen unserer karmischen Ursachen zu steigern und sollten deshalb von moralisch schwächeren Menschen gemieden werden. Durch die Perlen kommt das durch uns zugefügte Leid immer zurück, entweder als Krankheit oder als ein Unglück, wobei wir wiederum durch Güte die Glückseligkeit erleben können. Nach manchen alten Lehren wird es nicht emp-

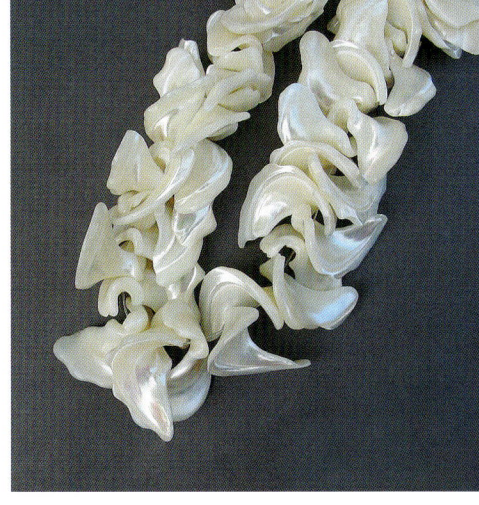

Halskette aus Perlmutt, Indischer Ozean

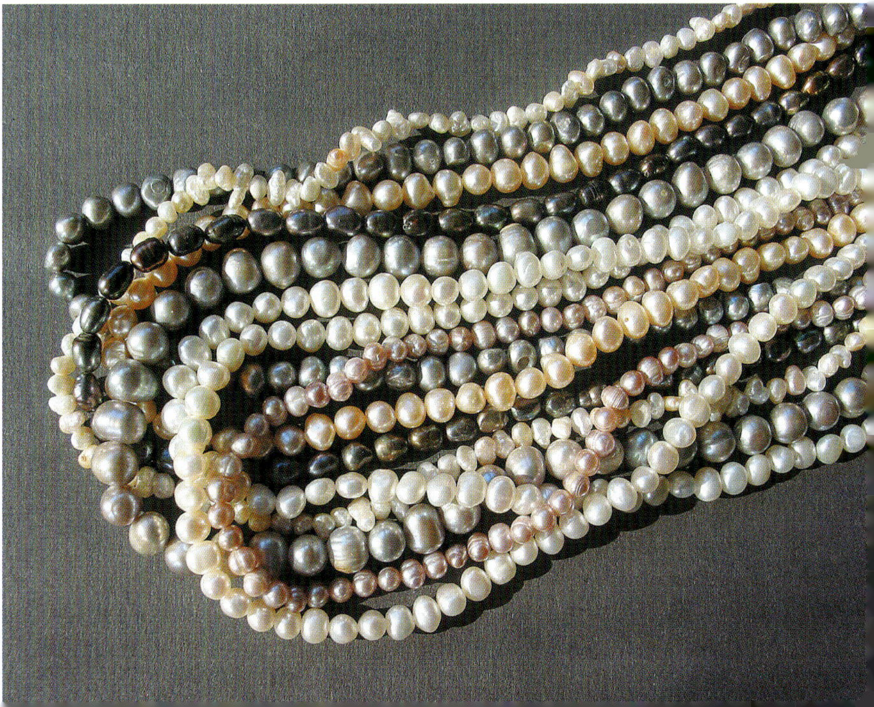

fohlen, Perlen unter andere Edelsteine zu setzen. Dies gilt vor allem für den Diamanten, denn bei einem möglichen seelischen Konflikt kann diese Disharmonie noch verstärkt und gesteigert werden.

Bunte Perlen, Indischer Ozean

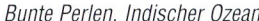

Korallen

Carbonat $CaCO_3$ + organische Substanzen

(Stützgerüst kleiner Meerespolypen)

H – 3-4. **D** – 2,6-2,7. **F** – weiß, silbrig-perlmuttfarben, rot. Die rote Farbe wird durch Beimengungen von Fe verursacht, weitere Beimengungen sind $CaSO_4$, Na_2SO_4, K_2SO_4, $MgCl_2$, J. Blaue und schwarze Korallen bestehen aus organischer Hornsubstanz. **T** – opak. **G** – matt bis glasig. **K** – trigonal. **GE** – Stützkonstruktion kleiner Polypenarten.

Bis jetzt wurden bereits 6000 Korallenarten beschrieben. Bereits im Neolithikum wurden Korallen als Schmuck getragen. Bei den Kelten wurden besonders rote und rosafarbene Korallen verehrt. Seit Urzeiten gelten sie als starker Schutzstein. Im alten Ägypten wurden sie in die Gräber gelegt, da man glaubte, sie könnten den Verstorbenen vor dem Einfluss der dunklen Mächte beschützen und ihn so sicher ins Jenseits begleiten.

Name: Nach dem lateinischen *corallium* oder dem griechischen *korallion*. **Fundorte:** Tunesien, Algerien, Italien, Korsika, Sardinien, Sizilien, Frankreich, Spanien, Japanisches Meer, Küste von Taiwan, bei der Insel Midway im Pazifischen Ozean, Hawaii-Inseln, im Indischen Ozean, Rotes Meer, Südchinesisches Meer, Kamerun. **Astrologie:** Sternzeichen Skorpion. **Chakra:** Weiße Korallen – Stirn und Drittes Auge; rot – Grund-Chakra und Herz; rosa – Herz; blau – Hals; schwarz – Nabel und Solarplexus. **Reinigung:** Korallen werden

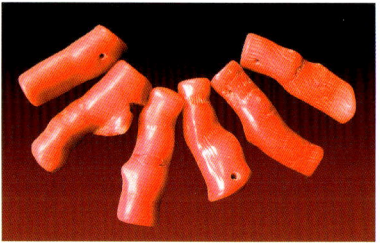

Rote Korallen, 30 mm, China

entweder in Meerwasser oder in einer schwachen Meersalzlösung gereinigt. Wegen ihrer Empfindlichkeit gegen Sonnenlicht werden sie nur bei Tageslicht geladen.

Am häufigsten und entsprechend leicht zu erwerben sind die weißen Korallen. Ihre reinigende Wirkung befreit uns von bedrückenden und dunklen Gedanken, von negativen Visionen und Gefühlen. Sie wecken unser positives Denken und Fühlen, helfen, unsere geistige Reinheit und Ordnung zu erhalten, schärfen die

Heilwirkungen: Weiße Korallen helfen bei der Heilung von Knochenerkrankungen wie zum Beispiel Osteoporose oder Rachitis, aber auch bei Harnwegerkrankungen. Sie lindern Hustenanfälle und Asthmabeschwerden. Das Korallenwasser stärkt den Zahnschmelz und die geschwächte Sehkraft. Rote Korallen sind wirksam bei der Behandlung von Blutarmut, bei Störungen des Blutkreislaufs, bei Sterilität, unregelmäßiger Menstruation und Risikoschwangerschaften. Sie fördern die sexuelle Begierde und erleichtern die Geburt. Rosa Korallen regeln die unregelmäßige Herztätigkeit, entfernen Schadstoffe aus dem Organismus und lindern Gliederschmerzen. Schwarze Korallen helfen bei der Behandlung von bösartigen und gutartigen Tumoren, heilen Abszesse und eitrige Furunkel.

Sinne und stärken den Intellekt. Die schönsten Korallen sind rosa oder rot. Rote Korallen symbolisieren die Mutterschaft, sie sollten von jeder werdenden Mutter als Halskette getragen werden. Sie schützen die gesunde Entwicklung des Kindes im Mutterleib. Ihre rote Vibration der Liebe bleibt dem Kind sein Leben lang erhalten. Die rosa Korallen helfen bei der Meditation, da wir durch sie Harmonie und innere Ruhe erfahren können. Sie lösen Depressionen, beruhigen die seelische Aufruhr und aufgewühlte Sinne. Schwarze Korallen beschützen uns auf Reisen und stärken unsere Aura gegen ungünstige Einwirkungen und gegen Intrigen der Umwelt. Sie schützen uns vor schwarzer Magie

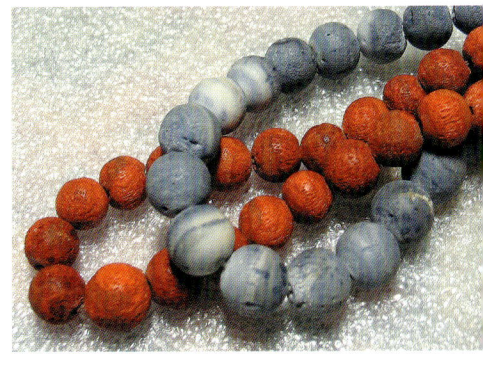

Halsketten aus roten und blauen Korallen, Indischer Ozean

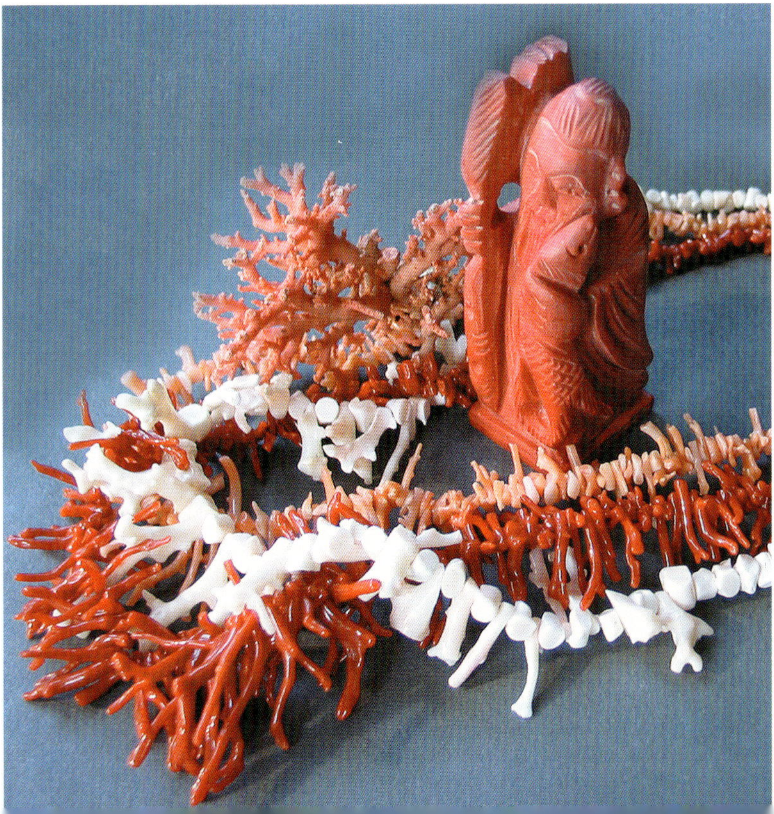

Bunte Korallen, Figur 50 mm, Indischer Ozean

und vor dem bösen Blick. Blaue Korallen sind sehr selten. Im Halszentrum stärken sie die Fähigkeit, Gedanken und Gefühle zu äußern.

Gold

H – 2,5-3. **D** – 15,5-19,28. **F** – leuchtend gelb, Beimengungen von Ag, Cu, Pa, Rn, Bi, Fe. **BM** – hohe Schmiedbarkeit, guter Stromleiter. **T** – undurchsichtig, dünne Blättchen blaugrün durchscheinend. **G** – metallisch. **K** – kubisch: selten kubisch oder oktaedrisch, meist Körner, Schuppen, Kieselsteine, so genannte Nuggets oder als Dendriten in Quarzadern. **GE** – hydrothermale Gänge, Seifen.

Gold kommt in der Natur sehr häufig vor, aber es tritt nur in verstreuter Form auf. Es befindet sich nicht nur in Gesteinen und Mineralien, sondern auch in Pflanzen, im Wasser, besonders im Meereswasser, und sogar im menschlichen Körper. Es wurde bereits im Altertum sehr geschätzt und bis heute symbolisiert es Macht, Reichtum, die Reinheit der göttlichen Sonnenenergie, die Sonne selbst – die Leben spendende Kraft überhaupt. Durch seine Widerstandsfähigkeit gegen Säuren und Verwitterung ist Gold die Königin der Metalle.

Name: Indoeuropäischen Ursprungs. **Fundorte:** Russland, Australien, Neuseeland, USA, Kanada, Republik Südafrika, Japan, Neuguinea, Indien, Mexiko, Brasilien, Rumänien. **Astrologie:** Sternzeichen Löwe. **Chakra:** Besonders Nabel-Chakra, weitere nach Bedarf.

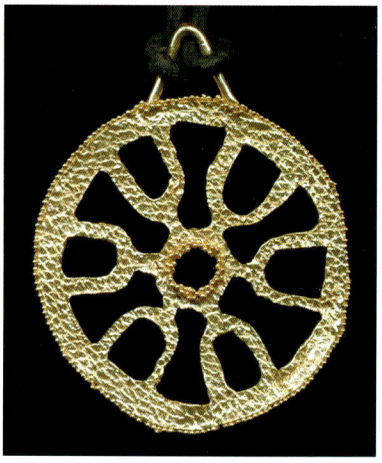

Replik eines goldenen Keltenschmuckstücks, 30 mm

Goldblättchen aus Seifen, 1 mm, Jakutsk, Russland

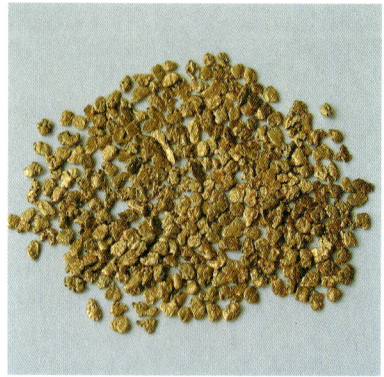

Reinigung: Kurz unter fließendem lauwarmem Wasser oder über Nacht in einer Schüssel mit Wasser, am besten mit einem Bergkristall. Gold ist ein sehr guter Stromleiter, deshalb reicht eine kurze Ladezeit an der Sonne.

Die goldene leuchtende Vibration dieses Metalls hat zwar einen physischen Einfluss auf das Nabelzentrum und auf den Solarplexus, das „Sonnengeflecht", aber es kann wegen seiner Fähigkeit, auch auf höheren Geistesebenen zu wirken, auch im Stirn- und Scheitelzentrum angewandt werden. Mit seiner Hilfe finden wir den Sinn des Lebens, was wir zugleich im praktischen Leben voll nutzen können. Auf der geistigen Ebene unterstützt uns dieses Metall bei der Meditation, in unserer Ausdauer, Bescheidenheit und in der ergebenen Liebe zu Gott. Es unterdrückt das Ego und aktiviert die Intuition. Gold ist aber vor allem ein Element der ewigen Jugend. Es wirkt positiv auf den Stoffwechsel und verzögert infolgedessen auch den Alterungsprozess. Die seelische und geistige Vitalität, der Wille, auch in schwierigen Situationen nicht aufzugeben, führt auch im alternden Körper zur Belebung aller Organfunktionen. Bis ins hohe Alter bleiben wir aktiv und halten somit unseren Organismus im Gleichgewicht. Gold fördert das Selbstvertrauen und Selbstbewusstsein. Es hilft, Depressionen und Weltschmerz zu überwinden, schenkt innere Ruhe und beruhigt bei Ängsten vor Krankheit und Tod.

Gold im Muttergestein, 80 mm, Jílové, Tschechische Republik, Nugget 16,6 g, Quarzite, Arizona, USA

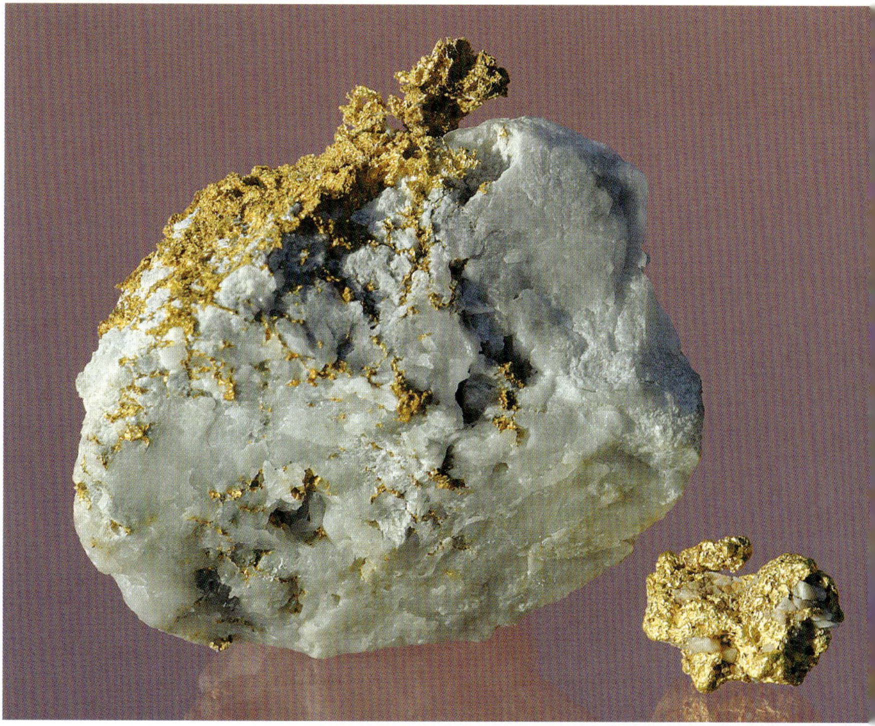

Silber

H – 2,5-3. **D** – 9,2-12,0. **F** – metallisch weißgrau, durch Verwitterung verfärbt es sich schwarz und wird matt, Beimengungen Au, Hg, Bi, Sb, Cu, As. **BM** – schmiedbar, guter Stromleiter. **T** – undurchsichtig. **G** – metallisch. **K** – kubisch: selten kubisch, meist Blättchen, Drähte, Dendriten und Nuggets. **GE** – hydrothermale Gänge, Sedimente. Außer in reiner Form tritt Silber auch als Silbererz gemeinsam mit anderen Elementen und Mineralien auf.

Silber wurde bereits in alten Kulturen wegen seiner guten Schmied- und Schmelzbarkeit zur Herstellung von Schmuck- und Kultgegenständen verwendet. Es hat gegenüber dem Gold einen großen Nachteil, nämlich seine Unbeständigkeit, seine schnelle Verwitterung, bei der es sich in Silbersulfid umwandelt.
Name: Nach der altgermanischen Bezeichnung *silbur*. **Fundorte:** USA, Kanada, Norwegen, Tschechische Republik, Peru, Bolivien, Chile, Russland, Kasachstan, Australien, Schweden. **Astrologie:** Sternzeichen Wassermann. **Chakra:** Grund-Chakra oder direkt auf die betroffenen Stellen. **Reinigung:** Nach kurzer Reinigung unter einem lau-

Traditionelle indische Silberkorallen

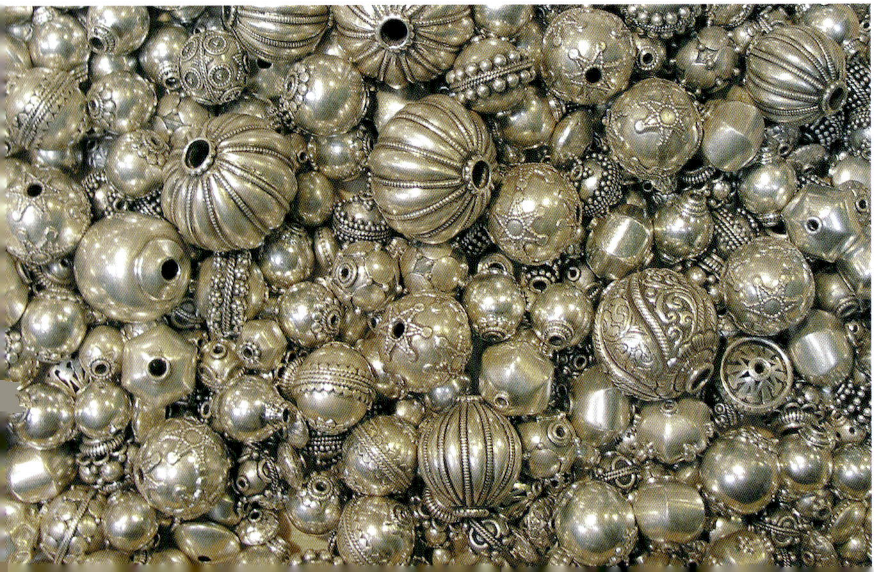

warmen Wasserstrahl wird das Silber abgetrocknet und unter Einwirkung direkter Sonnenstrahlen (keine Mittagssonne) geladen.

Durch seine zentrale Wirkung gehört Silber zwar zum Grundzentrum, es beeinflusst aber ebenso wie alle anderen Edelmetalle auch das Scheitel- und Stirnzentrum. Wie auch Gold und Kupfer kann es durch Zellerneuerung und Belebung des gesamten Nervensystems den Alterungsprozess verzögern. In problematischen Situationen, wenn der Mensch geschwächt ist, oder im höheren Alter aktiviert Silber die gesamte physische und psychische Energie zur Erhaltung der reibungslosen Funktion aller wichtigen Organe und zur Lebens-

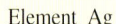

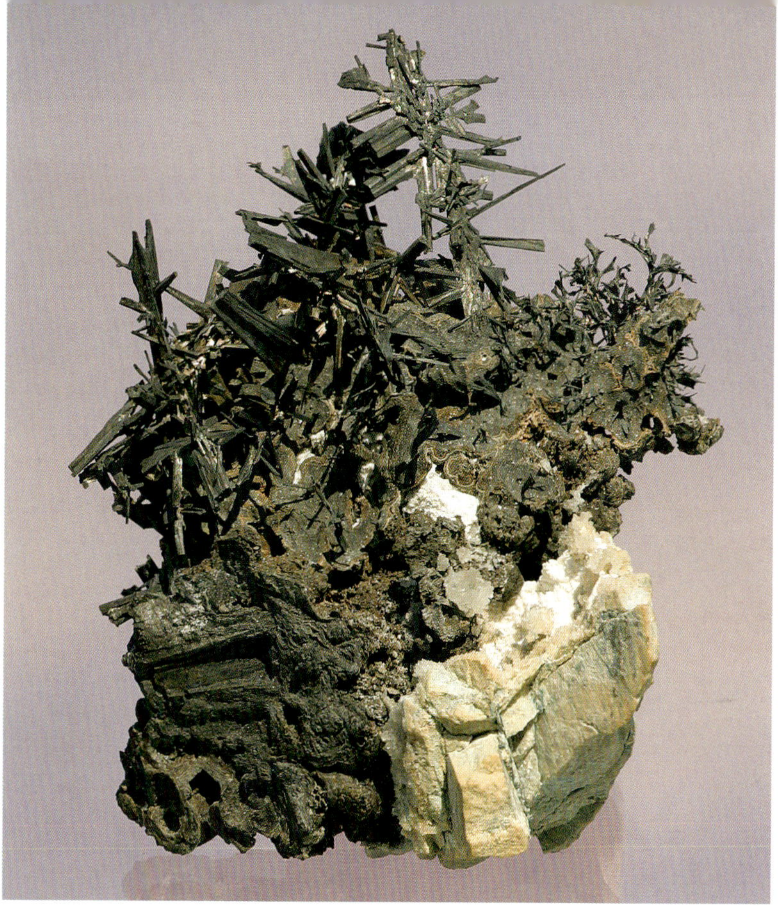

Silber, Pseudomorphose nach Dyskrasit, 80 mm, Příbram, Tschechische Republik

erhaltung. Im Stirn- und Scheitelzentrum fördert es die Meditation und das Zielbewusstsein. Es lindert Erregung und Wutanfälle genauso wie die darauf folgenden Schuld- und Reuegefühle. Durch das Silber erfahren wir, dass wir nur durch Demut, Geduld und natürliches Leben im Einklang mit dem Rhythmus der Natur die innere Ruhe finden, die uns ermöglicht, in Liebe und Weisheit unser Schicksal zu erfüllen.

Heilwirkungen: Silber fördert das vegetative Nervensystem, wodurch es zugleich die Funktionen aller Organe harmonisiert und ins Gleichgewicht bringt. Es reguliert die Drüsentätigkeit, lindert Schmerzen, Fieber und die Morgenübelkeit bei Schwangeren. Wird es auf das Nabel-Chakra aufgelegt, hilft es bei gleichzeitiger regelmäßiger Einnahme des Wassers vor dem Essen bei der Behandlung von Magengeschwüren. Es schwächt Epilepsieanfälle. Auf dem Grund-Chakra stärkt es bei Inkontinenz die Harnblase. Genauso wie Gold fördert auch Silber das energetische und heilende Potenzial aller Edelsteine.

171

Platin

Element Pt

H – 4-4,5. **D** – 14,0-19,0. **F** – silbern bis stahlgrau, Beimengungen Fe, Ir, Os, Pd, Rn, Ni, Ru, Cu, Au. **BM** – hohe Schmiedbarkeit, guter Stromleiter. **T** – undurchsichtig. **G** – metallisch. **K** – kubisch: selten kubisch, meist Körner, Schuppen oder so genannte Nuggets. **GE** – ultrabasisches Gestein, Seifen.

Platin war bereits im alten Ägypten sowie bei den Ureinwohnern von Amerika bekannt. Seine ungewöhnlichen Eigenschaften wie der hohe Schmelzpunkt (1755° C), Beständigkeit und Widerstandsfähigkeit waren aber bis vor kurzer Zeit noch unbekannt.

Name: Nach dem spanischen *plata* – eine andere Bezeichnung für Silber, da es anfänglich für eine Varietät des Silbers gehalten wurde. **Fundorte:** Russland, Republik Südafrika, USA, Kanada, Kolumbien, Ecuador, Brasilien, Australien, Neuseeland. **Astrologie:** Sternzeichen Löwe. **Chakra:** Stirn. **Reinigung:** Unter einem lauwarmen Wasserstrahl oder in einer Schüssel mit Wasser, am besten zusammen mit einem Bergkristall. Es kann unter Einwirkung direkter Sonnenstrahlung geladen wer-

den, und zwar so lange, bis wir spüren, dass es wieder voller Leben spendender Energie ist.

Platin fördert unsere Beständigkeit und Widerstandsfähigkeit, Mut, Ausdauer, moralische Standhaftigkeit, Verlässlichkeit, Treue, Besonnenheit und Zielstrebigkeit. Es unterdrückt andererseits alle psychischen Hemmungen, die uns daran hindern, uns zu öffnen und zu entspannen. Es hilft, sich auf die eigenen Fehler

Platinring mit Saphir

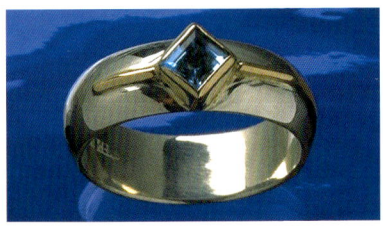

zu konzentrieren, Eitelkeit und Arroganz zu unterdrücken und zuletzt auch die Verschlossenheit zu beseitigen. Einfach gesagt ist Platin das Element des festen Charakters. Wenn wir im Einklang mit den ethischen Gesetzen leben, beschützt es uns, ist unser Schutzengel. Es beschützt unsere Aura und verhindert, dass sie durch fremde Wirkung geschwächt und gestört wird.

Platin, 8 mm, Konder, Russland

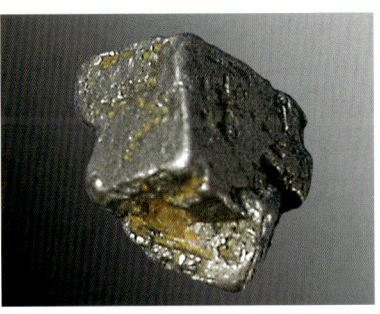

Heilwirkungen: Ähnlich wie Gold verzögert Platin den Alterungsprozess. Wird es auf das Stirnzentrum aufgelegt, lindert es Migräne und Kopfschmerzen, Ohrenschmer- zen, löst verstopfte Nebenhöhlen und lindert deren Entzündung. Das Platinwasser erhält den jugendlichen Teint und beseitigt Schadstoffe aus dem Organismus.

Kupfer

Element Cu

H – 2,5-3. **D** – 8,3-9,3. **F** – kupferrot bis braun, durch Oxidation dunkler, Beimengungen von Fe und Au. **BM** – hohe Schmiedbarkeit und Ziehbarkeit, guter Strom- und Wärmeleiter. **T** – undurchsichtig, dünne Blättchen sind grünlich durchscheinend. **G** – metallisch. **K** – kubisch: selten kubisch, oktaedrisch oder dodekaedrisch, meist als Skelett- und dendritische Aggregate. **GE** – hydrothermale Gänge.

Kupfer kommt von allen Edelmetallen in der Natur am häufigsten vor. Wegen seiner Schmiedbarkeit und Ziehbarkeit, wodurch es sehr leicht zu bearbeiten ist, war Kupfer bereits bei den ersten Zivilisationen sehr beliebt. Die Entdeckung von Bronze, einer Legierung aus Zinn und Kupfer, gab einer ganzen Epoche der Menschheitsgeschichte den Namen. **Name:** Lateinischer Name *cuprum* nach dem Fundort Zypern. **Fundorte:** USA, Kanada, Australien, Russland, Chile, Großbritannien, Schweden, Frankreich. **Astrologie:** Sternzeichen Skorpion. **Chakra:** Überall, wo Blockaden zu beseitigen sind. **Reinigung:** Kupfer wird nur kurz unter einem Wasserstrahl gespült, abgetrocknet und für ein bis zwei Stunden unter Einwirkung von direktem Sonnenlicht geladen.

Kupfer kann in fast allen Zentren als Element der Reinigung und Energie eingesetzt werden, das durch seine geballte ir-

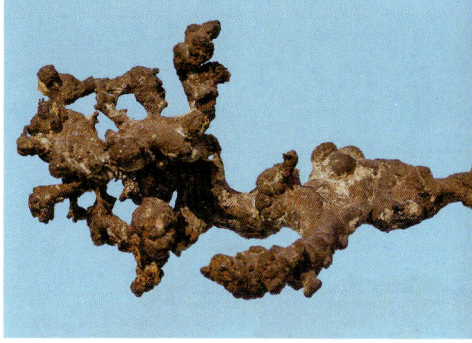

Kupfer, 90 mm, Rudabánya, Ungarn

dische Vibration alle Blockaden beseitigt. Es stärkt die Konzentration, fördert das Selbstvertrauen und Selbstbewusstsein, vertreibt Apathie, gleicht Gefühlsschwankungen aus, beruhigt das unruhige Herz, Erregung und Hysterie, lindert Ängste vor dem Tod. Es belebt die Fantasie, Erotik und sexuelle Potenz.

Heilwirkungen: Kupfer ist ein wirkungsvolles Mittel gegen Entzündungen – gegen innere durch Einnahme des Wassers und gegen äußere durch direktes Auflegen. Dem ersten Zentrum des Grund-Chakras führt es die natürliche Energie der Erde zu. Im Zentrum des Solarplexus stärkt es das vegetative Nervensystem. Es fördert die Tätigkeit der Leber, der Galle, der Nieren und der Lunge. Es hilft bei der Heilung von chronischen Erkrankungen der Harnblase und der Harnwege, reinigt das Blut, hilft bei Anämie, reguliert den Blutkreislauf und die Drüsentätigkeit. Es lindert Fieber, Venenkrämpfe und schmerzhafte Regelblutungen bei Frauen. Es hilft bei Ischias, rheumatischen Erkrankungen und Erkrankungen der Gelenke, bei Epilepsie und bei übermäßiger nächtlicher Schweißbildung. Es stärkt das Immunsystem. Wird es als Wasser auf nüchternen Magen eingenommen, ist es sehr wirksam gegen Darmpilze. Es soll der Überlieferung nach auch die Widerstandsfähigkeit des Organismus gegen Infektionskrankheiten wie zum Beispiel Grippe, Röteln und Mumps fördern.

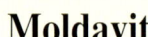

Moldavit

(Tektit im Stromgebiet der Moldau)

Oxid 60-80 % SiO_2 + 10 % Al_2O_3

H – 5,5-6,5. **D** – 2,21-2,96. **F** – grün in verschiedenen Schattierungen, braungrün, braun; mährische Moldavite sind dunkler, eher bräunlich und halb durchscheinend, flach, meist größer, aber auch seltener. **BM** – oft abgeflachte Formen, häufig Gasinklusionen. **T** – durchsichtig, durchscheinend. **G** – glasig. **GE** – wahrscheinlich handelt es sich um Gläser, die vor 15 Millionen Jahren bei einem Meteoriteneinschlag entstanden.

Die ältesten Funde von bearbeiteten Moldaviten stammen aus der Steinzeit. Moldavit war ebenso wie Feuerstein und Obsidian ein geeignetes Material zur Herstellung von Werkzeugen. Später wurde er wegen seiner natürlichen Schönheit, die an Edelsteine erinnerte, als Amulett getragen. Seit der Zeit des Jugendstils wird Moldavit als Juwelenstein geschätzt.
Name: Nach der deutschen Benennung des Flusses Moldau. **Fundorte:** Tschechische Republik, selten in Anschwem-

Moldavit, Besednice, Tschechische Republik, Australit, 25 mm, Northern Territory, Australien, Libysches Glas, Ägypten

mungen in Österreich und in Deutschland bei Dresden. **Astrologie:** Sternzeichen Zwillinge. **Chakra:** Herz, Stirn, Scheitel. **Reinigung:** Moldavit wird besonders sorgfältig im lauwarmen Wasser gereinigt. Geladen wird er nur bei mildem Sonnenlicht oder in der Nacht bei zunehmendem Mond.

Unsere Seele ist oft von negativen Erlebnissen wie mit Blei beschwert. Diese Blockaden können wir nur dann abbauen, wenn wir uns der Gegenwart öffnen, welche die einzige echte Wirklichkeit darstellt. Moldavit unterstützt uns beim Streben nach dem Zustand der dauerhaften, bewussten Gegenwart ohne

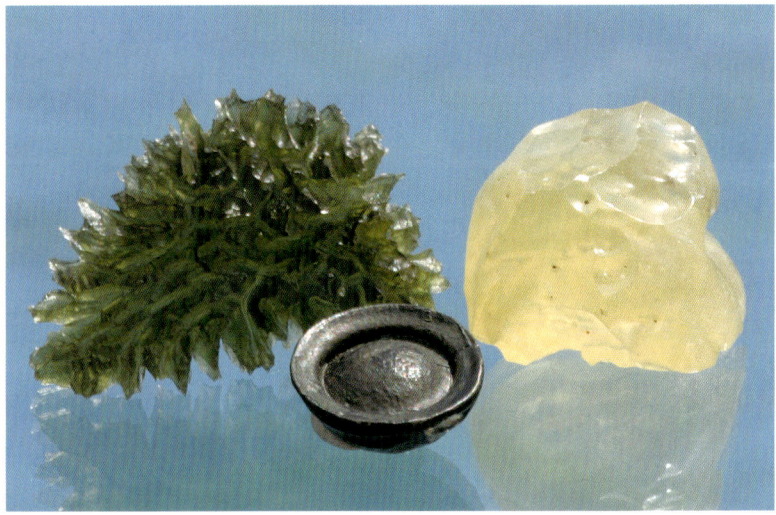

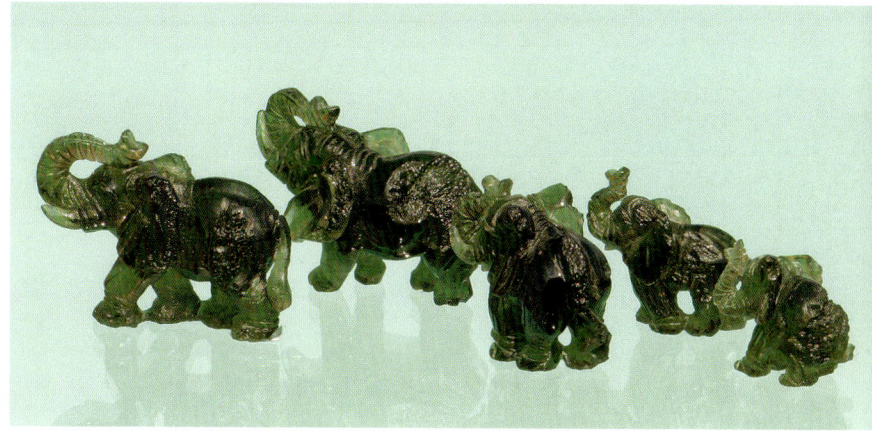

Moldavitfiguren, 30 mm, Südböhmen, Tschechische Republik

belastende Erinnerungen, Vorstellungen und Zukunftsängste. Wir streifen so auf ganz natürliche Weise und für immer die Fesseln ab und gelangen damit zu einer nie erlebten neuen Freiheit und zu der so notwendigen Leben spendenden Energie, die wir sonst für unnütze Dinge verschwenden. Die feinen Vibrationen des Moldavits wecken in uns hellseherische und telepatische Fähigkeiten. Wenn wir auf unserem geistigen Wege bereits fortgeschrittener sind, weckt er in uns jenes durchscheinende Licht, das Geschenk der Geschenke, die Erleuchtung. Moldavit hilft, sich von den materiellen Interessen, von der Sehnsucht zu begehren und zu besitzen, zu lösen, was die unumgängliche Voraussetzung für das Erreichen der echten Erkenntnis ist. Er hilft uns, die Probleme einfach und logisch zu lösen, die uns auf den ersten Blick unlösbar erscheinen. Er hilft uns, ohne fremde Hilfe mit Gesundheitspro-

blemen fertig zu werden, die im Bereich unserer Möglichkeiten, unseres Willen und unserer Macht stehen. Moldavit ist ein Stein der Reinheit des Herzens auf allen Ebenen. Er sollte vor allem von Menschen mit schlechten Eigenschaften auf dem Herzen getragen werden, da er mehr als andere Steine unser niedriges Ich, unser Ego, unterdrückt.

Moldavit, 35 mm, Besednice, Tschechische Republik

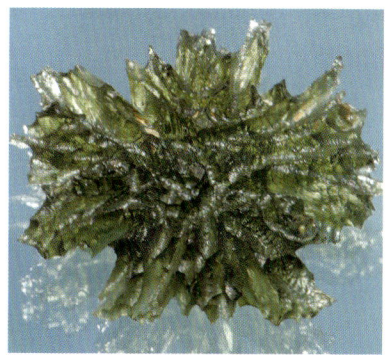

Heilwirkungen: Moldavit hilft bei der Behandlung von Infektionserkrankungen, bei Beschwerden der Atemwege, fördert die Bildung von weißen Blutkörperchen, stärkt das Immunsystem. Gemeinsam mit dem grünen Meteorit wirkt er vorbeugend gegen Krebs. Er aktiviert das Nervensystem.

175

Tektite

Oxid 60-80 % SiO_2 + 10 % Al_2O_3

H – 5,5-6,5. **D** – 2,27-2,52. **F** – überwiegend schwarz, dunkelgrün, grau, farblos, gelb. **BM** – typisch abgeflachte Gebilde, Gasinklusionen (Bläschen). **T** – durchsichtig, durchscheinend, undurchsichtig. **G** – glasig. **GE** – es handelt sich mit größter Wahrscheinlichkeit um Gläser, die durch Schmelzen der Gesteine nach einem Meteoriteneinschlag auf der Erde entstanden sind.

Die meisten Tektite sind schwarz, und so wie beim Moldavit richten sich ihre Benennungen nach den Fundorten: *Indochinit, Billitonit, Philippinit (Rizalit), Javait, Australit*. In Kasachstan wurde der so genannte *Irgisit* gefunden und in Tasmanien das graue *Darwinglas*. Aus Texas kommt der schwarze *Bediasit* und aus Georgia der dunkelgrüne *Georgianit*. Von der Elfenbeinküste stammt der *Ivorit*. Eine Ausnahme unter den Tektiten bildet der durchsichtige *Libysche Glas* mit gelber Färbung. **Name:** Nach dem griechischen *tektos* – geschmolzen. **Fundorte:** Siehe die oben genannten Bezeichnungen. **Astrologie:** Sternzeichen Zwillinge. **Chakra:** Hände und Stirn. **Reinigung:** Die schwarzen Tektite beseitigen unsere Blockaden, wodurch sie große Mengen negativer Energie absorbieren. Sie müssen deshalb sehr sorgfältig und lange im

Tektite, derbe Formen, 70 mm, Mao Ming, Guangdong, China

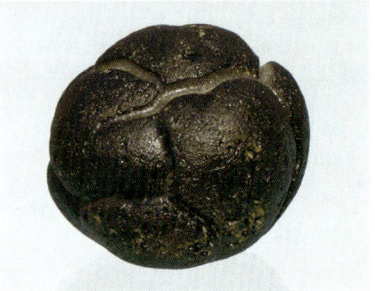

Philippinit, 60 mm, Manila, Philippinen

lauwarmen Wasser, das wir mehrmals auswechseln, gereinigt werden. Tektite sind gegen Temperaturschwankungen nicht so empfindlich wie der Moldavit und können deshalb unter Einwirkung von direkten Sonnenstrahlen längere Zeit geladen werden.

Tektite haben eine gleichwertige Wirkung auf die Seele wie auf den Körper, den sie vor schädlichen Strahlungen beschützen sollen. Die schwarzen Varietäten, die zu den Nebenchakren der Hände gehören, zerstören unsere Blockaden, die uns daran hindern, den Lebenssinn in seinem wahren Wesen zu sehen. Bei der Meditation helfen sie, unsere Gedanken auf einen Punkt zu konzentrieren.

Heilwirkungen: Tektite fördern einen gesunden Schlaf ohne Alpträume und eine gesunde Weltsicht im täglichen Alltagstrott.

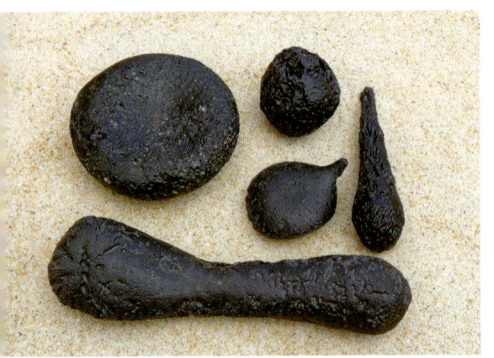

Meteorite

H – 4-5. **D** – 7,3-7,6 **F** – rostbraun. **BM** – Widmannstättensche Figuren (geometrische Gebilde bei Ätzung polierter Oberflächen), selten sind Peridotkörner beigemengt. **T** – undurchsichtig. **GE** – außerirdisch.

Die bekanntesten sind die Eisenmeteorite, es gibt aber auch Steinmeteorite und die Kombination von Stein und Eisen. Die Ansichten über Meteorite und ihre Wirkung auf unsere Gesundheit und unser Schicksal sind grundlegend verschieden. Von manchen werden sie als Boten von Hungerjahren, Kriegszeiten und Pest angesehen, andere sehen in ihnen Himmelsboten und tragen sie als Amulette und Glücksbringer.
Name: Nach dem griechischen *meteoron* – Himmelserscheinung. **Fundorte:** Die bekanntesten Funde stammen aus Namibia und den USA. **Astrologie:** Schutzstein für alle Sternzeichen. **Chakra:** Scheitel-Chakra, Chakra des Dritten Auges und des Solarplexus. **Reinigung:** Ein Meteorit ist ein Metallgebilde, das bei Kontakt mit Wasser korrodiert. Die Reinigung erfolgt durch positives Denken und Meditation. Er wird so oft und so lange wie möglich unter freiem Himmel in Sternennächten oder an wolkenlosen, sonnigen Tagen geladen.

Der Meteorit – ein Bote des unendlichen Raums des Universums. Bei der Medita-

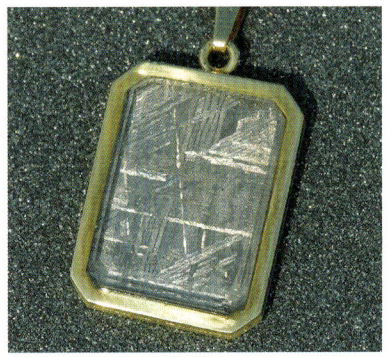

Geschliffener Eisenmeteorit in Gold gefasst, Namibia

tion sehen wir durch ihn auch in unserem eigenen Mikrokosmos den Sinn des Lebens in seinem eigentlichen Wesen. Unsere geistigen Visionen, die uns den wahren Weg zeigen, werden von ihm entziffert. Er hilft uns, in unser Inneres zu sehen, unsere Gedanken auf einen Punkt zu konzentrieren. So können wir den leuchtenden Mittelpunkt erleben, in dem sich wie im Brennpunkt des Lichts unser ganzes Wesen konzentriert.

Heilwirkungen: Meteorite verschaffen Beruhigung bei Nervosität, Linderung von Krämpfen und Muskelverspannungen, Hilfe bei der Behandlung von Tumoren und gestörter Drüsenfunktion. Sie aktivieren das Immunsystem und helfen bei Allergien. Sie wirken fördernd auf die gesunde Lebertätigkeit, wodurch die Ausscheidung der Schadstoffe aus dem Körper erleichtert wird. Meteorite lindern häufig auftretende Kopfschmerzen. Sie fördern die Bildung von Hämoglobin und roten Blutkörperchen, die in der Blutbahn für ausreichenden Sauerstofftransport ins Gewebe sorgen. Die so gewonnene Vitalität und Energie spiegeln sich wider in einer Stärkung von Willen und Ausdauer, in einem aktiven Leben, das wir auch im fortgeschrittenen Alter führen können. Auf diese einfache Weise verzögert sich auch der Alterungsprozess. In der Nähe des Computers schützen Meteorite vor der schädlichen Strahlung.

Obsidian
(vulkanisches Glas)

Oxid überwiegend SiO$_2$

H – 5-6. **D** – 2,3-3,0. **F** – schwarz, grau, schwarzgrau *(Mahagoni-Obsidian),* silbern, goldfarben, bläulich, grünlich, mit weißen Cristobalitkristallen *(Schneeflocken-Obsidian), Regenbogen-Obsidian.* Die verschiedenen Farben werden durch Inklusionen und Beimengungen verschiedener Elemente verursacht. **BM** – Irisieren, Katzenaugeneffekt. **T** – durchsichtig bis undurchsichtig. **G** – glasig. **K** – amorph: derb mit gasig-flüssigen Inklusionen. **GE** – vulkanisch.

Obsidian lässt sich gut bearbeiten, hat scharfe Bruchkanten und wurde deshalb bereits in der Altsteinzeit häufig zur Herstellung von Werkzeugen, Messern und Waffen verwendet. Den Indianern diente er als wichtiger Kultgegenstand. Er wird auch heute als Schmuckstein bearbeitet.
Name: Nach dem Römer Obsius, von dem er in Äthiopien gefunden und nach Rom gebracht wurde. **Fundorte:** USA, Mexiko, Guatemala, Nicaragua, Ecuador, Äthiopien, Armenien, Japan, Russland, Slowakei, Ungarn. **Astrologie:** Sternzeichen Skorpion, Waage und Steinbock. **Chakra:** Vorwiegend Chakra der Beine, Grund-Chakra und überall, wo sich Blockaden befinden. **Reinigung:** Unter fließendem lauwarmem Wasser oder über Nacht in einer Schüssel mit

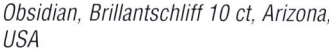

Obsidian, Brillantschliff 10 ct, Arizona, USA

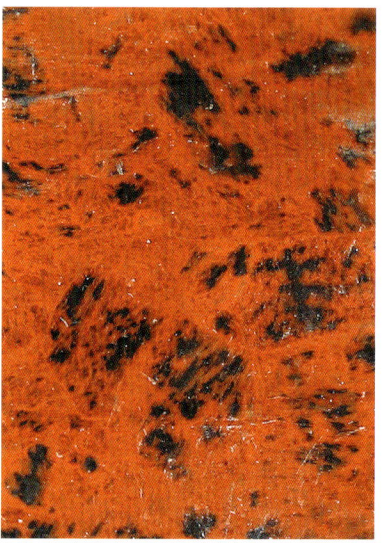

Mahagoni-Obsidian, Anschliff 55 mm, Mexiko

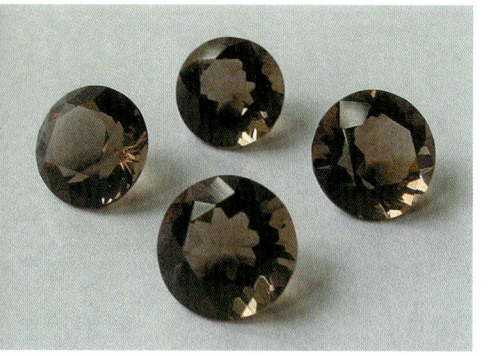

Wasser, am besten mit einem Bergkristall. Geladen wir er unter Einwirkung von direkten Sonnenstrahlen, morgens oder abends. Nur der Regenbogen-Obsidian, der sehr empfindlich auf Hitze und starkes Licht reagiert, wird in einer klaren Sternennacht bei zunehmendem Mond oder bei Vollmond geladen.

Obsidian – das Vulkanglas, ergossen aus den Tiefen der Erde. Obwohl Obsidian in verschiedenen Farben und Schattierungen zu finden ist, gehört der schwarze zu den meistgeschätzten und -verwendeten. Am wertvollsten sind der **Regenbogen-Obsidian** (irisierend in ganzen Farbspektrum) und die so genannten **Apachentränen**, kleine Kieselsteine, die in Arizona zu finden sind. Beide sind im Unterschied zu den anderen geläufigen schwarzen Varietäten durchscheinend bis durchsichtig. Der schwarze Obsidian gehört mit seiner Wirkung zum Neben-Chakra der Fußsohlen, kann aber trotzdem auch in allen höheren Zentren wirkungsvoll angewandt werden, sogar in den geistigen Chakren. Während der Meditation führt er uns in unser Inneres. Dort kann sein schwarzes Strahlen alle Blockaden brechen und beseitigen, die unsere Reinigung verhindern. Es ist eine radikale Reinigung, deshalb ist es empfehlenswert, auch einen Bergkristall mit anzuwenden. Dessen weißes Strahlen bringt ein heilsames Licht in diese dunklen Tiefen, das uns hilft, diesen schmerzhaften Prozess leichter zu überwinden. Der schwarze Obsidian ist sehr stark, aber oft auch unberechenbar und sollte deshalb nicht allzu oft angewandt werden. In unreinen Händen kann er sogar zur schwarzen

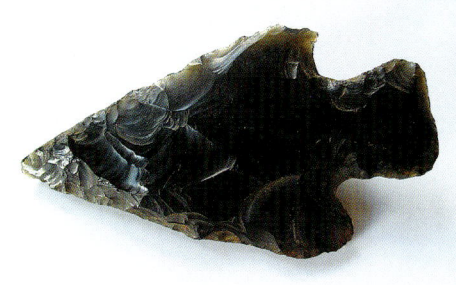

Pfeilspitze aus Obsidian, 70 mm, Mexiko

Magie führen. In guten Händen hingegen schützt er uns vor negativen Einflüssen aus der geistigen Welt des Jenseits. Im Stirnzentrum hilft er uns, mit dem inneren Blick das Wesen des Bösen zu erkennen und es im Zentrum des Herzens zu zerstören. Der **Schneeflocken-Obsidian** wirkt durch die Cristobalit-Inklusionen nicht so heftig und aggressiv wie die schwarzen Varietäten. Er verleiht uns Selbstvertrauen und die Kraft, der Unbill und den Schwierigkeiten des Lebens zu trotzen. Er lässt uns persönliche Missgeschicke als Belehrungen für die Zukunft verstehen. Die schwarze Farbe symbolisiert die ge-

Obsidian, Anschliff 100 mm, Mexiko

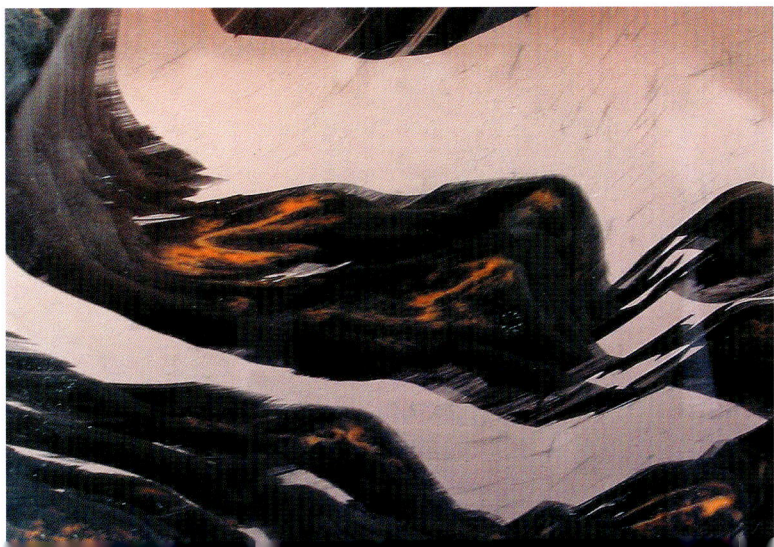

Heilwirkungen: Der schwarze Obsidian lindert Schmerzen und Muskelverspannungen. Er fördert den Energiefluss in allen Chakren und ist an allen Stellen wirksam, wo psychosomatische Blockaden entstehen. Der *Schneeflocken-Obsidian* kann erfolgreich zur Vorbeugung gegen Virusinfektionen angewandt werden, da er das Immunsystem stärkt. Er fördert auch den Stoffwechsel und die Zellregeneration, erhöht niedrigen Blutdruck und unterstützt die Hautdurchblutung. Das Wasser des *Mahagoni-Obsidians* hilft bei Allergien, Entzündungen, Darmpilzerkrankungen und Übelkeit, schützt das Verdauungssystem und lindert Krämpfe. Der *Regenbogen-Obsidian* stärkt den Willen und die Ausdauer bei dem Streben, sich von schädlichen An-gewohnheiten und der Abhängigkeit von Tabak, Alkohol, Drogen und Medikamenten zu befreien. Er harmonisiert das Nervensystem und die gesamte Tätigkeit aller Organe und Drüsen zu einer sich gegenseitig ergänzenden Einheit. Er aktiviert das Immunsystem und schärft die Sinne. Die so genannten *Apachenttränen*, aufgelegt auf das Zentrum des Solarplexus oder auf das Nabel-Chakra, können Stress lindern und somit bei Störungen der Magen-Darm-Tätigkeit vorbeugend bzw. heilend wirken. Das Wasser schützt den Verdauungstrakt vor Virusinfektionen, sonstigen Infekten und Entzündungen. Äußerlich angewandt heilt es den Teint und schützt ihn vor Beschädigung durch Giftstoffe, Ozon und Sonnenstrahlen.

ballte Energie der Erde, die weiße Farbe dagegen steht für das geistige Licht. Dieser Einklang der Gegensätze lehrt uns, sie nicht als entgegengesetzte Kräfte zu betrachten, sondern als harmonische Verbindung des Geistigen und des Körperlichen. Ohne eine solche Verbindung wäre das Leben auf Erden nur eine trockene Einöde. Der *Mahagoni-Obsidian* fördert Scharfsinn, Konzentration und logisches Denken. Er ist deshalb ein guter Stein bei verschiedenen Prüfungen, bei denen er zugleich auch das Lampenfieber und die Angst vor dem Versagen unterdrückt. In dem goldglänzenden schwarzen Obsidian finden wir einen guten Helfer bei der Behandlung von allen psychosomatischen Erkrankungen im Anfangsstadium. Er hilft auch bei Neurosen, psychischen Störungen und Zwangshandlungen. Er lindert Depressionen, beugt Trägheitszuständen vor und hilft uns, aktiver zu leben und nicht zurückzublicken. Der schwarze *Regenbogen-Obsidian*, der in der ganzen Farbskala schimmert, ist das seltenste von allen vulkanischen Gläsern. Mit seiner Hilfe können wir uns selbst in allen Ebenen unseres Körpers beobachten. Wir erreichen somit die Fähigkeit, den ungünstigen Vorfällen, die uns psychisch und körperlich schaden könnten, vorzubeugen. Bei der Meditation auf das Stirnzentrum aufgelegt, wird er

Schneeflocken-Obsidian, Anschliff 60 mm, USA

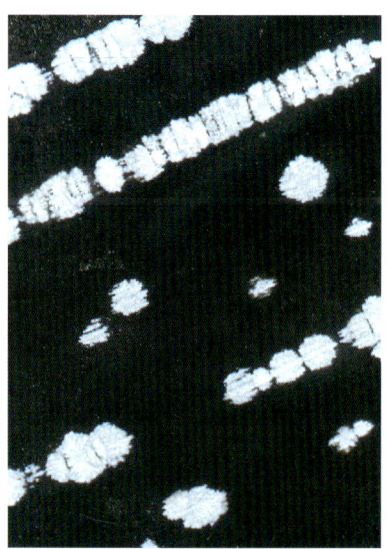

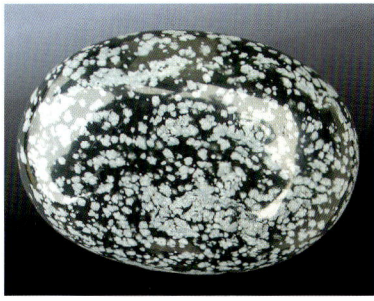

Schneeflocken-Obsidian, 40 mm, Mexiko

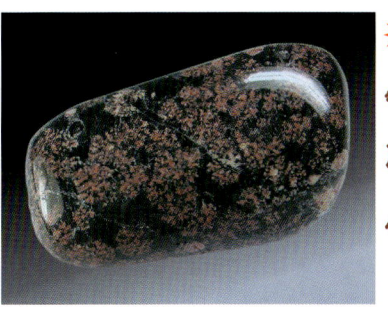

Schneeflocken-Obsidian, 30 mm, Mexiko

zum Träger des geistigen weißen Lichts. Die so genannten **Apachentränen** sind eine durchsichtige Varietät des schwarzen Obsidians in ovaler Form. Sie aktivieren unsere Intuition und hellseheri-

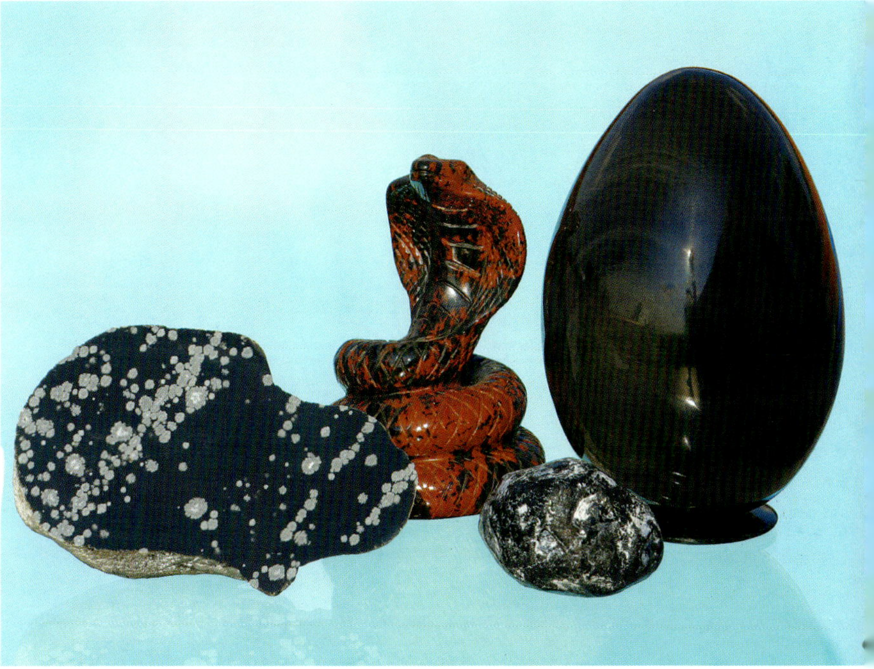

Schneeflocken-, Mahagoni-, Regenbogen-Obsidian (Ovalform 70 mm) und „Apachenträne", Mexiko

schen Fähigkeiten. So können wir die Ursachen verschiedener Unfälle erkennen und sind durch den Stein gegen ihre Folgen geschützt. Sie lindern Depressionen und Lethargie. So wie alle anderen Obsidian-Varietäten haben auch die Apachentränen die Fähigkeit, psychosomatische Blockaden zu brechen und zu zerstören.

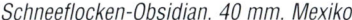

Rhyolith

Ergussgestein mit über 70 % SiO$_2$

H – 5,5-7. **D** – 2,7-2,9. **F** – *Australischer Rhyolith* – grün bis braun mit bläulichen Chalcedon-Inklusionen, die Färbung wird durch Chlorite verursacht; *Leoparden-jaspis* – beige, braun bis rot mit dunkel abgegrenzten Glasinklusionen, Färbung durch Beimengungen von Fe; *Sternachat* – erdfarbener Rhyolith mit sternartigen Achat-Inklusionen. **BM** – das so genannte *Australische Amulett* (Sternachat). **T** – undurchsichtig, stellenweise durchsichtig. **G** – matt. **GE** – Magmatit.

Name: Nach dem griechischen *rhyx* – Lavastrom. **Fundorte:** Grüner Rhyolith – Australien, USA; Leopardenjaspis – Mexiko, Republik Südafrika; Sternachat – Deutschland, Polen, Mexiko, Russland, Australien. **Astrologie:** Sternzeichen Steinbock. **Chakra:** Australischer

Chrysanthemenrhyolith, 60 mm, Mexiko

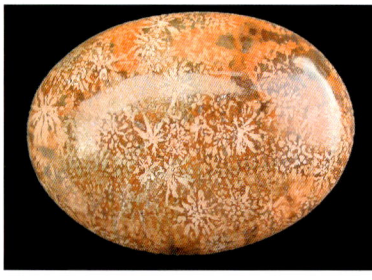

Rhyolith – vorwiegend Herz; Leopardenjaspis – Hände und Solarplexus; Sternachat – Hände und Vitalitäts-Chakra. **Reinigung:** Unter fließendem lauwarmem Wasser oder über Nacht in einer Schüssel mit Wasser, am besten zusammen mit einem Bergkristall. Alle Rhyolith-Varietäten können beliebig lange an der Sonne geladen werden.

Rhyolith, ein Stein des klaren Bewusstseins, hilft uns, uns selbst ohne Beschönigung und falsche Vorstellungen zu sehen und zu akzeptieren. Die Selbsterkenntnis ist die erste Voraussetzung zur Erkenntnis, dass dieser lebende Körper aus Fleisch und Blut, den wir so oft irrtümlich für unser Ich halten, eigentlich nur die materialisierte Seele ist. Rhyolith hilft uns, unseren tatsächlichen

Heilwirkungen: Rhyolith stärkt das Immunsystem, die Widerstandsfähigkeit gegen Virenepidemien und Infektionen. Durch die Unterstützung des vegetativen Nervensystems werden auch die Herztätigkeit, die Verdauung und die Drüsenfunktion harmonisiert. Nicht unbedeutend sind die Wirkungen bei der Behandlung von Parkinsonscher Krankheit und Multipler Sklerose. Das Rhyolithwasser aktiviert bei Einnahme den Stoffwechsel, äußerlich angewandt hilft es bei Hautproblemen. Der *Leopardenjaspis* dient als Stein der Reinigung, er entwässert, stärkt und reguliert die Tätigkeit der Leber, der Galle und der Nieren. Schmerzen dieser Organe können

durch ihn gelindert werden, und er wirkt auch positiv bei ihrer Behandlung. Durch Massage mit einem Trommelstein werden Muskelkrämpfe entspannt und durch Einnahme des Wassers auf nüchternen Magen oder vor dem Essen wird ein nervöser Magen beruhigt und die Verdauung gefördert. Rhyolith hilft auch wirkungsvoll bei durch Sand oder Nierensteine verursachten Nierenkoliken. Durch das Auflegen des Steins oder die Einnahme des Wassers können wir mit Hilfe des *Sternachats* Schmerzen lindern. Er stärkt das Immunsystem, fördert die Funktion der Leber und der Drüsen, schenkt uns seelisches Gleichgewicht.

Zustand sowie die Grenzen unserer Möglichkeiten und unseres Strebens zu erkennen. Er hilft, sich an die objektiven Tatsachen zu halten und nicht Illusionen oder Wünschen zu verfallen. Er vertieft das Mitgefühl und die Aufmerksamkeit für die Bedürfnisse unserer Mitmenschen, regelt gestörte zwischenmenschliche Beziehungen und harmonisiert das Familienleben.

Leopardenjaspis, der Stein der Vernunft, schützt vor heftigen Stimmungsschwankungen, chronischem Misstrauen und Eifersucht. Bei Enttäuschungen oder Verdächtigungen hilft er uns, einen klaren Kopf zu behalten. Er fördert unser liebevolles Verhältnis zur Natur, zu den oft so

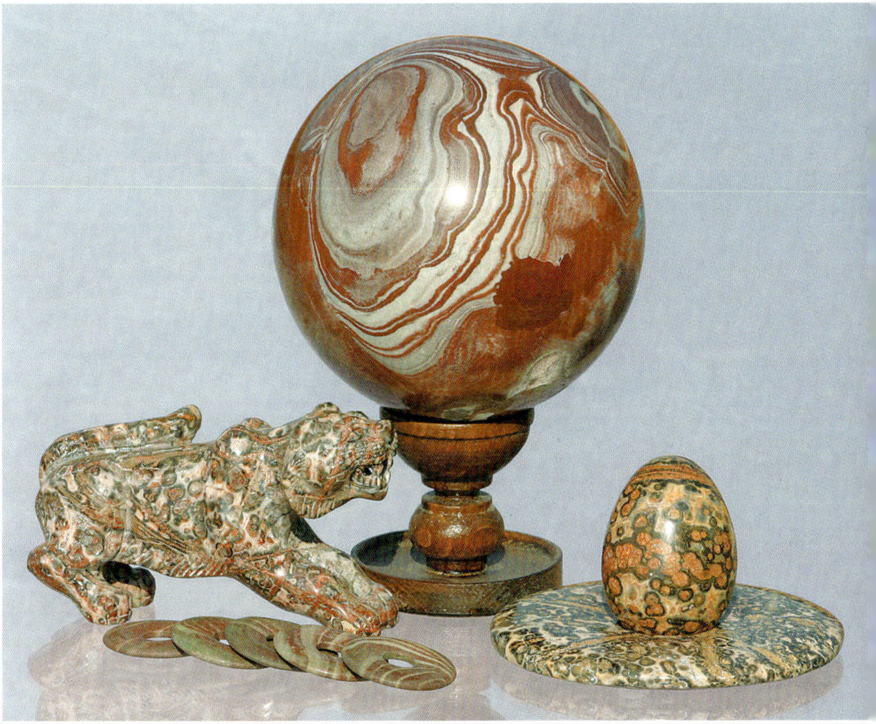

Leopardenjaspis, Mexiko und eine Rhyolithkugel, 120 mm, Schwarzwald, Deutschland

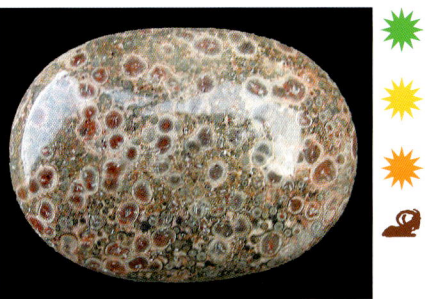

Rhyolith, 60 mm, Mexiko

hilflosen Arten, die vom Aussterben bedroht sind. Der **Sternachat** wird seit Urzeiten als Talisman geschätzt und angewandt. Wenn wir den Stein tragen, ihn streicheln oder in den Händen, halten werden wir vor Depressionen und vor Gefühlen der Hoffnungslosigkeit geschützt.

Weitere Steine und ihre Heilwirkung

– negative Eigenschaften, psychische und physische Krankheiten, die durch diesen Stein gelindert werden können

+ positive psychische und physische Eigenschaften sowie Organe, die durch den Stein gestärkt werden

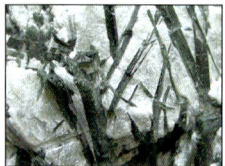

Aktinolith
– Unschlüssigkeit; Gift- und Schadstoffe
+ Geduld, aus Fehlern lernen, Zielstrebigkeit, Aufrichtigkeit; regelmäßiger Stuhlgang

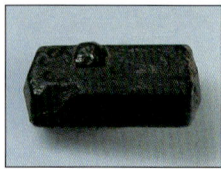

Amphibol
– Zerrüttung, anhaltende Unzufriedenheit, Pessimismus; Gehör- und Gleichgewichtsstörungen
+ Toleranz, seelisches und geistiges Gleichgewicht, Harmonie; Förderung der Verdauung, Nierentätigkeit

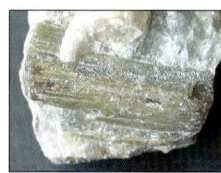

Andalusit
– Illusionen, Unschlüssigkeit; Darm- und Magenprobleme, Übersäuerung
+ Identität, Lebensziele, Realismus, Entspannung; Teint, Verdauungstrakt

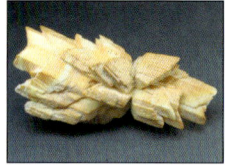

Anhydrit
– Stress, Zwiespalt, Geisteskrankheiten; Gifte und Unreinheiten, Schwellungen
+ Vertrauen, Selbstvertrauen, Sicherheit; Nierentätigkeit

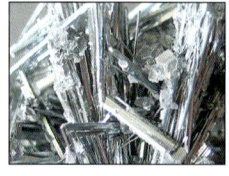

Antimonit
– ungesunde und schlechte Angewohnheiten; Trunkenheit, Unreinheiten und Erkrankungen des Teints, Ausschlag, Ekzeme, Magenverstimmung
+ Meditation, hohe Ideale, Selbstbewusstsein, Kreativität; Verdauungstrakt

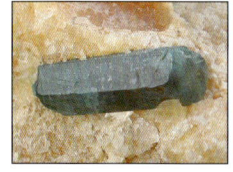

Apatit
– Verschlossenheit, Faulheit, Apathie; Gelenk- und Knochenkrankheiten, Rachitis, Arthritis, Knochenbrüche, Darmprobleme
+ Offenheit, Geselligkeit, Zielbewusstsein, Scharfsinn; Zellenregenerierung, Verdauung, Immunität

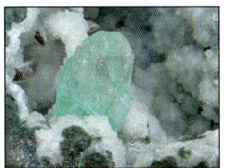

Apophyllit
– Sorgen, schlechtes Gewissen, Angst, innere Anspannung, Depressionen, Nervosität, Blockaden; Lähmungen, Asthma
+ Meditation, Aura, seelisches Gleichgewicht, Reinigung der Seele; Stärkung der Lunge und des Herzens

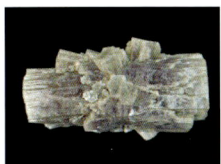

Aragonit
– Spannungen, Stress, Unruhe, Verwirrung; Wirbelsäulenprobleme, Magenneurosen, Ekzeme, Schwäche
+ Konzentration, geistige Entwicklung, innere Ruhe; Immunsystem, Verdauungstrakt, Teint, Zähne, Knochen, Gelenke

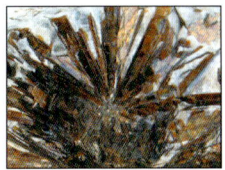

Astrophyllit
– Rücksichtslosigkeit, Fanatismus, ungesunder Ehrgeiz; Darmprobleme
+ Demut, innere Ruhe, Pragmatismus; Stoffwechsel, Verdauungstrakt

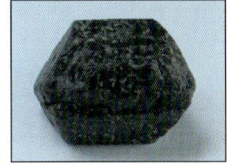

Augit
– Trauer, Hoffnungslosigkeit, Blockaden
+ Meditation, geistige Entwicklung, Konzentration; Stoffwechsel

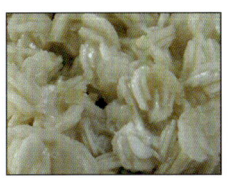

Baryt
– Scheu, Geisteskrankheiten, Hysterie; Entzündungen der Atemwege, Angina, Blähungen, schädliche Strahlung, Verbrennungen, Pilzerkrankungen
+ Gedächtnis, Selbstbewusstsein, Vitalität; Teint, Gehör

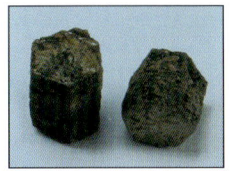

Biotit
– Depressionen, Melancholie; Blockaden des vegetativen Nervensystems, Krämpfe, Verstopfung, Gicht, Rheuma, Nierenbeschwerden
+ Tatkraft, Zielstrebigkeit, Entspannung, gesunder Schlaf; Stoffwechsel, Verdauungstrakt, Lunge

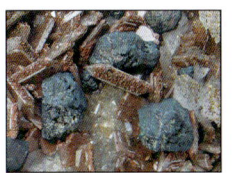

Bornit
– Feigheit, Faulheit, Pessimismus; hohes Fieber, Entzündungen
+ Mut, Tapferkeit, Vertrauen in die eigenen Fähigkeiten; Zellen, Gewebe

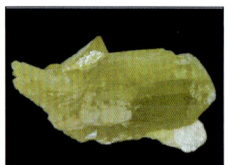

Brasilianit
– Monotonie, Hoffnungslosigkeit, Schlaflosigkeit; Giftstoffe, schmerzhafte Regelblutung, Schwellungen
+ Sinn des Lebens, geistige Frische, Vitalität; Nervensystem, Gehirntätigkeit

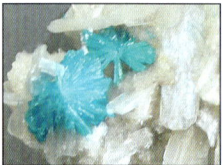

Cavansit
– seelische Trägheit; Bluterkrankungen
+ Inspiration, Intuition, hellseherische Fähigkeiten, Aufmerksamkeit; Sehkraft, Blutdruck

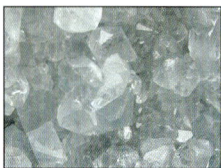

Coelestin
– Angstgefühle, Nervosität; Verspannungen und Muskelverkrampfungen, Schnittwunden, unregelmäßige und schmerzhafte Regelblutung
+ geistige Frische, Harmonie, Verlässlichkeit, Optimismus, Energie; Knochen, Gelenke, Venenelastizität

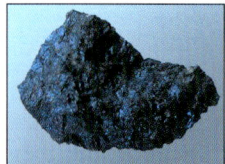

Covellin
– Minderwertigkeitskomplexe, Verschlossenheit, Arroganz; Probleme mit dem Verdauungstrakt, Bulimie, giftige Abfallstoffe
+ Identität, Selbsterkenntnis, Einklang der Organe, Vitalität; Potenz, Zellenaufbau

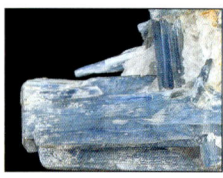

Disthen (Cyanit)
– Unausgeglichenheit, Zerstreutheit, überstürztes Handeln; Entzündungen der Atemwege, Sprachstörungen
+ Gleichgewicht, Demut, logisches Denken, Konzentration, Besonnenheit; Stimmbänder, Gehirntätigkeit

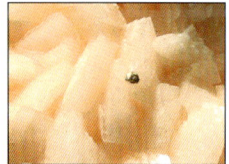

Dolomit
– Leben in Unehrlichkeit und Unwissenheit, Ziellosigkeit; Schmerzen, Verspannungen, Krämpfe
+ geistige Entwicklung, Stabilität, Zufriedenheit, pragmatisches Denken; Blut, Herz und Blutkreislauf, Bauchspeicheldrüse, sonstige Drüsen, Hormone

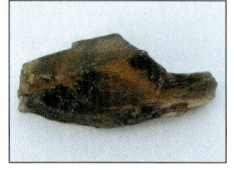

Enstatit
– Unsicherheit, Scheu, Unausgeglichenheit; Venenbeschwerden
+ geistige Entwicklung, Konzentration, Gerechtigkeit; Herz-, Lungen- und Nierentätigkeit

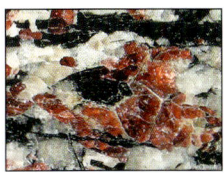

Eudialyt
– Zweifel, Angst, Trauer, Lethargie; Unwohlsein, morgendliche Schwäche
+ pragmatisches Denken, Mut, Tatkraft, Selbsterkenntnis; allgemeine Stärkung des Organismus

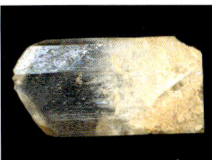

Euklas
– Unruhe, Kopflosigkeit; Schmerzen, Entzündungen, Schwellungen, Krämpfe
+ Gerechtigkeit, Ruhe, seelische Ausgeglichenheit, aus Fehlern lernen; Venen

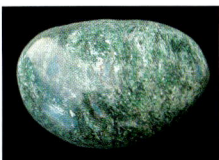

Fuchsit
– Minderwertigkeitskomplexe, Demütigung; Gifte, Allergien, Ausschlag, Anämie, Leberbeschwerden, Entzündungen
+ Selbstvertrauen, Abstand, Besonnenheit, klares Bewusstsein; Immunsystem, Blut, Blutplasma

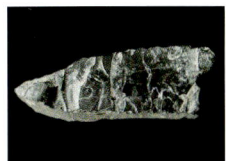

Gagat (schwarzes, glänzendes Kohlegestein)
– Trauer, Pessimismus; Hautprobleme, Darmerkrankungen, Fieber, Bronchitis, Atemwegsinfektionen, Asthma, Arthrose, Rheuma, Kopfschmerzen
+ Lebensfreude, Vertrauen, seelisches Gleichgewicht, Demut; Wirbelsäule, Knochen, Gelenke

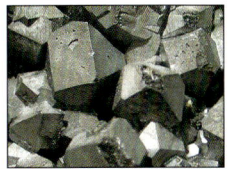

Galenit
– unverantwortliches Handeln, Aggressivität; Bluterkrankungen, Gifte
+ Stabilität, Tapferkeit, Wahrheitsliebe; Blutreinigung, Lunge, Schilddrüse

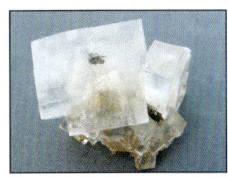

Halit (Steinsalz)
– seelische Blockaden, Melancholie, Schwäche; Unwohlsein, Gewebeentzündungen, Abszesse, Narben
+ Vitalität, Optimismus; vegetatives Nervensystem, Schleimlösung, Blutkreislauf, Muskeln, Teint, Nägel und Haare

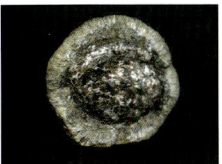

Hermanover Kugeln
– Pessimismus, Hoffnungslosigkeit, Unsicherheit; Schwäche, morgendliche Übelkeit
+ Vitalität, Optimismus; Energieausgleich im Organismus

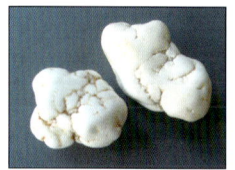

Howlith
– seelische Trägheit, Willenlosigkeit, Blockaden; Hunger, Übergewicht, manchmal Übersäuerung des Magens, Schleimhautentzündungen, Wasserverlust, Schlaflosigkeit
+ Wille, seelisches Gleichgewicht; Stoffwechsel, Verdauungstrakt, Diät, Knochen, Gelenke, Zähne, Nägel

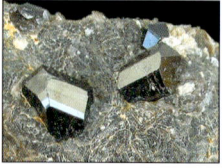

Kassiterit
– ungesunde Abhängigkeiten, Faulheit; Alkoholismus, Drogen, Bulimie
+ geistige Entwicklung, Sehnsucht nach der absoluten Wahrheit, Willensstärke; Diät

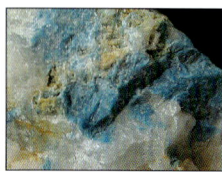

Lazulith
– Nervosität, geistige Anspannung, Unzufriedenheit; Hormonprobleme
+ Lebenssinn, innerer Frieden, Mut; Lebertätigkeit

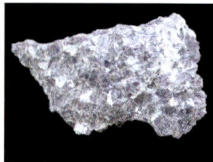

Lepidolith
– äußere negative Einflüsse, Schlaflosigkeit, Nervenschmerzen, Ischias, Rheuma, Übersäuerung des Magens
+ Selbstständigkeit, Willenskraft, Reinheit des Geistes; Leber- und Nierentätigkeit, Entledigung von Giftstoffen, Schilddrüse, Blutkreislauf, Wasserverlust, Teint

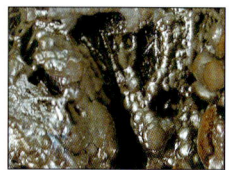

Limonit
– Ziellosigkeit, Unausgeglichenheit; Körperschwäche
+ Stabilität, Ausgeglichenheit, Zufriedenheit; Bewegungsorgane

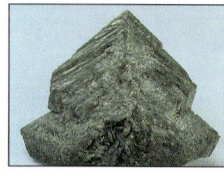

Markasit
– seelische Blockaden, Unterwürfigkeit; Giftstoffe, Verdauungsprobleme
+ Selbsterkenntnis, Identität, Vitalität, Selbstbehauptung; Lebertätigkeit, Stoffwechsel, Teint

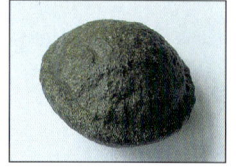

Moqui Marbles („Lebende Steine")
– Blockaden, seelische Unausgeglichenheit, Schwäche, Energieverlust, Disharmonie
+ seelisches Gleichgewicht, Harmonie; Energieausgleich im Organismus, Immunsystem, Regeneration, Blut

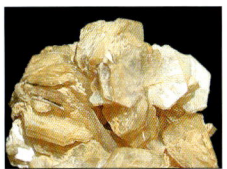

Muskovit
– Unfähigkeit zur Problemlösung; Magen- und Darmneurosen, Geschwüre, Nieren- und Gallenentzündungen, Diabetes, Infektionen, Fieber, Nervenentzündungen
+ innere Ruhe, Besonnenheit, Toleranz; vegetatives Nervensystem, Bauchspeicheldrüse, Galle, Herztätigkeit

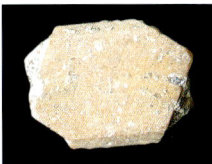

Orthoklas
– Zwiespalt, seelische Trägheit, Pessimismus, Depressionen, Nervosität; Magengeschwüre, unregelmäßige Herztätigkeit, Blockaden, Rheumaerkrankungen, Gicht
+ Festigkeit, Ordnungsliebe, Scharfsinn, Konstruktivität; Knochen, Gelenke, Lunge, Sinnesorgane

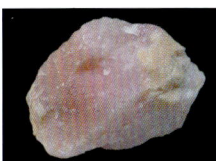

Petalit
– seelische und gefühlsbedingte Blockaden, die im Unterbewusstein verankert sind; Augenerkrankungen, Krampfadern
+ Harmonie, klares Bewusstsein, Konzentration; Zellregeneration, Herzrhythmus, Blutkreislauf, Immunsystem

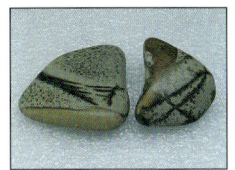

Porzellanit
– Blockaden und veraltete Muster im Unterbewusstsein, Depressionen, Neurosen; Gifte, Harnwegsentzündungen, Arteriosklerose
+ Selbsterkenntnis, Intuition, Besonnenheit, Entspannung; Stoffwechsel, Nieren, Blutkreislauf, Diät, Potenz

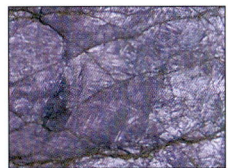

Purpurit
– Geistlosigkeit, Passivität, Beschränktheit; Müdigkeit, Schwäche
+ Kreativität, Inspiration, Konzentration, Überblick; Sinnesorgane, gesunder Schlaf, Energieausgleich, Zellregeneration

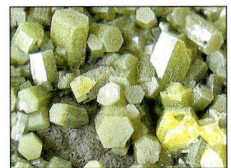

Pyromorphit
– fehlende Tatkraft, Ziellosigkeit; Magen- und Bauchspeicheldrüsenprobleme
+ hellseherische Fähigkeiten, dauerhafte Aufmerksamkeit; Blutreinigung

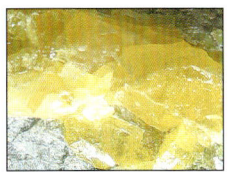

Schwefel
– ungeklärte Beziehungen; Blockaden, Gelenkrheuma, Hautprobleme, Verbrennungen
+ Zielstrebigkeit; Blutkreislauf, Lunge, Drüsen, Teintreinigung, Entleerung

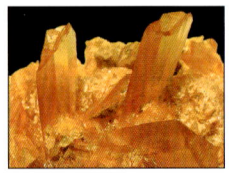

Selenit
– psychische Probleme, verlorenes Gleichgewicht; Verspannungen und Muskelkrämpfe, Schmerzen, Schwangerschaftsübelkeit, Prostatabeschwerden
+ Stabilität, innere Ruhe, Vernunft; vegetatives Nervensystem, Verdauungstrakt

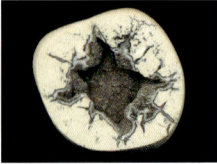

Septarien (Gesteinsknollen mit radialen Rissen)
– Konflikte, Enttäuschung, Verbitterung; psychosomatische Beschwerden, Magen- und Darmerkrankungen
+ Konzentration, Abstand, pragmatisches Denken, Selbstbewusstsein, Aktivität, Vertrauensseligkeit; Gedächtnis, Gehirntätigkeit, Verdauungstrakt, Teint

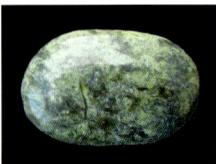

Serpentin
– Streitsucht, Aggressivität, launenhaftes Wesen; unregelmäßiger Herzrhythmus, schmerzhafte Regelblutung, Krämpfe, Infektionserkrankungen der Nieren, Gifte
+ innere Ruhe, Gleichgewicht der Seele und der Gefühle, klares Denken, Meditation, Zielstrebigkeit; Herzrhythmus

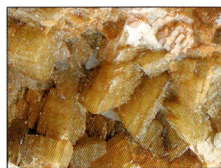

Siderit
– Unausgeglichenheit, Unzuverlässigkeit; Osteoporose, Anämie
+ Geduld, Beständigkeit, Treue; Verdauungstrakt

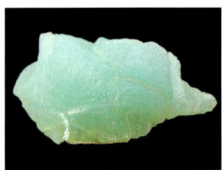

Smithsonit
– Trauer, Leid, Verbitterung, Anspannung, Nervosität
+ Hoffnung, Lebensoptimismus; leichte Geburt

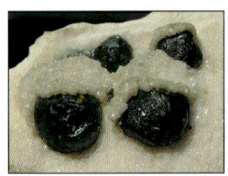

Sphalerit
– veraltete Muster, Gefühlsblockaden; oberflächliche Verletzungen, Diabetes, Erkrankungen der männlichen Geschlechtsorgane, Ekzeme, Akne
+ Mut zur Veränderung, Zielstrebigkeit, Kommunikation, Intuition, Konzentration, abstraktes Denken; Immunsystem

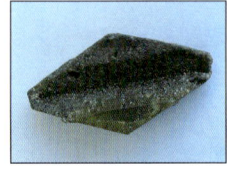

Titanit (Sphen)
– Pessimismus, Streitsucht, chronische Unzufriedenheit; Blockaden, Bluterkrankungen
+ Entspannung, Optimismus; Energiestrom, Stoffwechsel, Immunsystem

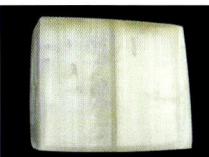

Ulexit ("Fernsehstein")

– Pessimismus, Faulheit, Geistesstörungen, Blockaden des Unterbewusstseins; Infektionen, Entzündungen, offene Verletzungen, Muskelkrämpfe, schwache Sehkraft
+ Intuition, positive Weltanschauung, Lernfähigkeit, Vertrauen; Gedächtnis, Antiseptikum, Stärkung der Muskulatur

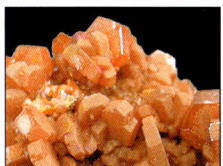

Vanadinit

– Materialismus, Depressionen; Blähungen, Verstopfung, Hämorrhoiden, Entzündungen, Krampfadern, Asthma, Lungenprobleme
+ Wende im gewohnten Denken, Harmonie, Gefühl; Venen, Harnorgane

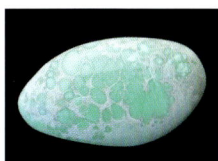

Variscit

– Desillusionierung, Lethargie, Müdigkeit, Unentschlossenheit, Unruhe, Schwäche; Übersäuerung des Magens, Geschwüre, Gicht
+ Mut, Aufmerksamkeit, klares und rationales Denken, Vitalität; Nerven

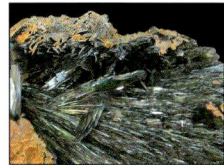

Vivianit

– Untätigkeit, Ratlosigkeit, Resignation; allgemeine Schwäche, Müdigkeit
+ Gefühle, Lebensfreude, Aktivität, Vitalität; Lebertätigkeit

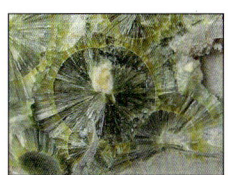

Wavellit

– alte und überholte Muster, Blockaden; Hautentzündungen
+ seelische und geistige Entwicklung; Blutkreislauf

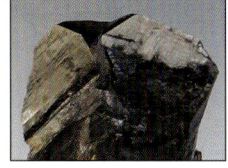

Wolframit

– Abhängigkeiten, Zweifel, Verlust der eigenen Meinung; Diabetes
+ Identität, Natürlichkeit, Intuition

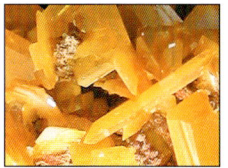

Wulfenit

– Reizbarkeit, Geistlosigkeit, veraltete Muster, Angst; Darm- und Venenprobleme, Sklerosen
+ Offenheit, Toleranz; Durchblutung, Muskeln, Teint

Steine und Tierkreiszeichen

Die Beziehung zwischen den Steinen und den Himmelskörpern entdeckten die Menschen bereits in Urzeiten. Wenn wir aber heute die alten Schriften zu diesem Thema lesen, können wir feststellen, dass die Zuordnung der Steine zu bestimmten Tierkreiszeichen in verschiedenen Quellen bei weitem nicht übereinstimmt. Die Ursache können wir darin sehen, dass wir allgemein von den Planeten und den Sternen in ihrer Gesamtheit beeinflusst werden, von manchen mehr und von manchen weniger, und ähnlich verhält es sich auch mit den Steinen. Hinzu kamen noch die verschiedenen Maßstäbe, nach denen jede Kultur ihre eigene Einordnung hatte. Eine wichtige Rolle spielte hier außer Kultur und Traditionen auch das Auftreten bestimmter Steine in bestimmten Ländern und zu bestimmten Zeiten.

Gehen wir also von einem Grundstandpunkt aus: Der Mensch wird von den Sternen und Planeten beeinflusst, die sich bei seiner Geburt in einer bestimmten Position befanden. Zu diesen Sternen und Planeten haben auch die Steine unserer Mutter Erde eine bestimmte Beziehung. Die Vorstellung vieler Menschen, dass jedem Tierkreiszeichen ein Stein zugeordnet sei, stimmt nicht. In jedem Sternzeichen wirken jeweils mehrere Steinvarietäten und -arten, die sich in ihrer Wirkung auf den menschlichen Organismus, die Seele, die Gefühle und den Geist ergänzen, sich gegenseitig unterstützen und stärken.

Durch die folgende Liste erhalten wir eine gewisse Übersicht über die Zuordnung der einzelnen Steine zu den Tierkreiszeichen. Nach eigenem Bedarf und nach eigener Intuition können wir solche Steine wählen, die uns nahe sind und die uns auch bei der Überwindung von Schwierigkeiten, die uns quälen und mit denen wir selbst nicht fertig werden, helfen können.

Widder   21.3.–20.4.
Diamant, Rubin, grüner Granat, Amethyst, Karneol, Eisenkiesel, Kieselhölzer, Turitella-Achat, Flint, Rhodonit, Rhodochrosit, Magnetit, Hämatit

Stier   21.4.–20.5.
Beryll, Morganit, Chiastolith, Zirkon, Hyazinth, Citrin, Rosenquarz, Sarder, Sardonyx, Achat, Aventurin, Epidot, Spodumen, Kunzit, Malachit, Chrysokoll

Zwillinge   21.5.–21.6.
Chrysoberyll, Alexandrit, Topas Imperial, Aquamarin, Rutil, Rutilquarz, Citrin, Karneol, Quarz-Katzenauge, Türkis, Calcit, grünblauer Chrysokoll, Bernstein, weiße Perlen, Tektite, Moldavit

Krebs   22.6.–22.7.
Diamant, Rubin, Turmalin (Verdelith und Indigolith), Chalcedon, Chrysopras, Sarder, Sardonyx, Aventurin, Jadeit, Nephrit, Mondstein, Rhodochrosit, heller Gemeiner Opal und Edelopal, weiße Perlen

Löwe   **23.7.–23.8.**
Diamant, Rubin, Topas Imperial, Heliodor, Smaragd, Granat, Bergkristall, Rutil, Rutilquarz, Citrin, Eisenkiesel, Kieselhölzer, Flint, Turitella-Achat, Staurolith, Olivin, Sonnenstein, Girasol, Bernstein, Platin, Gold

Jungfrau   **24.8.–23.9.**
Zirkon, Starlit, Citrin, Amethyst, Jaspis, Heliotrop, Tigerauge, Tigereisen, Olivin, Sugilith, Tscharoit, Sodalith, Lazulith, Lapislazuli, Bernstein

Waage   **24.9.–23.10.**
Diamant, Topas, Aquamarin, Morganit, Turmalin, Rubellit, Rosenquarz, Epidot, Spodumen (Hiddenit und Kunzit), Jadeit, Dioptas, Magnesit, Chrysokoll, weiße Perlen, Regenbogen- und Mahagoni-Obsidian

Skorpion   **24.10.–22.11.**
Rubin, Spinell, Topas, Granat, Turmalin, Rubellit, Chrysopras, Achat, Heliotrop, Stierauge, Magnetit, Hämatit, Diopsid, dunkler Gemeiner Opal und Edelopal, Korallen, Kupfer, schwarzer Obsidian

Schütze   **23.11.–21.12.**
Saphir, blauer Topas, Zirkon, Hyazinth, Cordierit (Iolith), Amethyst, Chalcedon, Chrysopras, grüner Aventurin, Zoisit, Tansanit, Thulit, Sugilith, Dumortierit, dunkler Gemeiner Opal und Edelopal, Sodalith, Lasurit, Türkis, Chrysokoll

Steinbock   **22.12.–20.1.**
Saphir, Beryll, Schörl, Bergkristall, Turmalinquarz, Rauchquarz und Morion, Amethyst, Chalcedon, Chrysopras, Onyx, Baumachat, Prasem, Mondstein, Labradorit, Bytownit, Pyrit, Diopsid, Feueropal, Lasurit, Azur-Malachit, schwarze Perlen, schwarzer und Schneeflocken-Obsidian, Rhyolith, Leopardenjaspis, Sternachat

Wassermann   **21.1.–19.2.**
Hellblauer Saphir, blauer Topas, Aquamarin, Bergkristall, Jaspis, Falkenauge, Amazonit, Labradorit, Bytownit, Tscharoit, Girasol, dunkler Gemeiner Opal und Edelopal, Lasurit, Türkis, blauer Fluorit, Chrysokoll, Silber

Fische   **20.2.–20.3.**
Aquamarin, Turmalin (Verdelith und Indigolith), Amethyst, Jaspis, Hiddenit, Olivin, Jadeit, Mondstein, Labradorit, Bytownit, Sugilith, heller Gemeiner Opal und Edelopal, Lasurit, Türkis, violetter Fluorit, Azurit, weiße Perlen

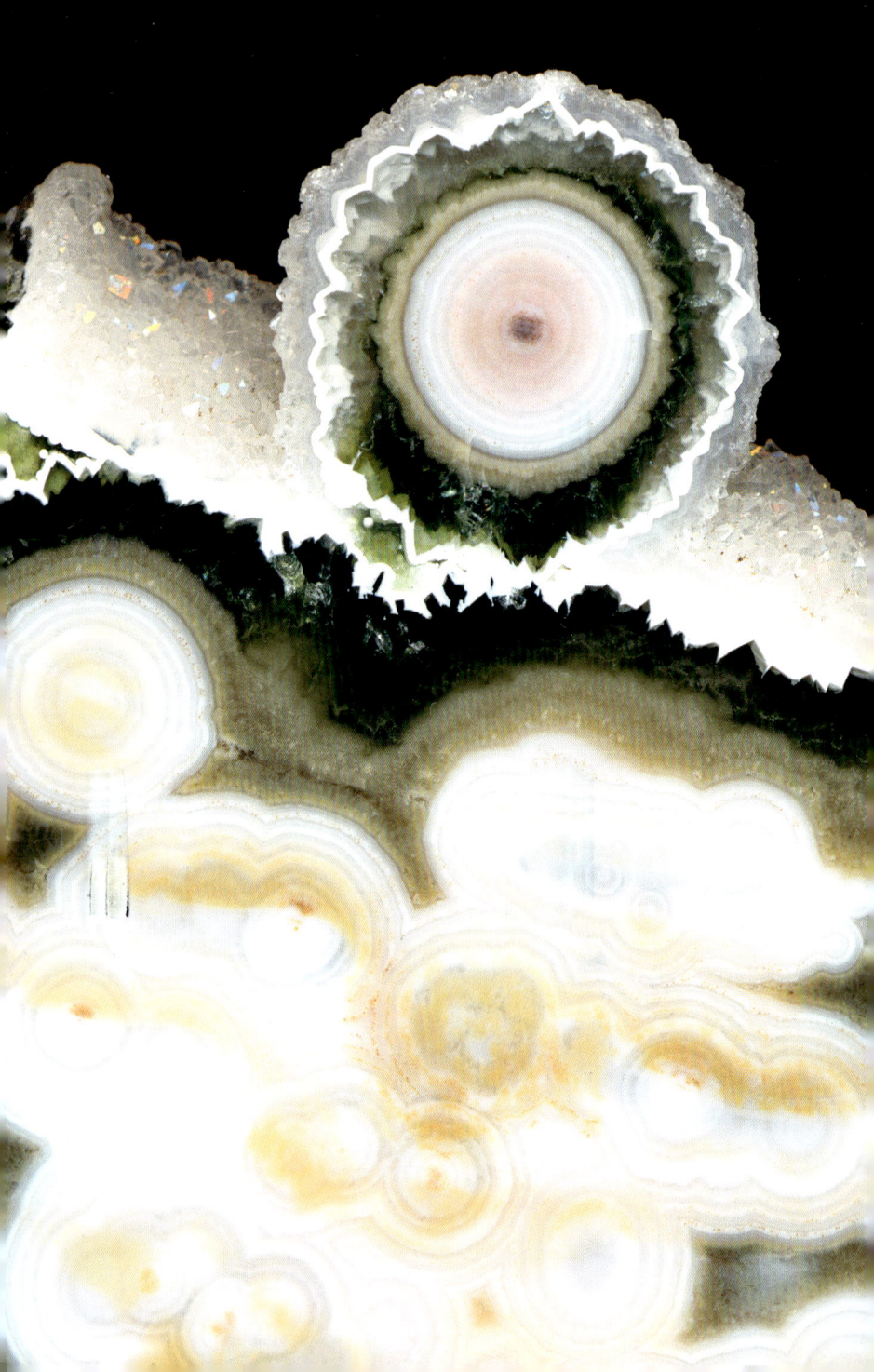

Index der Gesundheitsstörungen

Abszesse: Mookait, Dioptas, schwarze Korallen, Halit

Akne: Cymophan, Rhodochrosit, Sphalerit

Allergien: Aquamarin, Starlit, grüner Aventurin, Epidot, Prasem, Chrysopras, brauner Achat und Achat mit Wassereinschlüssen, Lace-Achat, Landschaftsjaspis, Bronzit, grüner Fluorit, Bernstein, Meteorite, Mahagoni-Obsidian, Phenakit, Fuchsit

Allgemeine Schwäche: Diamant, Bergkristall, Hyalit, Edelopal, Vivianit

Allgemeiner Gesundheitszustand: Diamant, Bergkristall, Hyalit, Edelopal, Dolomit

Altern (Verzögerung des Prozesses): Diamant, Gold, Silber, Kupfer, Smaragd, Platin, Magnetit, Meteorite

Anämie: Rubin, roter Spinell, Rosenquarz, Heliotrop, Magnetit, rote Korallen, Fuchsit, Siderit, Kupfer, Cuprit

Angina: Smaragd, Dioptas, Bernstein, Baryt

Anspannung: Bernstein, Dolomit

Antiseptikum: Ulexit

Arteriosklerose: grüner Aventurin, Prehnit

Arthritis: Kieselhölzer, Bernstein

Arthrose: Kieselhölzer, Bernstein, Apatit, Gagat

Asthma: Saphir, Chrysoberyll, Aquamarin, Hyazinth, Verdelith, Tiger- und Falkenauge, Tigereisen, Bergkristall, Rutilquarz, Sonnenstein, Bronzit, grüner Fluorit, Malachit, Bernstein, weiße Korallen, Gagat, Apophyllit, Vanadinit

Atemwege (Entzündung): blauer Topas, Aquamarin, Hyazinth, Indigolith, Citrin, Tigereisen, Pietersit, Rutilquarz, Epidot, blauer Chalcedon, Moosachat, Pyrit, Türkis, Larimar, blauer Fluorit, weiße Perlen, Moldavit, Baryt, Gagat, Kakoxen, Cyanit

Atemwege (Stärkung): Rhodonit, Türkis, Bronzit

Augen (Entzündungen): Smaragd, Heliotrop, Magnetit, Lasurit, Bernstein, Gold, Malachit, Petalit

Augen (Kurzsichtigkeit): Beryll, Chrysoberyll, Heliodor, Prasem, Hyalit

Augen (Stärkung): Diamant, Rubin, Cymophan, Beryll, Smaragd, Aquamarin, Falkenauge, grüner Aventurin, Moos- und Baumachat, Chalcedonrose, Prasem, Onyx, Botswana-Achat, Magnetit, Rhodochrosit, Malachit, weiße Perlen, weiße Korallen, Cavansit, Ulexit

Augen (Trübung): Beryll, Prasem, Malachit, Bergkristall, Türkis

Augen (Weitsichtigkeit): Beryll, Heliodor, Falkenauge, Opal

Äußerliche Verletzungen: Bernstein, Ulexit

Bauchspeicheldrüse (fördernd): Alexandrit, Hyazinth, Starlit, Citrin, Amethyst, roter und gelber Jaspis, Turitella-Achat, Sonnenstein, Rhodochrosit, Dolomit, Onyx, Malachit, Heliotrop, Muskovit

Bettnässen: Nephrit, Bernstein

Bewegungssystem: Chiastolith, Hessonit, Tiger- und Stierauge, Apophyllit, Cyanit, Limonit

Bindegewebe: Chiastolith, Rauchquarz

Bindehautentzündung: Topas Imperial, Malachit, Smaragd, Türkis

Blähungen: Beryll, Smaragd, Cordierit, roter Jaspis, Nephrit, Baryt, Cinnabarit, Vanadinit

Blockaden: Diamant, Pleonast (schwarzer Spinell), blauer Topas, Kupfer, Aquamarin, Turmalin (Elbait, Liddocoatit und Schörl), Rauchquarz und Morion, Rutilquarz, Chrysopras, Onyx, Eisenkiesel, Amazonit, Pyrit, schwarzer Diopsid, Lasurit, Larimar, zonaler und farbloser Fluorit, Malachit, Azurit, Bernstein, schwarzer Obsidian, Augit, Apophyllit, Biotit, Howlith, Orthoklas, Schwefel, Titanit, Wavellit

Blut: Rubin, Hämatit, roter Jaspis, Heliotrop, Edelopal, Cavansit, Dolomit, Fuchsit, Galenit, Moqui Marbles, Titanit

Blut (Reinigung): Saphir, Rubellit, Citrin, Rosenquarz, Karneol, Kupfer, Mookait, Heliotrop, Magnesit, Galenit, Cuprit, Pyromorphit, Serpentin, Amethyst, Jadeit, Magnetit

Blut (Sauerstoffsättigung): Rubin, Heliodor, Pyrit, Magnetit, Hämatit, Bronzit

Blutdruck (hoher): Saphir, Topas Imperial, Cordierit, Kunzit, Thulit, blauer Chalcedon, Chrysopras, Labradorit, Sodalith, Lapislazuli, Hämatit, Smaragd

Blutdruck (niedriger): Rubin, Granat, Amethyst, violetter Jadeit, Sonnenstein, Magnetit, Schneeflocken-Obsidian, rote Korallen

Blutdruck (unregelmäßiger): Rubin, Smaragd, Granat, Verdelith, Rhodochrosit, Chrysokoll, grüner Calcit, Perlen, Girasol, Cavansit

Blutergüsse: Prasem

Blutgerinnung: brauner und roter Chalcedon, farbloser und weißer Calcit

Blutkreislauf (Regulation): Beryll, Heliodor, Granat, Verdelith, Turmalinquarz, Kupfer, Bergkristall, Pietersit, Zoisit mit Rubin, Thulit, Prasem, Chrysopras, Karneol, Boulder-Opal, Lapislazuli, Rhodochrosit, rote Korallen, Girasol, Dolomit, Halit, Lepidolith, Petalit, Prehnit

Blutkreislauf (Stärkung): Rubin, roter Spinell, Turmalin (Rubellit und Schörl), Cordierit, Hiddenit, Jadeit, bunter Achat, roter Jaspis und Popjaspis, Eisenkiesel, Flint, Pyrit, Pyritsonne, Hämatit, Sugilith, Rhodonit, Azurit, Magnetit, Gold, Schwefel, Wavellit

Blutplasma: Rubin, Fuchsit

Blutsturz: Chrysopras, weiße Perlen, weißer Achat

Blutungen: Saphir, milchweißer Chalcedon, Chrysopras, Karneol, roter Jaspis, Heliotrop, Hämatit, Bergkristall

Blutvergiftung: Chalcedon, Karneol, Magnetit, Bergkristall, Heliotrop

Bösartige Geschwüre (Krebs): Beryll, Smaragd, Watermelon-Turmalin, Bergkristall, Rauchquarz, weißer Achat, Edelopal, Tscharoit, Lasurit, gestreifter Fluorit, schwarze Korallen, Moldavit

Brandwunden: grüner Calcit, Baryt

Brechreiz: orangefarbener Calcit, rosa Turmalin, Silber, Amethyst

Bronchien (Stärkung): rosa Andenopal

Bronchitis: asterischer Rubin, Topas Imperial, Starlit, Hyazinth, Citrin, Quarz-Katzenauge, Rutilquarz, Pyrit, Lapislazuli, Türkis, Larimar, Bernstein, Gagat

Brust- und Gebärmutterkrebs: Mondstein

Bulimie: Elbait, Liddicoatit, Türkis, Coelestin, Kassiterit

Chakren (alle): Bergkristall, Diamant, Edelopal

Cholesterin (Blutspiegel): grüner Aventurin, Magnesit

Chronische Schwäche: Porzellanit

Darmbeschwerden: Diamant, Rubin, Hyazinth, Turmalin (Verdelith, Dravit und Uvit), Turmalinquarz, Citrin, orangefarbener Aventurin, zentral gestreifter Achat, Mondstein, Pyritsonne, Magnetit, Honig- und Wachsopal, Edelopal, farbloser und weißer Calcit, Bernstein, weiße Perlen, Mahagoni-Obsidian und Apachentränen, Andalusit, Apatit, Apophyllit, Dolomit, Gagat, Muskovit, Cinnabarit, Septarien, Wulfenit

Darmkrämpfe: Chrysoberyll, Dumortierit, Magnesit, Coelestin, Bergkristall, Heliotrop, Chrysokoll

Darmwege (Entzündung): Beryll, Olivin, Dendritenchalcedon, Mahagoni-Obsidian

Darmwege (fördernd): Heliotrop, Turitella-Achat

Darmwege (Peristaltik): Nephrit, Muskovit

Darmwege (Pilzerkrankungen): Kupferchalcedon, Kupfer, Mahagoni-Obsidian

Diabetes: Diamant, Rubin, Smaragd, Citrin, Amethyst, blauer Chalcedon, Magnetit, Rhodochrosit, Muskovit, Sphalerit, Moosachat, Wolframit

Diät: Magnesit, Howlith, Kassiterit, Prehnit

Diphtherie: Aquamarin

Drüsen (Entzündungen): Moosachat

Drüsen (fördernd): Jadeit, Moosachat und bunter Achat, Eisenkiesel, Flint, Pyritsonne, Magnetit, gestreifter Fluorit, Azur-Malachit, Kupfer, Meteorite, Schwefel

Drüsen (Regulation): Rubin, Aquamarin, Turmalin (Elbait und Liddicoatit), Cordierit, Sugilith, Chrysopras, Rhyolith, Sternachat, Rhodochrosit, Silber, Dolomit

Drüsen (Schwellungen): Chrysoberyll, Bergkristall, Aquamarin, Mondstein

Drüsen mit innerer Sekretion: Verdelith, Cordierit

Durchblutung: Rubin, Rosenquarz, Sonnenstein, Magnetit, Schneeflocken-Obsidian, Wulfenit

Durchfall: Beryll, Smaragd, Verdelith, Dumortierit, Bergkristall, Gagat, Lepidolith, Granat, Magnetit

Dysenterie: Smaragd, Bergkristall

Eierstöcke (Entzündung): zentral gestreifter Achat, Sonnenstein, roter Jaspis

Eileiter (Infektion): Chrysopras, zentral gestreifter Achat

Eiter: Onyx

Ekzeme: Cymophan, Mookait, Lapislazuli, grüner Aventurin, Bernstein, Antimonit, Aragonit, Aquamarin, Saphir, Dioptas, weiße Korallen

Embolie: Sonnenstein

Energie: Rubin, Hyazinth, Granat, Rubellit, Cordierit, Bergkristall, Rutilquarz, Rutil, Epidot, roter und bunter Jaspis und Popjaspis, Sonnenstein, Magnetit, Hämatit, Kupfer, Gemeiner und Edelopal, Dioptas, Gold, Silber, Meteorite, schwarzer Obsidian, Coelestin, Eudialyt

Energie (Überschuss): grüner Calcit

Energieausgleich im Organismus: Hermanover Kugeln, Moqui Marbles, Purpurit

Energiefluss: Bergkristall, Titanit

Energieverlust: Moqui Marbles

Entwässerung: weißer Topas, Indigolith, Dumortierit, Leopardenjaspis, Nephrit, Hyalit, Magnesit, Howlith, Lepidolith

Entzündungen: Sternsaphir, Alexandrit, Turmalin (Verdelith und Schörl), Bergkristall, Quarz-Katzenauge, grüner und blauer Aventurin, Rutil, grüner Chalcedon und Kupferchalcedon, Lace-Achat, Heliotrop, Flint, Pyritsonne, Kupfer, Boulder-Opal, Sodalith, Türkis, Bronzit, Dioptas, Malachit, Bernstein, Silber, Mahagoni-Obsidian und Apachentränen, Bornit, Euklas, Fuchsit, Muskovit, Cinnabarit, Ulexit, Vanadinit

Enzyme: Turmalin, Girasol, Sphalerit

Epidemien: Smaragd, Rhyolith

Epilepsie: Diamant, Topas Imperial, Smaragd, Verdelith, Sugilith, Dumortierit, Rutilquarz, roter Jaspis, Gold, Silber, Kupfer, Pyrit, Meteorite, Olivin, Lapislazuli

Erhöhte Temperatur: Saphir, Bergkristall, blauer Aventurin, milchweißer Chalcedon, Moosachat, Prasem, bunter Achat, Lapislazuli, Chrysokoll, grüner Calcit, Bornit

Erkältung: Chrysoberyll, Topas Imperial, Rutilquarz, Labradorit

Erschöpfung: Rubin, roter und grüner Granat, grüner Turmalin, Topas Imperial, Vivianit

Fieber: Diamant, Rubin, Dumortierit, Bergkristall, Thulit, Jadeit, Prasem, Chrysopal, Sodalith, Bernstein, weiße Perlen, Silber, Kupfer, Gagat, Muskovit

Fingernägel: Saphir, farbloser und weißer Calcit, Perlen, Halit, Howlith, Schwefel

Fortpflanzungsorgane: Granat, Rubellit, Rosenquarz, Zoisit mit Rubin, Karneol, brauner Achat, Mondstein, Gold

Frauenleiden: Rubellit, Chalcedonrose

Fruchtbarkeit: Topas Imperial, Rubellit, Rosenquarz, Zoisit mit Rubin, Karneol, roter Jaspis, Mondstein, Rhodonit, weiße Perlen

Fußschweiß: Amethyst

Galle (fördernd): Epidot, Prasem, roter und Landschaftsjaspis, Popjaspis, Heliotrop, Kupfer, Hyazinth, Hiddenit, Bernstein, Sugilith, Smaragd, Azur-Malachit

Galle (Reinigung): Saphir, Muskovit

Gallenbeschwerden: Smaragd, Leopardenjaspis, Lace-Achat, Pyritsonne, Magnetit, Bernstein, Muskovit

Gallenkolik: Magnesit

Gallensteine: Tigereisen, schwarzer Jadeit, Chalcedon, Dolomit, Jaspis, Magnetit

Geburt: Hyazinth, Zoisit mit Rubin, Jadeit, Chrysopras, Achat, Amazonit, Malachit, Chrysokoll, rote Korallen, Biotit, Smithsonit, Heliotrop, Smaragd, Opal, Sarder, Olivin

Gefäßverkalkung: Kieselhölzer

Gefühl der Kälte: Labradorit

Gefühl der Übersättigung: orangefarbener Calcit

Gefühl der Wärme: Bernstein

Gefühl des Unbehagens: Kupfer, Turmalin, Saphir, Chalcedon, Magnetit, Bergkristall, Bernstein

Gehirn: Larimar, Brasilianit, Cyanit, Septarien

Gehirn (Blutungen): Diamant

Gehirnschlag: Sonnenstein, Lasurit, Sugilith, Olivin

Gehör (fördernd): Chalcedonrose, Mondstein, Cinnabarit

Gehör (Störungen): Onyx, Mondstein, Amphibol, Sarder, Baryt

Gelbsucht: Diamant, Magnetit, Jadeit, Kupfer, Korallen, Citrin, Bernstein, Lapislazuli, Bergkristall, Calcit

Gelenke: Chiastolith, Hessonit, Schörl, Tigerauge, Hiddenit, Olivin, Trümmerachat, Magnetit, Bernstein, Kupfer, Apatit, Calcit, Aragonit, Coelestin, Gagat, Howlith, Lapislazuli, Granat, Schwarzer Opal, Orthoklas, Schwefel, Bergkristall, Rubin, Malachit, Olivin, Dioptas, Azurit

Geruch (Verfeinerung): Lace-Achat, gelber und roter Jaspis, Schörl

Geschlechtserkrankungen: Sphalerit, Amethyst, Zirkon, Granat

Geschlechtstrieb: Rubin, Granat, roter Jaspis

Geschmack (übermäßiger): grüner Aventurin

Geschwüre: Saphir, Verdelith, schwarzer Jadeit, Mookait, schwarze Korallen, Muskovit, Orthoklas, Variscit, Türkis, Bergkristall, Aventurin, Hämatit

Gewebe (Regeneration): Turmalin (Dravit und Uvit), Rauchquarz, Ametrin, Bornit, Halit, Calcit

Gicht: Diamant, Rubin, Topas Imperial und weißer Topas, Smaragd, Chiastolith, Olivin, Bergkristall, Heliotrop, Kieselhölzer, Türkis, Magnetit, Labradorit, Bernstein, Biotit, Orthoklas, Variscit, Chrysopras

Gifte: Saphir, Alexandrit, Heliodor, grüner Granat, Verdelith, Citrin, Morion, Rosenquarz, Tigereisen, Olivin, Dendritenachat, grüner Jaspis, Nephrit, Sugilith, Chrysopal, Chloropal und Prasopal, Türkis,

Azurmalachit, Magnesit, rosa Korallen, Platin, Meteorite, Apachentränen, Aktinolith, Anhydrit, Brasilianit, Covellin, Fuchsit, Galenit, Howlith, Lepidolith, Markasit, Prehnit, Cinnabarit, Serpentin, Vesuvian

Gleichgewicht: Diamant, Pietersit, Bergkristall, Rutilquarz, Unakit, Onyx, Edelopal, Schwarzer Opal, Amphibol

Grippe: Smaragd, Jadeit, Verdelith, blauer Fluorit, Gold, Kupfer

Haare: Saphir, Citrin, grüner Aventurin, Botswana-Achat, Lapislazuli, Onyx, Kunzit, Hämatit, Bernstein, Opal, Malachit, Halit

Halsschmerzen: Aquamarin, Chrysokoll, Türkis, Bernstein

Hämoglobin: Meteorite

Hämorrhoiden: Diamant, Beryll, Smaragd, Topas, Rubellit, Heliotrop, gelber Jadeit, roter Jaspis, Vanadinit

Harmonischer Einklang der Organe: Bergkristall, Hyazinth, Turmalin, Falkenauge, Jadeit, Chrysopras, Sonnenstein, Diopsid, Edelopal und Schwarzer Opal, Silber, Regenbogen-Obsidian, Girasol, Covellin

Harnblase: roter und gelber Jaspis, Nephrit, Magnetit, orangefarbener Fluorit, Silber, Kupfer

Harnblasenschmerzen: Hämatit, Gagat

Harnsteine: Diamant, Heliotrop, Jaspis

Harnsystem: Morganit, Jadeit, gelber Karneol, zentral gestreifter und Lace-Achat, Nephrit, Bernstein, weiße Korallen, Kupfer, Prehnit, Vanadinit, Vesuvian

Haut: Saphir, Smaragd, grüner Granat, Turmalin (Dravit und Uvit), Citrin, Amethyst, blauer Aventurin, Prasem, weißer Achat, Wolken-, Botswana- und Lace-Achat, Flint, Pyrit, Baryt, Edelopal, Bronzit, gestreifter Fluorit, Rhodochrosit, Azur-Malachit, farbloser und weißer Calcit, Platin, Apachentränen, Girasol, Andalusit, Antimonit, Aragonit, Phenakit, Halit, Lepidolith, Markasit, Septarien, Schwefel, Wulfenit

Hautausschläge: blauer Topas, Amethyst, Prasem, Aventurin, Sarder, Wolkenachat,

Lapislazuli, Aquamarin, Bernstein, Antimonit, Fuchsit

Hautentzündungen: Watermelon-Turmalin, Rosenquarz, Aquamarin, Prasem, weißer Achat und Wolkenachat, Rhodochrosit, Calcit, Wavellit

Hauterkrankungen: Cymophan, Hyazinth, Starlit, Granat, Bergkristall, grüner Aventurin, Olivin, Chrysopras, Sarder, Bronzit, Calcit, Antimonit

Hautflechte: farbloser und weißer Calcit

Hautkrebs: weißer Achat, Schwarzer Opal, Lasurit

Hautpilz: Olivin, Chrysopras

Hautprobleme: blauer Topas, grüner Aventurin, Hiddenit, Sardonyx, Achat mit Wassereinschlüssen, Rhyolith, Rhodochrosit, Calcit, Bernstein, Antimonit, Gagat, Cinnabarit

Hepatitis: Diamant, Tigerauge

Herpes: Jadeit, Saphir

Herz (Rhythmus): Heliodor, Turmalin (Rubellit und Watermelon-Turmalin), Bergkristall, Citrin, Rosenquarz, Pietersit, Thulit, Prasem, Rhyolith, Labradorit, Edelopal, Dioptas, Rhodochrosit, Chrysokoll, farbloser, weißer und grüner Calcit, rosa Korallen, Petalit, Serpentin

Herz (Schmerzen): Citrin, Rosenquarz, Dolomit

Herz (Stärkung): Rubin, Beryll, Smaragd, Granat, Turmalin (Rubellit und Schörl), Turmalinquarz, Cordierit, Bergkristall, Rosenquarz, Rutil, Hiddenit, Zoisit mit Rubin, Jadeit, rosa Chalcedon, Dendritenachat, Nephrit, Hämatit, Tscharoit, Rhodonit, Opal, Dioptas, Malachit, Bernstein, Gold, Apophyllit, Enstatit, Kakoxen, Muskovit

Herzattacken: Magnesit

Herzerkrankungen: Verdelith, Turmalinquarz, grüner Aventurin, Türkis

Herzinfarkt: grüner Aventurin, Kunzit, Sugilith

Herzmuskulatur: Verdelith

Herzneurose: rosa Chalcedon, Amazonit

Herzschlag: blauer Topas, Rosenquarz, Pietersit, Chrysopras, Kunzit, Hämatit

Heuschnupfen: Perlen, Topas, Zirkon

Hexenschuss: Magnetit

Hitzschlag: Prasem

Hoden (Entzündung): Chrysopras

Hormonale Drüsenproduktion: Gold, Bernstein

Hormone: Turmalin, Dolomit, Sphalerit

Hormonspiegelschwankungen: weißer Topas, Kunzit, Chrysokoll

Hormonstörungen: Mondstein, Bernstein, Lazulith

Hunger (unersättlicher): Flint, Türkis, Magnesit

Husten: Chrysoberyll, Topas Imperial, Aquamarin, Rutilquarz, Bernstein, Mookait, weiße Korallen

Hypophyse: Amazonit

Immunsystem: Rubin, Smaragd, Turmalin (Elbait, Liddicoatit, Rubellit und Verdelith), Bergkristall, Citrin, grüner und blauer Aventurin, Rutilquarz, Rutil, Epidot, Jadeit, blauer und rosa Chalcedon, Plasma, Moos- und Baumachat, Onyx, Stern- und Lace-Achat, gelber und Landschaftsjaspis, Mookait, Heliotrop, Rhyolith, Eisenkiesel, Pyritsonne, Kupfer, Sugilith, Tscharoit, Azurmalachit, farbloser und weißer Calcit, Bernstein, Moldavit, Meteorite, Girasol, Apatit, Fuchsit, Cuprit, Moqui Marbles, Petalit, Cinnabarit, Sphalerit, Titanit

Infektionserkrankungen: Rubin, Smaragd, Turmalin (Rubellit und Verdelith), Rauchquarz, Rutilquarz, Olivin, Jadeit, Moosachat, Prasem, Baumachat, Sardonyx, bunter und Lace-Achat, Heliotrop, Rhyolith, Tscharoit, Diopsid, rosa Andenopal, Sodalith, blauer Fluorit, Chrysokoll, Bernstein, Kupfer, Gold, Moldavit, Apachentränen, Gagat, Kakoxen, Lepidolith, Muskovit, Cinnabarit, Serpentin, Ulexit

Insektenstiche: Lapislazuli

Ischias: Saphir, Kunzit, Heliotrop, Kupfer, Lepidolith, Magnetit

Kälteempfindlichkeit: Topas Imperial, roter Jaspis

Karies: gestreifter Fluorit

Kehlkopf (Stärkung): Morganit, Türkis, Aquamarin, Chrysokoll, Amazonit, blauer Chalcedon, Gold

Keuchhusten: Aquamarin, Korallen, Bernstein

Kieferschmerzen: Aquamarin

Knochen (Wachstum): Chiastolith, grüner Grossular, Rutil, Trümmerachat, gestreifter Fluorit, Azurit, farbloser und weißer Calcit, Aragonit, Coelestin, Gagat, Howlith, Orthoklas, Calcit

Knochenbrüche: Magnetit, gestreifter Fluorit, Azurit, Apatit

Knochenerkrankungen: Diamant, grüner Grossular, Tigerauge, Labradorit, Azurit, farbloser und weißer Calcit, Magnesit, weiße Korallen, Apatit, Aragonit

Knochenmark: asterischer Rubin, asterischer Saphir

Koliken: Rubin, Dumortierit, Bergkristall, Jadeit, Malachit, rote Korallen

Koma: Tansanit

Kopfschmerzen: Saphir, Smaragd, blauer Topas, Verdelith, Girasol, Turmalinquarz, Dumortierit, Bergkristall, Amethyst, Tiger- und Falkenauge, Tansanit, Pietersit, grüner Aventurin, Staurolith, grüner und schwarzer Jadeit, Sarder, Nephrit, Amazonit, Magnetit, Lasurit, violetter Fluorit, Kunzit, Malachit, Hämatit, Magnesit, Bernstein, Platin, Meteorite, Gagat

Körperfülle (Übergewicht): Magnesit, Malachit, Amethyst, Lapislazuli, Türkis, Howlith, Septarien

Körperliche Schwäche: Limonit, Variscit

Körperliche Widerstandsfähigkeit: Porzellanit

Krampfadern: blauer Topas und Topas Imperial, gelber Jadeit, Karneol, Saphir, Amethyst, Bandachat, Sonnenstein, Magnesit, Kupfer, Magnetit, Petalit, Vanadinit

Krämpfe: Dumortierit, Rauchquarz, Stierauge, Heliotrop, Amazonit, Sonnenstein, Pyrit, Magnetit, Tscharoit, Lapislazuli, Türkis, Chrysokoll, orangefarbener Calcit, Meteorite, Euklas, Mahagoni-Obsidian, Biotit, Dolomit, Serpentin, Kupfer, Malachit, Rubin, Bergkristall

Krätze: Onyx

Krebserkrankungen: Saphir, Turmalin (Elbait und Liddicoatit), Cordierit, Magnetit, Schwarzer Opal, Lasurit, Azur-Malachit, Smaragd, Türkis, Amethyst, schwarze Perlen, Bergkristall, Sugilith, Moldavit, Meteorite, Watermelon-Turmalin, Rauchquarz und Morion, Olivin

Krebserregende Stoffe: Platin

Kreuzschmerzen: Saphir, Topas Imperial, Magnetit

Lähmungen: Chiastolith, Hessonit, Watermelon-Turmalin, Apophyllith

Leber (Unterstützung): Rubin, Topas Imperial, Hyazinth, Starlit, Granat, Rubellit, Tigerauge und Tigereisen, Türkis, Epidot, Olivin, Jadeit, Kupferchalcedon, Prasem, Chrysopras, Mookait, gelber und Landschaftsjaspis, Heliotrop, Vivianit, Sternachat, Pyrit, Hämatit, Chloropal und Prasopal, Schwarzer Opal, orangefarbener Fluorit, Rhodochrosit, Azurmalachit, Kupfer, Meteorite, Lazulith, Lepidolith, Markasit

Leberprobleme und -erkrankungen: Aquamarin, grüner Granat, Ametrin, Lapislazuli, Bergkristall, Beryll, Jadeit, roter Jaspis, Leopardenjaspis, Pyritsonne, Magnetit, Fleischopal, Schwarzer Opal, Dioptas, Bernstein, Fuchsit, Vesuvian

Leukämie: Diamant, asterischer Rubin, Alexandrit, Smaragd, Rosenquarz, Hämatit, Opal, Kupfer, Obsidian

Lunge (Entzündung): Aquamarin, Starlit, blauer Aventurin, Rutil, Moosachat, Pyrit, Gold, Bernstein, Magnetit, Türkis, Serpentin

Lunge (Reinigung): grauer Botswana-Achat, Biotit, Bergkristall

Lunge (Stärkung): Morganit, Prasem, Botswana-Achat, Flint, Hämatit, Rhodonit, rosa Andenopal, Kupfer, grüner Fluorit, Rhodochrosit, Apophyllit, Enstatit, Galenit, Orthoklas, Schwefel

Lungenerkrankungen: blauer Aventurin, Epidot, Dendritenchalcedon, Larimar, grüner Calcit

Lungenkrebs: grüner Calcit

Lymphsystem: Rubin, Schörl, Mondstein, Girasol, Petalit

Lymphsystem (Aktivierung): Padparadscha, weißer Topas, Verdelith

Magen (Entzündung): Beryll, orangefarbener Aventurin

Magen (fördernd): Alexandrit, weißer Topas, Ametrin, Heliotrop, Turitella-Achat, Sodalith, Serpentin

Magen (Übersäuerung): violetter Spinell, Andalusit, Howlith, Lepidolith, Porzellanit, Variscit, grüner Jaspis, Bernstein

Magenbeschwerden: Diamant, Smaragd, Aquamarin, Hyazinth, Turmalin (Dravit und Uvit), Turmalinquarz, Citrin, Jadeit, zentral gestreifter Achat, roter Jaspis, Pyritsonne, Honig- und Wachsopal, Hyalit, Edelopal, gelber Fluorit, farbloser und weißer Calcit, Bernstein, Apachentränen (Obsidian), Andalusit, Dolomit, Muskovit, Pyromorphit

Magengeschwüre: violetter Spinell, Smaragd, gelber Jaspis, Chrysokoll, Silber, Septarien

Magenkrämpfe: Chrysoberyll, orangefarbener Aventurin, Chrysokoll, Magnesit, Mahagoni-Obsidian

Magenkrebs: Rhodochrosit

Magenneurose: Leopardenjaspis, Sodalith, Aragonit, Muskovit, Orthoklas, Variscit

Magensäfte: grüner Jaspis, Bernstein

Magenschleimhaut (Entzündung): violetter Spinell

Magenverstimmung: Cordierit, Bergkristall, Pietersit, Mahagoni-Obsidian, Antimonit

Malaria: Smaragd, Bernstein

Mandelentzündung: Chrysoberyll

Masern: blauer Topas, Türkis, Perlen

Menstruation (unregelmäßige): Rubellit, roter Jaspis, Mondstein, Hämatit, rote Korallen, Coelestin, Gagat

Menstruationsprobleme: Rubin, Mondstein, Hämatit

Menstruationsschmerzen: Beryll, Unakit, roter Jaspis, Mondstein, Pyrit, Hämatit, Lapislazuli, Malachit, Chrysokoll, Kupfer, Brasilianit, Bergkristall, Coelestin, Cuprit, Serpentin, Milchopal

Migräne: Smaragd, Bergkristall, Amethyst, Tiger- und Falkenauge, grüner Aventurin, grüner und schwarzer Jadeit, Amazonit, violetter Fluorit, Rhodochrosit, Platin, Girasol, Halit, Gagat

Milz (fördernd): Rubin, Alexandrit, weißer Topas, Hyazinth, Starlit, Granat, Rubellit, Olivin, Jadeit, roter Jaspis, Mookait, Heliotrop, Pyrit, Hämatit, orangenfarbener Fluorit, Rhodochrosit, Malachit

Milz (Störungen): Jadeit, Sonnen- und Mondstein, Pyritsonne, weiße Perlen, Onyx, Olivin, Bergkristall

Morgenschwäche: Bergkristall, Eudialyt

Müdigkeit: Rubin, Granat, Bergkristall, Purpurit

Multiple Sklerose: asterischer Rubin, Smaragd, Chiastolith, Turmalin (Verdelith und Watermelon-Turmalin), Rhyolith, Rhodonit, Rhodochrosit, Rosenquarz, Malachit, Lapislazuli

Mumps: blauer Topas, Kupfer

Muskeln (Entzündungen): blauer und violetter Spinell

Muskeln (Krämpfe): Morganit, Turmalin (Dravit, Uvit und Schörl), Stierauge, Kunzit, Leopardenjaspis, Amazonit, Magnetit, Bronzit, Calcit, Ulexit, Wulfenit

Muskeln (Stärkung): Morganit, Hessonit, Schörl, Rauchquarz, Rutil, Jadeit, Pyrit, Halit, Ulexit

Muskelverspannungen: Turmalin (Dravit und Uvit), Stierauge, blauer Aventurin, Kunzit, Hiddenit, Trümmerachat, Heliotrop, Amazonit, Magnetit, Coelestin, Bronzit, Magnesit, Meteorite, schwarzer Obsidian, Calcit

Muttermilch: milchweißer Chalcedon, Mondstein, Milchopal, weißer Achat, Girasol

Nackenverspannung: Aquamarin, Chrysokoll

Nackenstarre: Aquamarin, Chrysokoll, Hämatit, Magnetit

Narben: Halit

Nebennieren: Rubin, Schörl, Jadeit, Edel- und Feueropal, weiße Perlen

Nerven (Entzündungen): violetter und blauer Spinell, Stierauge, Kunzit, Heliotrop, Pyrit, Muskovit

Nervenschmerzen: Diamant, Aquamarin, Amethyst, Lapislazuli, Pyrit, Magnesit, Karneol, blauer Topas, Jadeit, weiße Korallen, Lepidolith

Nervensystem: Diamant, Alexandrit, Topas Imperial, Hessonit, Turmalin (Elbait, Liddicoatit, Watermelon-Turmalin und Schörl), Rauchquarz, Tigerauge, Pietersit, grüner und gelber Jadeit, Sternachat, Sonnenstein, Sugilith, Tscharoit, gestreifter Fluorit, Silber, Moldavit, Brasilianit, Variscit, Rhodonit, Azurit

Neuralgische Schmerzen: Bergkristall, Amethyst, Stierauge, Kunzit, Magnetit, Dioptas, Magnesit

Neurodermitis: Chrysopras, grüner Aventurin

Nieren (Entzündung): Nephrit, schwarzer Diopsid, orangefarbener Fluorit, Muskovit, Serpentin

Nieren (Reinigung): Saphir, Nephrit, Bergkristall, Prehnit

Nieren (Sand, Steine): Diamant, Morganit, Tigereisen, grüner und schwarzer Jadeit, roter Jaspis, Leopardenjaspis, Nephrit

Nieren (Störungen): weißer Topas, Morganit, Indigolith, Ametrin, Rutil, Jadeit, gelber Karneol, Lace-Achat, roter Jaspis, Heliotrop, Leopardenjaspis, Nephrit, Biotit, Vesuvian

Nieren (Unterstützung): Diamant, Cordierit, Morion, Tigereisen, Jadeit, Prasem, Baum- und zentral gestreifter Achat, Landschafts- und Popjaspis, Flint, Nephrit, Hämatit, schwarzer Diopsid, Chloropal und Prasopal, Hyalit, Rhodochrosit, Kupfer, Amphibol, Anhydrit, Enstatit, Cyanit, Serpentin

Nierenkoliken: Leopardenjaspis, Nephrit, Biotit

Oberflächliche Wunden: Trümmerachat, Mookait, Wismut, Sphalerit

Offene Wunden: Ulexit

Ohrenbeschwerden: Heliotrop, Bernstein

Ohrenschmerzen: Saphir, Platin, Bernstein, Onyx, Fluorit, Silber

Operationswunden und Unfallverletzungen: Rhodonit, Bernstein, Silber

Osteomalazie (Knochenerweichung): weiße Korallen

Osteoporose: Diamant, grüner Grossular, weiße Korallen, Siderit

Pankreas: Malachit

Paradontose: Watermelon-Turmalin, Türkis

Paralyse: asterischer Saphir, Watermelon-Turmalin

Parasiten: Heliotrop

Parasympathisches Nervensystem: Morganit

Parkinson-Krankheit: asterischer Saphir, Smaragd, Verdelith, Fluorit, Rhodonit, Rhodochrosit, Rhyolith, Malachit

Pathogene Zonen: Bergkristall

Pilzerkrankungen: Chalcedon mit Kupferinklusionen, Baryt

Potenz: Rubin, Granat, roter Jaspis, Eisenkiesel, Boulder-Opal, roter Fluorit, Covellin, Prehnit, Sphalerit, Achat, Perlen, Beryll

Prellungen: Trümmerachat, Prasem

Prostata: Unakit, Chrysopras, zentral gestreifter Achat, Tscharoit, Magnesit, Calcit, Sphalerit, Hämatit

Rachenkatarrh: Pyrit

Rachitis: weiße Korallen, Apatit

Reinigung: Chrysoberyll, Schörl, Onyx, Leopardenjaspis, Kupfer, Sugilith, Chrysopal, Chloropal, Prasopal, Edelopal, gestreifter Fluorit, Rhodochrosit, Pyromorphit, Vesuvian

Rekonvaleszenz: Turmalin, Rutil, Epidot, Malachit, Azurit

Rheuma: Smaragd, Chiastolith, Granat, Hiddenit, Olivin, Karneol, Kieselhölzer, Labradorit, Kupfer, Magnetit, Malachit, Magnesit, Bernstein, Gold, Biotit, Gagat, Lepidolith, Orthoklas, Schwefel

Rheumafieber: asterischer Saphir

Rheumaschmerzen: Sardonyx, Heliotrop, Sonnenstein, Dioptas, Bernstein

Rote Blutkörperchen: Rubin, Granat, Hämatit, Meteorite, rote Korallen

Rückenschmerzen: Aquamarin, Rauchquarz, Hiddenit, Staurolith, Prasem, Amazonit, Magnetit, Bronzit, Magnesit

Rückgrat: Topas Imperial, Citrin, Labradorit, Pyrit, Gagat

Scharlach: Kupfer

Schilddrüse: Smaragd, Morganit, Bergkristall, Rutilquarz, Kunzit, blauer Chalcedon, Mondstein, Rhodonit, Sodalith, Lapislazuli, Azurit, Chrysokoll, Magnesit, Bernstein, Galenit, Lepidolith

Schlaffheit: Hyazinth

Schlaflosigkeit: Saphir, blauer Topas und Topas Imperial, Chiastolith, Schörl, Bergkristall, Rosenquarz, Sardonyx, Hämatit, Brasilianit, Howlith, Orthoklas

Schleim (Lösung): Halit

Schleimhaut (Regeneration): Chalcedonrose, Mondstein, Cinnabarit

Schmerzen: Saphir, asterischer Saphir, blauer und violetter Spinell, Morganit, Schörl, Turmalinquarz, Bergkristall, Rauchquarz, Amethyst, Ametrin, Stierauge, Silber, grüner und blauer Aventurin, Rutilquarz, Kunzit, Tansanit, Sarder, Achat mit Wassereinschlüssen, Sternachat, Labradorit, Pyritsonne, Magnetit, Tscharoit, Rhodonit, Malachit, Bernstein, weiße Perlen, schwarzer Obsidian, Gold, Dolomit, Euklas, Calcit

Schmerzen beim Geschlechtsverkehr (Frauen): Unakit

Schmerzen der Gliedmaßen: rosa Korallen

Schnittwunden: Coelestin

Schwäche: Rubin, Turmalin, Aragonit, Halit, Hermanover Kugeln, Variscit, Vivianit

Schwangerschaft (gefährdet): Beryll, Zoisit mit Rubin, Jadeit, rosa Achat, Achat mit Wassereinschluss und kristalliner Mitte, Sonnenstein, gestreifter Fluorit, Chrysokoll, rote Korallen, Silber, Calcit, Edelopal, Diamant

Schweiß (übermäßige Bildung): Saphir, Pietersit, Jadeit, Magnetit, Türkis, grüner Calcit, Amethyst, Kupfer

Schwellungen: gelber Jadeit, Mookait, Nephrit, Mondstein, Hämatit, Lapislazuli, Anhydrit, Brasilianit, Euklas, Verdelith, Chrysokoll

Schwindelanfälle: Saphir, Turmalin, Bergkristall, Pietersit, Bernstein, Diamant

Schwindelgefühl: Kupfer, Kunzit, Magnetit, Malachit, Bergkristall

Selbsterhaltungskräfte: Turmalin, Tigereisen, Larimar

Selbstheilungsmechanismen: Alexandrit, Bergkristall, Labradorit

Sexualtrieb: Rubin, Granat, roter Jaspis, Rhodonit, rote Korallen, Gold

Sklerosen: Wulfenit

Sodbrennen: Smaragd, Cordierit, Chrysokoll

Sonnenstich: Prasem

Spasmen (Verkrampfung): Rubin, Aquamarin

Stimmbänder: blauer Topas, blauer Chalcedon, blauer Mondstein, Cyanit, Türkis, Bernstein

Stirn- und Nasennebenhöhlen (Entzündung): Saphir, Smaragd, Türkis, Mookait, Magnesit, Gagat, Aquamarin, Platin

Stoffwechsel: Morganit, Hyazinth, Turmalin (Elbait, Liddicoatit und Rubellit), Cordierit, Citrin, Bergkristall, Amethyst, Ametrin, Tigerauge und Tigereisen, grüner Aventurin, Olivin, Jadeit, blauer Chalcedon, Dendritenachat, Feuerachat, Rhyolith, Kieselhölzer, Amazonit, Tscharoit, Rhodonit, Hyalit, Sodalith, farbloser, weißer und gelber Calcit, Manganocalcit, Bernstein, Gold, Schneeflocken-Obsidian, Aragonit, Astrophyllit, Augit, Biotit, Dolomit, Halit, Howlith, Lepidolith, Markasit, Prehnit, Cinnabarit, Titanit, Vesuvian

Strahlung (absorbiert): Bergkristall

Thrombose: Topas

Thymus: Diamant, Rubin, Verdelith, gelber Jaspis, Amazonit, Spektrolith, Lapislazuli, Serpentin

Totale Erschöpfung: Ilmenit

Tränende Augen: Onyx, Achat, Magnetit, Aquamarin

Tuberkulose: Mondstein, Rutilquarz, Verdelith, Perlen

Tumor: schwarzer Jadeit, Schwarzer Opal, Bergkristall, Lasurit, gestreifter Fluorit, schwarze Korallen, Moldavit, Meteorite

Unbehagen: Saphir, Rubellit, Bergkristall, Jadeit, Magnetit, orangefarbener Calcit, Silber, Eudialyt, Halit

Unfruchtbarkeit: Topas Imperial, Rubellit, Rosenquarz, Zoisit mit Rubin, grüner und schwarzer Jadeit, Chrysopras, Karneol, rote Korallen, Mondstein, orangefarbener Saphir

Unkoordinierte Bewegungen: Türkis

Urinblockade: Bernstein

Vegetatives Nervensystem: Amazonit, Sugilith, Tscharoit, Silber, Kupfer, Biotit, Halit, Calcit, Regenbogen-Obsidian

Venenentzündung: Heliotrop, Ulexit, Vanadinit

Venenprobleme: Sonnenstein, Boulder-Opal, Enstatit, Olivin, Amethyst, Wulfenit

Venensystem: Verdelith, Kunzit, Olivin, Chrysopras, Boulder-Opal, Rhodochrosit, Coelestin, Euklas, Vanadinit

Verbrennungen: Indigolith, Bergkristall, Prasem, Chrysokoll, Silber, Amethyst, Malachit, weiße Perlen, Jadeit, Türkis, grüner Calcit, Bernstein

Verbrühungen: Prasem, Smaragd

Verdauungsbeschwerden: Jadeit, roter und gelber Jaspis, Tscharoit, Hyalit, Chrysokoll

Verdauungstrakt (fördernd): Topas Imperial, Starlit, Cordierit, Ametrin, Tigereisen, orangefarbener Aventurin, Epidot, Unakit, Olivin, Flint, brauner, roter und Dendritenchalcedon, Karneol, Dendritenachat, gelber Jaspis, Rhyolith, Leopardenjaspis, Turitella-Achat, Pyrit, Pyritsonne, Hyalit, gestreifter Fluorit, Rhodochrosit, orangefarbener Jaspis, Manganocalcit, Bernstein, Mahagoni-Obsidian und Apachentränen, Girasol, Amphibol, Andalusit, Antimonit, Apatit, Aragonit, Apophyllit, Biotit, Covellin, Howlith, Markasit, Calcit, Septarien, Siderit, Vesuvian

Vergiftungen: Diamant, Heliotrop, Malachit, Chalcedon, Lepidolith, Smaragd, Hyazinth, Karneol, Rhodochrosit

Verstopfung: Verdelith, Olivin, gelber Jadeit, Topas Imperial, Citrin, Smaragd, roter und gelber Jaspis, Nephrit, Biotit, Rhodochrosit, Vanadinit

Virusinfektionen: Schörl, Thulit, Rubin, Baumachat, Rhyolith, rosa Andenopal, Schwarzer Opal, Schneeflocken-Obsidian

Vitalität: Covellin

Wassersucht: Amethyst, Nephrit, Jadeit, Karneol, Jaspis, Bergkristall, Lapislazuli

Weiße Blutkörperchen: Alexandrit, Citrin, weiße Perlen, weißer Chalcedon, Moldavit, Wismut

Widerstandsfähigkeit: Platin, Gold

Wirbelsäule (Aufrichtung): Staurolith, Chiastolith, Magnetit

Wirbelsäule (Probleme): Staurolith, Chiastolith, Aragonit, Wolframit

Wirbelsäule (Schmerzen): Turmalinquarz, Prasem

Wirksam gegen Schadstoffe: Saphir, Heliodor, Morion, Tigereisen, grüner Jaspis, Nephrit, Magnesit, Meteorite, Aktinolith, Calcit, Covellin, Markasit, Cinnabarit

Zahnfleisch (Blutungen): Watermelon-Turmalin

Zahnfleisch (Schmerzen und Entzündungen): Saphir, Aquamarin, Hiddenit, Mookait, Türkis, Bernstein

Zahnschmelz: farbloser und weißer Calcit, weiße Perlen, weiße Korallen, Aragonit, Howlith

Zahnschmerzen: Aquamarin, Hiddenit, Türkis, Magnesit, Bernstein, Malachit, Gagat

Zellaufbau: Watermelon-Turmalin, Rutilquarz, Spektrolith, grüner Fluorit, Wismut, Bornit

Zellregeneration: Turmalin (Elbait, Liddicoatit, Watermelon-Turmalin, Dravit und Uvit), Ametrin, Rutilquarz, Rutil, Sardonyx, Achat mit kristallinem Zentrum, Feuerachat, Magnetit, Sugilith, Dioptas, Silber, Schneeflocken-Obsidian, Girasol, Apatit, Covellin, Cuprit, Petalit, Purpurit, Granat

Zittern: Mookait

Zysten: Bronzit, Magnesit, Spinell

Anwendungen im psychischen
und spirituellen Bereich

Aberglauben – Smaragd, Rosenquarz, Tigerauge

Abhängigkeiten – weißer Topas, Dumortierit, Rauchquarz und Morion, Amethyst, Epidot, Sugilith, Bronzit, Magnetit, Gold, Regenbogen-Obsidian, Kassiterit, Wolframit

Abhängigkeiten (materielle) – Rauchquarz, Amethyst, weiße Perlen, Moldavit

Abstraktionsvermögen – indigoblauer Saphir, Schörl, Rauchquarz, Sphalerit

Ängstlichkeit – Diamant, Amethyst, Lapislazuli, Coelestin, Onyx, Perlen

Aggressivität – Aquamarin, Plasma, weißer Achat, Heliotrop, Nephrit, Rosenquarz, Lapislazuli, Bergkristall, Galenit, Serpentin, Mondstein, Schwarzer Opal

Agnosie – Bergkristall, Amethyst

Aktive Weltsicht – Tigerauge, Gold

Aktivität – Jadeit, Karneol, Mookait, Gold, Septarien, Vivianit, Tigerauge

Akupunktur, Akupressur – Bergkristall, Schörl

Alkoholismus – Amethyst, Kassiterit

Alpträume – Jadeit

Alte Muster – Heliodor, Turmalin (Indigolith und Schörl), Morion, Amethyst, Tansanit, Moosachat, Sonnenstein, Malachit, Meteorite, Wulfenit

Angespanntheit – blauer Topas, Schörl, Bergkristall, Kunzit, gestreifter Fluorit, Smithsonit, Vesuvian

Angewohnheiten – Diamant, Morganit, Chalcedon und Dendritenchalcedon, weißer Achat, Amethyst, Sonnenstein, Boulder-Opal, Girasol, Gold, Lepidolith

Angst – violetter Spinell, Topas Imperial, Turmalin (Dravit und Uvit), Cordierit, Citrin, Amethyst, Ametrin, Rutilquarz, Rutil, Hiddenit, Thulit, Landschaftsjaspis, Sonnenstein, Sugilith, Tscharoit, Chloropal und Prasopal, Jadeit, Rhodochrosit, Gold, Kupfer, Apophyllit, Eudialyt, Lapislazuli, Kakoxen, Wulfenit

Angst vor dem Tod – Amethyst, Kunzit, Chrysoberyll, Gold, Kupfer

Angst vor Dunkelheit – Schwarzer Opal, Bergkristall

Anpassungsfähigkeit – Rhodonit, Amethyst, Malachit, Magnetit

Apathie – Silber, Kupfer, Onyx, Apatit, Schwarzer Opal

Appetitlosigkeit – Topas Imperial

Arroganz – Platin, Covellin

Aufbrausendes Wesen – Hyazinth

Aufmerksamkeit – Rosenquarz, Starlit, Karneol, Sarder, Rhyolith, Rhodonit, rosa Andenopal, Dendrit- und Moosopal, Edelopal, violetter Fluorit, Rhodochrosit, Azur-Malachit, Platin, Regenbogen-Obsidian, Cavansit, Ilmenit, Petalit, Purpurit, Pyromorphit, Variscit

Aufregung – grüner und orangefarbener Aventurin, Baumachat, Magnetit, Platin, Gold, Silber, Kupfer, Mondstein, Gagat, Kunzit, blauer Chalcedon, Spinell

Aura – Diamant, Beryll, Schörl, Bergkristall, Kunzit, Sonnenstein, Labradorit, Bytownit, Türkis, schwarze Korallen, goldenfarbene Korallen, Platin, blauer Zirkon, Meteorite, Apophyllit

Ausdauer – Diamant, Rubin, weißer Topas, Hyazinth, Granat, Citrin, Tigereisen, Rutil, Tansanit, brauner und roter Chalcedon, Baumachat, Chrysopras, Achat, roter und gelber Jaspis, Kieselhölzer, Eisenkiesel, Turitella-Achat, Platin, Gold, Meteorite, Regenbogen-Obsidian, Wismut

Ausgeglichenheit – Cymophan, Alexandrit, Heliodor, Citrin, orangefarbener Aventurin, grüner und gelber Jadeit, Nephrit, Chrysokoll, Chrysopras, Achat, Moosachat, Bergkristall, Türkis, Karneol, Pyrit, Pyritsonne, Boulder-Opal, Dolomit, Limonit

Aussöhnung – Prasem

Autismus – Gold, Silber, Kupfer, Turmalin, Saphir

Autorität – Hyazinth

Barmherzigkeit – Jadeit, Malachit

Bedächtigkeit – Prasem

Befreiung – Diamant

Befürchtungen – violetter Spinell, Moosachat, Chrysopras, Landschaftsjaspis, Sugilith, Tscharoit, Gold, Kakoxen

Begeisterung – Granat, Eisenkiesel, Feueropal, Rubellit, Topas Imperial

Behexung – Olivin, Chrysopras, Hämatit

Beruhigung – Rauchquarz, Rutilquarz

Bescheidenheit – Jadeit, Sarder und Sardonyx, roter Jaspis, Gold

Beschränktheit – Purpurit

Besessenheit – Hyazinth, Schörl, Smaragd, Rosenquarz, Tigerauge, Olivin

Besonnenheit – blauer Aventurin, Tigerauge, Prasem, Heliotrop, Platin, Fuchsit, Disthen, Muskovit, Prehnit

Bewusstsein – Diamant, Bergkristall, Saphir, Rauchquarz und Morion, Onyx, Azurit, Chrysokoll, Pyrit

Bewusstsein der Einheit – Baumachat, Moosachat

Bewusstsein der Vergänglichkeit – Starlit

Beziehungsängste – Sodalith

Blockaden – Saphir, Pleonast (schwarzer Spinell), Topas Imperial, Kupfer, Aquamarin, Turmalin (Elbait, Liddicoatit, Rubellit und Schörl), Turmalinquarz, Bergkristall, Rauchquarz und Morion, Pietersit, Rutilquarz, Pyrit, Kunzit, Chrysopras, Labradorit, Magnetit, schwarzer Diopsid, Lasurit, Malachit, Magnesit, Tektit, Moldavit, schwarzer Obsidian und Apachentränen, Ilmenit, Moqui Marbles, Prehnit, Ulexit, Vesuvian

Blockaden in der Ehe – Turmalinquarz, Dumortierit, Amethyst

Böser Blick – Granat, Rutilquarz, Staurolith, Chrysopras, Diopsid, schwarze Korallen

Bosheit – Diamant, Beryll, Turmalin (Elbait, Liddicoatit, Rubellit und Schörl), Hyazinth, Amethyst, Olivin, Jadeit, Rhodonit, Baumachat, grüner Calcit

Bulimie – Turmalin (Elbait und Liddicoatit), Türkis, Covellin, Kassiterit

Charakter – Sardonyx, Onyx, Opal, Azurit

Das Böse – Bergkristall, Achat mit Wassereinschlüssen

Dauerhafte Aufmerksamkeit – Bergkristall, Edelopal, Pyromorphit

Dauerhafte Unzufriedenheit – Amphibol

Demütigung – Gagat

Demut – Smaragd, Amethyst, Staurolith, Heliotrop, Disthen, Sugilith, rosa und rote Korallen, Silber, Astrophyllit, Chrysokoll, Fuchsit, Gagat

Depressionen – violetter Spinell, Topas Imperial, Smaragd, Aquamarin, grüner Granat, Turmalin (Dravit und Uvit), Cordierit, Citrin, Rauchquarz, blauer Aventurin, Rutilquarz, Kunzit, Hiddenit, Tansanit, bunter und Botswana-Achat, Sternachat, Sonnenstein, Labradorit, Pyrit, Honig- und Wachsopal, Feueropal, Lasurit, Bronzit, Rhodochrosit, Bernstein, weiße und rosa Korallen, Gold, schwarzer Obsidian mit Goldreflexen und Apachentränen, Apophyllit, Biotit, Orthoklas, Prehnit, Cinnabarit, Vanadinit

Desillusionierung – Variscit

Desorientierung – Diamant, Onyx, weiße Perlen

Disharmonie – Topas Imperial, Rubellit, Bergkristall

Disziplin – Schörl, Lepidolith, Azurit, Fluorit, Lapislazuli, Calcit

Drogen – Amethyst, Kassiterit

Dunkle und trübe Gedanken – weiße Korallen

Dynamik – Rubellit, Citrin, Jadeit, Antimonit

Edelmut – Achat

Ego – Chiastolith, Kunzit, Tscharoit, Gold, Moldavit, Rhodochrosit

Egoismus – Chrysopras, Amazonit, Fluorit, Amethyst

Ehrlichkeit – weiße Perlen, Rutilquarz, Sarder

Eifersucht – Olivin, Schörl, Epidot, Chrysopras, Leopardenjaspis, Apophyllit, rosa Korallen

Eigene Identität – Chiastolith, Bergkristall, Tiger- und Falkenauge, Epidot, Achat, Baumachat, Nephrit, Andalusit, Wismut, Covellin, Markasit, Wolframit

Eigenes Ich – Padparadscha

Einfaches Leben – Kieselhölzer, Sonnenstein, Bernstein

Einfachheit – Diamant, Bergkristall, Sonnenstein

Eingefahrene Angewohnheiten – Turmalinquarz, Amethyst, Dendritenchalcedon, Sonnenstein

Eingefahrenes Denken – Turmalin (Verdelith und Schörl), Bergkristall, Amethyst

Einklang mit der Natur – Morganit, brauner und roter Chalcedon, Karneol, Feuerachat, grüner Achat, Turitella-Achat, Chrysokoll, Silber

Eintönigkeit – Brasilianit

Eitelkeit – Platin

Elektromagnetische Strahlung – Bergkristall, Rosenquarz, Baryt

Elektrosmog – Bergkristall, Rosenquarz

Elementare Bedürfnisse – Hämatit

Emotionen – Rubin, Rosenquarz, grüner Aventurin, Malachit, Nephrit, Edelopal, Chrysokoll, grüner Calcit

Emotionale Barrieren – Feueropal, Bergkristall, Topas Imperial, Saphir, Kunzit, Amazonit, Mondstein, Obsidian, Turmalin (Schörl, Indigolith, Watermelon-Turmalin)

Endogene Depressionen – Sonnenstein

Energie – Bergkristall, Rubin, Olivin, Jadeit, brauner und roter Chalcedon, Heliotrop, Hämatit, Edelopal, Feueropal, Türkis, Dioptas, Silber, Kupfer, Meteorite

Energieüberfluss – Hyazinth

Entfremdung – Chrysoberyll, Olivin

Enthaltsamkeit – Saphir, Amethyst, Kunzit

Entschiedenheit – Diamant, Bergkristall, Sternsaphir, Rubin, Granat, Tigereisen, Nephrit, Pyritsonne, Magnetit, Hämatit, Malachit, orangefarbener Calcit, Wismut

Entschlossenheit – Amethyst, Chalcedon und Dendritenchalcedon, weiße Perlen, Gold

Entspannung – blauer Topas, Turmalin (Dravit und Uvit), Dumortierit, gelber Jadeit, Andalusit, Muskovit, Titanit

Enttäuschung – Turmalin (Elbait und Liddicoatit), Epidot, Platin, Rubin, Milchopal, Malachit, Septarien

Erfolglosigkeit – Chiastolith, Olivin, Eisenkiesel, Labradorit

Erkenntnis – Diamant, Lapislazuli, Bergkristall, Mondstein, Pyrit, Sugilith, Moldavit

Erkenntnis der eigenen Fehler – Schörl, Turmalinquarz

Erleichterung – Diamant, Chrysoberyll, Citrin, blauer Topas

Erlösung – Chiastolith, Bergkristall, Staurolith, weiße Perlen

Ermattung – Chiastolith

Erneuerung und Veränderung – Gold, Jadeit, Achat, Saphir, weiße Perlen, Amethyst

Ernsthaftigkeit – Schörl, Onyx

Erregter Geist – rosa Korallen

Erschlaffen – Dumortierit

Erschöpfung – Topas Imperial, Verdelith, Granat, Dumortierit, Jaspis

Falsche Hoffnungen – Pyrit

Falsche Liebe – Magnesit

Fanatismus – Morganit, Chrysopras, Flint, Astrophyllit

Fantasie – blauer und violetter Spinell, Granat, Turmalin (Elbait und Liddicoatit), Rosenquarz, Achat, Brekzienjaspis, Edelopal, Silber, Kupfer, Chrysopras, Korallen

Faulheit – Feueropal, Apatit, Bornit, Cavansit, Rubin, Beryll, Heliodor, Aquamarin, Karneol, Zirkon, Ulexit, Kassiterit

Fehler und Schwächen (Erkenntnis) – Mondstein, Sonnenstein

Feigheit – Diamant, Granat, Karneol, Bornit

Feindseligkeit – Lepidolith

Feste Regeln – weiße Perlen, Orthoklas

Fester Charakter – Platin, Wismut

Fleiß – Tscharoit

Flexibilität – Turmalin (Rubellit und Watermelon-Turmalin), Tiger- und Falkenauge, brauner und roter Chalcedon, Cinnabarit, Onyx, Chrysopras, Rosenquarz, Rubin, rosa Korallen

Freie Entscheidungen – Diamant, Indigolith, Bergkristall, Magnetit, Edelopal

Freiheit – Watermelon-Turmalin, Falkenauge

Freude – Rubin, Granat, Turmalin, Tigerauge, grüner Aventurin, Hiddenit, Thulit, Olivin, Jadeit, Prasem, Sardonyx, Alexandrit, Tscharoit, Edelopal, Diopsid, Dioptas, Achat, Chalcedon, Vivianit

Freundlichkeit – Hyazinth

Freundschaft – Watermelon-Turmalin, Rosenquarz, rosa Chalcedon, Sarder, Lasurit, rosa Korallen, weißer Achat

Frigidität seelischen Ursprungs – Feuerachat

Frische – Citrin

Frustration – Lapislazuli, Schwarzer Opal, Bergkristall, Rubin

Gebet – Bernstein, Gagat

Geborgenheit – Achat mit Bergkristall im Inneren, Moosachat, Lasurit, Olivin

Gedächtnis – Smaragd, Turmalin, Stierauge, Kieselhölzer, Tscharoit, Azurit, farbloser und weißer Calcit, Septarien, Moosachat, Ulexit

Geduld – Hyazinth, Starlit, Verdelith, Bergkristall, Rosenquarz, grüner Aventurin, Jadeit, Chrysokoll, Bernstein, Epidot, Prasem, Chrysopras, roter und gelber Jaspis, Sugilith, Tscharoit, Rhodonit, Malachit, Silber, Aktinolith, Siderit

Gefühl der Nutzlosigkeit – Coelestin

Gefühl der Sicherheit – Lasurit, Amethyst

Gefühl der Überlegenheit – Platin

Gefühl der Wärme – Citrin, Tigerauge

Gefühle – Heliodor, Turmalin, Rosenquarz, grüner Aventurin, Kunzit, Mondstein, Chrysopal

Gefühllosigkeit – Mondstein, Vivianit

Gefühlsblockaden – Melanit (schwarzer Granat), Turmalin (Rubellit, Watermelon-Turmalin und Schörl), Turmalinquarz, Rosenquarz, Amethyst, Tigerauge und Tigereisen, Rutilquarz, Epidot, Kunzit, Jadeit, Sonnenstein, Spektrolith, Pyrit, Edelopal, Lasurit, Malachit, Platin, Lazulith, Markasit, rosa Petalit, Sphalerit

Gefühlserregung – blauer Chalcedon, Nephrit, rosa Andenopal, rosa Korallen

Gefühlskälte – Rubellit, Rosenquarz, Amethyst, weiße Perlen, Mondstein

Gefühlsschwankungen – Turmalin (Elbait und Liddicoatit), Rosenquarz, Quarz-Katzenauge, orangefarbener Aventurin, Baumachat, Diopsid, Kupfer, Moqui Marbles, Serpentin

Gefühlsverletzungen – Mondstein, Sugilith, Bronzit, Girasol

Gegensätze – Rhodonit, Scheeflocken-Obsidian

Gehässigkeit – Schörl, Turmalinquarz

Gehorsam – Fluorit

Geistesabwesenheit – Disthen, schwarzer Obsidian

Geistige Entwicklung – Mondstein, violetter, blauer, farbloser und gestreifter Fluorit, weiße Perlen, weißer Aragonit, Augit, Dolomit, Enstatit, Kassiterit, Wavellit

Geistige Erkenntnis – Saphir, Indigolith, Turmalinquarz, Cordierit, Bergkristall, Falkenauge, Dendritenchalcedon, Chrysopras, Onyx, Rhyolith, Mondstein, Pyrit, Diopsid, Lasurit, Larimar, Azurit, Girasol, Kassiterit

Geistige Liebe – Kunzit, weiße Perlen

Geistige Mitte – Heliodor, Indigolith, Bergkristall, Staurolith, Feuerachat, Turitella-Achat, Mondstein, Pyritsonne, Lasurit, Rhodochrosit, goldfarbene Korallen, Gold, Tektit, Meteorite, Amphibol

Geistige Reinheit – Saphir, Bergkristall, Amethyst, Ametrin, Kunzit, weißer Achat, Edelopal, Girasol, weiße Perlen

Geistige Reinigung – Saphir, Aquamarin, Schörl, Turmalinquarz, Bergkristall, Rutilquarz, Kunzit, Edelopal

Geistige Sehnsucht – Diamant, Bergkristall, Kunzit, blauer Topas, Türkis, Lapislazuli, Azurit, violetter und farbloser Fluorit

Geistiger Weg – Diamant, Heliodor, Chiastolith, Cordierit, Bergkristall, Rutilquarz, Rutil, Tansanit, Onyx, Flint, Lasurit, Moldavit

Geistiges Streben – Rauchquarz, Rosenquarz, Amethyst, Tansanit, Feuerachat, Mookait, Pyrit, violetter Fluorit, Rhodochrosit

Gemeine Neigungen – rosa Korallen

Geradlinigkeit – Bergkristall, Rutilquarz, Rutil, Aktinolith, Kunzit

Gerechtigkeit – Jadeit, Enstatit, Euklas

Gereizte Gefühle – Sodalith

Gereizte Nerven – Hiddenit, Nephrit

Gereiztheit – violetter Spinell, Aquamarin, Heliotrop, Wulfenit, Chalcedon

Geselligkeit – blauer Chalcedon

Gesellschaftssinn – Apatit

Gesunder Ehrgeiz – Schörl

Gesunder Verstand – Saphir, Leopardenjaspis, Flint, Dolomit

Gesundes, natürliches Leben – Schörl, Dumortierit, Hiddenit, blauer Chalcedon, Sarder, Karneol, Sonnenstein, Chrysokoll, Bernstein, Silber

Gesundes Urteilsvermögen – Watermelon-Turmalin

Gewalt – Turmalin (Elbait und Liddicoatit), Rosenquarz, Kunzit, Mondstein, Bergkristall, Aquamarin, Prasem

Gewissen – Edelopal, Apophyllit

Gewohnheit – blauer Topas, Dendritenchalcedon, Girasol

Gier – Howlith, Turmalin (Elbait und Liddicoatit), Magnesit

Glaube – Saphir, asterischer Saphir, Chiastolith, Turmalin (Elbait und Liddicoatit), Amethyst, Hiddenit, Tansanit, blauer Larimar, Chalcedon, Sarder und Sardonyx, Sonnenstein, Magnetit, blauer Spinell

Gleichgewicht – Chiastolith, Turmalin (Elbait, Liddicoatit, Verdelith und Watermelon-Turmalin), Cordierit, Bergkristall, Amethyst, Unakit, Hiddenit, Jadeit, grüner Jaspis, Mookait, Flint, Amazonit, Diopsid, Rhodonit, rosa Andenopal, Schwarzer Opal, violetter, blauer und farbloser Fluorit, Bernstein, Cuprit, Disthen

Gleichgewicht der Gefühle und der Vernunft – Malachit, Azur-Malachit

Gleichgültigkeit – Chalcedon, Kupfer, Schwarzer Opal

Glück – Jadeit, Dioptas, Meteorite

Gram – Amethyst, grüner Chalcedon, Vanadinit, Nephrit, Smithsonit

Grobheit – Kunzit, Mondstein, rosa Korallen

Güte – Amethyst, roter Jaspis, Pyrit

Gute Laune – bunter Achat, Chrysopal

Gutmütigkeit – Chalcedon

Halluzinationen – Amethyst, Smaragd, Jadeit, Lapislazuli, Diamant, Schwarzer Opal, Saphir, Zirkon, Karneol, Fluorit

Harmonie – Diamant, violetter Spinell, Heliodor, Starlit, Turmalin (Elbait, Liddicoatit und Verdelith), Bergkristall, Turmalinquarz, Cordierit, Citrin, Rauchquarz, Rosenquarz, Amethyst, Tigereisen, Rutilquarz, Olivin, Jadeit, Kupferchalcedon, Sarder, grüner Jaspis, Nephrit, Labradorit, Sugilith, Diopsid, Rhodonit, Edelopal, Lasurit, Dioptas, Larimar, violetter und gestreifter Fluorit, Malachit, Azurit, Chrysokoll, rosa und rote Korallen, Amphibol, Coelestin, Cuprit, Moqui Marbles, rosa Petalit, Vanadinit

Harmonische Einheit der Gegensätze – Turmalinquarz, Schneeflocken-Obsidian

Harmonischer Einklang mit der Natur – Dumortierit, grüner Aventurin, Olivin, Moos- und Baumachat, Karneol, Feuerachat, grüner und Landschaftsjaspis, Leopardenjaspis, Magnetit, Kieselhölzer, Türkis, Turitella-Achat, Mondstein, Dendrit- und Moosopal, Silber

Hass – Amethyst, Bergkristall

Hast – Prasem

Heimweh – Beryll, Amethyst, Bergkristall

Hellsehen – Smaragd, Morganit, Bergkristall, Rutilquarz, Mondstein, Edelopal, Azurit, Bernstein, Moldavit, Apachentränen (Obsidian), Cavansit, Pyromorphit, Amethyst, Diamant, Olivin, Rosenquarz

Hemmungen – Heliodor, Granat, Indigolith, Pietersit, Rhodochrosit

Herzlichkeit – rosa Chalcedon, Kakoxen

Hilfe in der Not – rosa Chalcedon

Hilflosigkeit – Olivin

Hindernisse – Alexandrit, Sonnenstein

Hingabe – rosa und rote Korallen, Sugilith, Chrysokoll, Jadeit, Serpentin

Hochmut – Platin, Rosenquarz

Hoffnung – Aquamarin, Granat, Dumortierit, blauer Aventurin, Kunzit, Hiddenit, Kieselhölzer, Sonnenstein, Azur-Malachit, grüner Calcit, Regenbogen-Obsidian, Smithsonit, Smaragd

Hoffnungslosigkeit – Chiastolith, Turmalin, Tigerauge, Rutilquarz, Rutil, blauer

Chalcedon, Chrysopras, Sternachat, Kieselhölzer, Nephrit, Hämatit, Azur-Malachit, Bernstein, Augit, Brasilianit, Aquamarin, Hermanover Kugeln

Hunger (unersättlich) – Flint, Türkis

Hysterie – Amethyst, Smaragd, Jadeit, Bernstein, Chrysopras, Kupfer

Idealismus – blauer und violetter Spinell, Lapislazuli, Saphir, Bergkristall, Rauchquarz, Magnetit, Antimonit

Ideen – Brekzienjaspis, Labradorit, Feueropal, Türkis

Illusionen – Saphir, Chrysopras, Rhyolith, Flint, Labradorit, Andalusit, Ilmenit

Impotenz seelischen Ursprungs – Granat, Rutilquarz, Magnetit

Impulsivität – Feueropal

Indolenz (Gleichgültigkeit) – schwarzer Obsidian mit Goldreflexen

Initiative – Olivin, Feueropal, Schwarzer Opal, Lapislazuli, Bergkristall, Rosenquarz

Innere Anspannung – Rauchquarz, Kunzit, Apophyllit

Innere Einsicht – Turmalin (Elbait und Liddicoatit), Bergkristall, Amethyst, Falkenauge, Edelopal, Lasurit, Azurit, Sugilith, schwarzer Obsidian, grüner Calcit

Innere Festigkeit – Platin, Onyx, weiße Perlen, Korallen

Innere Freiheit – weiße Perlen

Innere Konflikte – Azur-Malachit, Schwefel

Innere Reinheit – Amethyst, Kunzit

Innere Ruhe – Saphir, Cymophan, Smaragd, Citrin, Amethyst, Ametrin, Tigereisen, Pietersit, grüner Aventurin, Mookait, Pyrit, Pyritsonne, Hämatit, Boulder-Opal, Rhodochrosit, Manganocalcit, rosa Korallen, Gold, Silber, Aragonit, Astrophyllit, Muskovit, Serpentin, Calcit

Innere Sicherheit – Hyazinth, Turmalin

Innere Unruhe – Saphir, Olivin, Kunzit, Azur-Malachit, Lapislazuli, Sodalith, Bergkristall, Fluorit, Rhodonit, Rhodochrosit, Moosachat

Innere Unsicherheit – Hyazinth, Schörl

Innere Unzufriedenheit – Rosenquarz, Citrin

Innerer Frieden – blauer Spinell, Saphir, Verdelith, Indigolith, Jadeit, Aquamarin, Prasem, Nephrit, Mondstein, Sugilith, Lasurit, Larimar, Bergkristall, Citrin, Manganocalcit, Gold, Pyrit, Meteorite, Gyrasol, Lazulith

Inneres Feuer – Feueropal, Topas Imperial

Inneres Leben – Bergkristall, Prasem, Girasol

Inspiration – Diamant, blauer Topas und Topas Imperial, Turmalin (Elbait, Liddicoatit und Indigolith), Bergkristall, Rosenquarz, Amethyst, Kunzit, Olivin, blauer Chalcedon, Moosachat, Edelopal, Sodalith, Dioptas, gelber Calcit, Cavansit, Porzellanit, Purpurit, Lapislazuli, Smaragd, Türkis

Integration – Rhodochrosit, Hämatit, Moosachat, Perlen

Intellekt – Smaragd, Amethyst, Heliotrop, Pyrit, Boulder-Opal, Heliodor, Saphir, weißer und grüner Calcit, weiße Perlen

Intrigen – Magnesit

Intrigen der dunklen Mächte – Rutilquarz, Olivin, Calcit

Intrigen der geistigen Welt – Bronzit, Bernstein, Tektit, schwarzer Obsidian

Intuition – Diamant, Rubin, indigoblauer Saphir, Alexandrit, Bergkristall, Cordierit, Amethyst, Kunzit, Mondstein, Tscharoit, Diopsid, Lasurit, Türkis, farbloser und violetter Fluorit, Rhodochrosit, Azurit, orangefarbener und gelber Calcit, Gold, Apachentränen (Obsidian), Cavansit, Prehnit, Sphalerit, Ulexit, Wolframit

Irrwege – Schörl

Jähzorn – Chalcedon, Saphir

Karma – Turmalinquarz, Bergkristall, Olivin, Amethyst, Onyx, Amazonit, Pyrit, weiße Perlen

Kindheitserinnerungen – Turmalin (Elbait und Liddicoatit)

Klares Bewusstsein – Rhyolith, Sonnenstein, Hyalit und Edelopal, Fuchsit

Klares Denken – Turmalin (Elbait und Liddicoatit), Bergkristall, Citrin, Magnetit, Hyalit, Milch- und Edelopal, violetter, blauer und farbloser Fluorit, Girasol, Cinnabarit, Serpentin, Variscit

Klaustrophobie – Sugilith

Kleinlichkeit – blauer Chalcedon

Kleinmut – Citrin

Kommunikation – blauer Chalcedon, Achat, Flint, Sphalerit

Kompromisse – Rubellit, Verdelith

Konflikte (äußere) – Verdelith, Prasem, Rhodonit

Konflikte (innere) – Topas Imperial, Septarien

Konsequenz – Sodalith

Konstruktivität – Pyrit, Galenit, Orthoklas

Kontemplation – Bergkristall, Amethyst, Jadeit, Lasurit, farbloser und violetter Fluorit, Platin, Gold, Tektit, Moldavit, Meteorite

Kontrolle – Heliotrop

Konzentration – Saphir, Turmalinquarz, Onyx, Dumortierit, Bergkristall, Amethyst, Tiger- und Stierauge, Tigereisen, Pietersit, Feuerachat, Bronzit, Kieselhölzer, Amazonit, Sodalith, violetter Fluorit, Azurit, Kupfer, Mahagoni-Obsidian, Aragonit, Enstatit, Ilmenit, Disthen, weißer Petalit, Porzellanit, Purpurit, Cinnabarit, Septarien, Sphalerit, Sugilith, Diamant, Topas Imperial, Magnetit, Perlen, Jadeit, Karneol, Chrysokoll, Tektit, Augit

Koordination der Gehirnhälften – Malachit

Kopflosigkeit – Euklas

Kosmisches Bewusstsein – Meteorite, Tektit, Moldavit

Kräfteverteilung – Beryll

Kreativität – blauer und violetter Spinell, Citrin, Rosenquarz, Thulit, Karneol, Achat, Brekzien- und Landschaftsjaspis, Eisenkiesel, Labradorit, Edelopal, Türkis, Rhodochrosit, Malachit, gelber Calcit, Antimonit, Porzellanit, Purpurit, Korallen, Mondstein

Krisen bewältigen – Alexandrit, Granat, Turmalin (Dravit und Uvit), Hiddenit, Türkis

Kühler Kopf – Jadeit, Prasem, Leopardenjaspis, Rhodonit

Kummer – Biotit, Gagat, Hyazinth, orangefarbener Saphir, Amethyst

Labilität – Porzellanit

Lampenfieber – blauer Chalcedon, Pyrit, Sugilith, Rhodonit, Amethyst, rosa Andenopal, Schneeflocken-Obsidian

Launenhaftigkeit – Feuerachat, Leopardenjaspis, Amazonit, Pyritsonne, Diopsid, Serpentin

Leben spendende Energie: Bergkristall, Sonnenstein

Lebenserkenntnis – Citrin, Girasol, Lazulith

Lebensfreude: Rubin, Granat, Rubellit, rote Korallen, Topas Imperial, Olivin, Feueropal, Bernstein, Vivianit

Lebensinhalt – Diamant, Starlit, Verdelith, Amethyst, Rutilquarz, Olivin, Chrysopras, Karneol, Popjaspis, Sonnenstein, Sugilith, Chrysopal, Gold, Meteorite, Brasilianit, Lazulith, Sphalerit

Lebensorientierung – Verdelith

Lebenswille – Dioptas, Bernstein, Gold

Lebensziel – Andalusit

Leid – Epidot, Sonnenstein, Girasol

Leidenschaft (fördernd) – Rubin, Granat, Bergkristall, Lapislazuli

Leidenschaft (hemmend) – Rosenquarz, rosa Mondstein, Kunzit, rosa Korallen, Baumachat

Lernen aus eigenen Fehlern – Malachit, Euklas, Phenakit

Lernen aus Fehlern – Aktinolith

Lernfähigkeit – Smaragd, Topas Imperial, Verdelith, Schörl, Fluorit, Malachit, Sugilith, Ulexit

Lethargie – bunter Achat, Popjaspis, weißer und Feueropal, schwarzer Obsidian mit Goldreflexen und Apachentränen, Eudialyt, weiße Perlen, Tigerauge, Topas, Rubin, Lapislazuli, Karneol, Diamant, Smaragd, Variscit

Liebe – Rubin, Chrysoberyll, Topas Imperial, Smaragd, Aquamarin, Turmalin (Elbait, Liddicoatit, Indigolith, Rubellit und Watermelon-Turmalin), Rosenquarz, Kunzit, Jadeit, Mondstein, Pyrit, Tscharoit, Chloropal und Prasopal, Lasurit, Dioptas, Rhodochrosit, Azurit, Chrysokoll, Magnesit, rosa und rote Korallen, Gold, roter Granat

Liebenswürdigkeit – Hyazinth, Jadeit

Liebeskummer – Epidot, Jaspis, Malachit, Rosenquarz, Watermelon-Turmalin

Liebevolles Verhalten – Topas Imperial, Jadeit, Rhodochrosit

Logisches Denken – Sodalith, Mahagoni-Obsidian, Disthen

Mangelndes Durchsetzungsvermögen – Pyromorphit

Manisch-depressive Psychose – Gold, Gagat, Kunzit

Materialismus – Vanadinit

Meditation – Saphir, Alexandrit, blauer und violetter Spinell, Smaragd, Aquamarin, Heliodor, Chiastolith, Starlit, Amethyst, Ametrin, Turmalin (Elbait und Liddicoatit), Turmalinquarz, Cordierit, Tektit, Bergkristall, Rosenquarz, Rutilquarz, Staurolith, Tansanit, grüner und violetter Jadeit, Feuerachat, Kieselhölzer, Mondstein, Pyritsonne, Magnetit, Hämatit, Sugilith, Tscharoit, Sodalith, Kupfer, Lasurit, Bronzit, Dioptas, Larimar, farbloser, gestreifter und violetter Fluorit, Azur-Malachit, Azurit, Manganocalcit, Bernstein, Gold, Silber, rosa und rote Korallen, Moldavit, Meteorite, schwarzer und Regenbogen-Obsidian, Girasol, Antimonit, Augit, Apophyllit, Serpentin

Melancholie – Hyazinth, grüner Granat, Olivin, Sardonyx, Biotit, Lapislazuli, indigoblauer Saphir, Chalcedon, Rubin, Amethyst, Sardonyx, Halit

Minderwertigkeitsgefühl – Rhodochrosit, Covellin, Fuchsit, Cinnabarit, Gold, Lapislazuli, Granat, Chrysopras

Minderwertigkeitskomplex – Turmalin (Dravit und Uvit), Chrysopras, Gold, Lapislazuli

Misserfolg – Malachit

Missgunst des Schicksals – Malachit, Rubin, Türkis

Misstrauen – Leopardenjaspis, Orthoklas, Vanadinit

Missverhältnis zwischen Gefühl und Vernunft – Saphir

Missverständnisse – Cinnabarit

Mitgefühl – Chrysoberyll, Topas Imperial, Smaragd, Morganit, Starlit, roter

Jaspis, Landschaftsjaspis, Rhyolith, Labradorit, Diopsid, Kascholong, Dioptas, Azurit, Azur-Malachit, Rhodochrosit, Mondstein, rosa und rote Korallen, Jadeit

Mondsüchtigkeit – weißer Achat und Chalcedon, Girasol

Moral – Sugilith, weiße Perlen

Moralbeständigkeit – Platin

Müdigkeit (chronische) – Chiastolith, Dumortierit, Heliotrop, Sonnenstein, Verdelith, Variscit

Mut – Granat, Amethyst, Jadeit, Sarder und Sardonyx, Achat, roter Jaspis, Eisenkiesel, Kieselhölzer, Turitella-Achat, Hämatit, Feueropal, weiße Perlen, Platin, Bornit, Eudialyt, Lazulith, Variscit

Mut zu Veränderungen – Halit, Serpentin

Mutterliebe – Rubellit, Kunzit, Manganocalcit, Rosenquarz, rosa und rote Korallen, Mondstein

Natürlichkeit – Rosenquarz, Sodalith, Silber, Wolframit

Negative Eigenschaften – Padparadscha, Amethyst

Negative Einflüsse – Rubin, Beryll, Tigereisen, Schörl, Staurolith, Achat, Heliotrop, Labradorit, Hämatit, Diopsid, Türkis, Bronzit, Schwarzer Opal, Biotit, Lepidolith, Muskovit

Negative Energie – Schörl, Bergkristall, Türkis

Negative Erlebnisse – Flint, Türkis, Meteorite

Negative Gefühle – Cymophan, Schörl, Turmalinquarz, Amethyst, grüner Aventurin, Malachit, Rutilquarz, Kunzit, Chrysopras, Türkis, weiße Korallen

Negative Handlungen – grüner Aventurin, weiße Korallen

Negative instinktive Neigungen – Diamant

Negative Lebenseinstellung – weiße Korallen

Negative Neigungen – Amethyst, weiße Korallen

Negative Visionen – weiße Korallen

Neid – Diamant, Rubellit, rosa Topas, Chrysopras

Nervenerkrankungen – Dumortierit, Opal

Nervenschock – Topas Imperial

Nervenzusammenbruch – Topas Imperial, Kupfer, Watermelon-Turmalin, Amazonit, Fluorit, Sodalith

Nervosität – Ametrin, grüner Aventurin, Rutilquarz, Prasem, Heliotrop, Kieselhölzer, Sonnenstein, Pyrit, Pyritsonne, Magnetit, Rhodonit, Lapislazuli, weiße Perlen, Meteorite, Apophyllit, Coelestin, Lazulith, Orthoklas, Cinnabarit, Serpentin, Smithsonit, Saphir, Turmalin, Topas Imperial, Fluorit, Amethyst, Jadeit, Chrysokoll, Aquamarin, Sodalith

Neuer Standpunkt – Bronzit

Neues und Unbekanntes – blauer und violetter Spinell, blauer Topas, Granat, Citrin, Moosachat

Neurosen – Schörl, Amethyst, rosa Andenopal, schwarzer Obsidian mit Goldreflexen, Prehnit

Offenheit – Watermelon-Turmalin, Tigerauge, Chrysopal, Apatit, Kakoxen, Vesuvian, Wulfenit, Rhodochrosit

Ohnmacht – Bergkristall, Lapislazuli

Opferbereitschaft – Amethyst, Sarder und Sardonyx, Rubin, Aquamarin, weiße Perlen, Jadeit

Optimismus – Hyazinth, Ametrin, Hiddenit, Sonnenstein, Sugilith, Bronzit, Coelestin, Halit, Hermanover Kugeln, Titanit, Vesuvian, Bergkristall, Edelopal

Ordnung – Chrysoberyll, Indigolith

Ordnungsliebe – Coelestin, Orthoklas

Orientierung – Schörl

Paranoia – Tigerauge

Partnerkonflikte – Watermelon-Turmalin

Passivität – Purpurit

Pedanterie – Beryll

Perspektiven – Sonnenstein, Chrysopal

Pessimismus – Saphir, Amphibol, Bornit, Gagat, Hermanover Kugeln, Orthoklas, Titanit, Ulexit, Vesuvian

Positive Energie – Turmalin (Elbait und Liddicoatit), Bergkristall

Positive Kraft – Rubin, Turmalin

Positive Lebenseinstellung – Dumortierit, Karneol, Sonnenstein, Bernstein, Apachentränen (Obsidian), Ulexit

Positives Denken – Alexandrit, Olivin, Chrysopras, Sonnenstein, Bernstein, weiße Korallen

Positives Handeln – Olivin

Potenz – Rutilquarz, Zoisit mit Rubin, roter Fluorit, Cuprit

Pragmatismus – Turmalin (Dravit und Uvit), Eisenkiesel, Astrophyllit, Dolomit, Eudialyt, Septarien

Probleme – Cymophan, Indigolith, grüner Aventurin, Unakit, Chrysopras, Pyrit, Sardonyx, Tscharoit, Moldavit

Provozierendes Verhalten – Fluorit

Psychische Anspannung – Turmalinquarz, Rauchquarz, Tigerauge, Kunzit, Tscharoit gestreifter Fluorit, weiße Perlen

Psychische Blockaden – Spektrolith, Platin

Psychische Hemmungen – Platin, Fluorit, Obsidian

Psychische Störungen – Olivin, Hämatit, Türkis, schwarzer Obsidian mit Goldreflexen, Calcit

Psychosen – Rubellit

Raserei – Amethyst

Rationales Denken – Starlit, Variscit

Ratlosigkeit – violetter, blauer und farbloser Fluorit, Wismut, Vivianit

Realitätssinn, Realismus – Pyrit, Schneeflocken-Obsidian, Sodalith, Rauchquarz, Achat, Andalusit, Lapislazuli, Karneol

Redseligkeit – Diamant, Gold, Bergkristall, blauer Chalcedon, Feueropal

Regeln – Turmalin

Reines Bewusstsein – Magnetit, Hyalit, Edelopal, Girasol

Reinheit – Diamant, blauer Topas, Bergkristall, Amethyst, Hyalit, weiße Perlen, Girasol

Reinheit des Geistes – Aquamarin, Bergkristall, Amethyst, Falkenauge, Hiddenit, Hyalit, Edelopal, Türkis, Azurit, Chrysokoll, Girasol, Lepidolith

Reinheit des Herzens – Morganit, Chiastolith, Granat, Rosenquarz, Türkis

Reinigung – Rubin, Saphir, goldener und blauer Topas, Smaragd, Aquamarin, Schörl, Turmalinquarz, Bergkristall, Amethyst, Kunzit, Olivin, roter Jaspis,

Diopsid, Edelopal, Magnesit, Bernstein, weiße Korallen, Kupfer, Apophyllit, Moldavit, schwarzer Obsidian, Mondstein, Diamant, Rosenquarz, Heliotrop

Reisefieber – Bergkristall, Schörl

Reizbarkeit – Topas, Beryll, Rhodonit, Rosenquarz, Lapislazuli, Saphir, Calcit

Respekt – Morganit

Reue – Turmalinquarz, Rhodonit, Silber, Phenakit

Rücksichtnahme – Jadeit, Karneol

Rücksichtslosigkeit – Morganit, Astrophyllit

Ruhe – Indigolith, Citrin, grüner, blauer und orangefarbener Aventurin, Olivin, gelber Jadeit, blauer und Kupferchalcedon, Prasem, Achat mit Wassereinschlüssen, Turittela-Achat, Pyritsonne, Hämatit, Sodalith, Bronzit, Larimar, Chrysopras, blauer Topas, Euklas

Sanftmut – Mondstein, Rosenquarz

Scharfsinn – Mahagoni-Obsidian, Antimonit

Scheu – Rutilquarz, Kunzit, rosa Andenopal, Malachit, Baryt, Lapislazuli, Chalcedon, Enstatit

Schicksalhafte Entscheidungen – Bergkristall, Bernstein

Schicksalsschläge – Turmalinquarz

Schizophrenie – Watermelon-Turmalin, Rauchquarz, Tigerauge, Bergkristall, Amethyst, Smaragd, Olivin, Hiddenit, Staurolith, Schwarzer Opal

Schlaf – Saphir, blauer und Topas Imperial, Chiastolith, Dumortierit, Schörl, Bergkristall, Rosenquarz, grüner Aventurin, Amethyst, Rutilquarz, Jadeit, Landschaftsjaspis, Sonnenstein, Tscharoit, Chrysopal, Kupfer, Tektit, Biotit, Purpurit

Schlaflosigkeit – Saphir, blauer und Topas Imperial, Chiastolith, Schörl, Dumortierit, Bergkristall, Rosenquarz, grüner Aventurin, Amethyst, Rutilquarz, Jadeit, Brasilianit, Lepidolith, Smaragd, Hyazinth, Lapislazuli, Olivin, Morion, Hämatit

Schlechte Angewohnheiten – weiße Korallen, Antimonit

Schlechte Träume – Heliotrop

Schlechtes Benehmen – Morganit, Schörl, weiße Korallen

Schlechtes Gewissen – Olivin, Apophyllit,

Schlichtheit – Diamant, Bergkristall, Milchopal, Kunzit

Schmerzhafte Erlebnisse – Meteorite

Schock – Diamant, Perlen, Rubin, Saphir, Topas Imperial, Türkis, Malachit, Botswana-Achat

Schüchternheit – Lapislazuli

Schuldgefühle – Chrysokoll, Chrysopras, Watermelon-Turmalin, Sodalith, Olivin, Silber

Schutz – Rubin, Saphir, Beryll, Schörl, Rosenquarz, Tigereisen, Staurolith, Thulit, Olivin, Jadeit, Achat mit Wassereinschlüssen, Heliotrop, Turitella-Achat, Amazonit, Mondstein, Magnetit, Hämatit, Türkis, Bronzit, Chrysokoll, schwarze Perlen, Korallen, Platin

Schwacher Wille – Diamant, Tigerauge, Dumortierit, blauer Chalcedon, Sphalerit

Schwarze Magie – Bergkristall, Staurolith, schwarzer Jadeit, Chrysopras, Pyritsonne, Diopsid, Türkis, Fluorit, schwarze Korallen, Pektit, schwarzer Obsidian, Diamant, Schörl

Schwarze Visionen – Sonnenstein

Schwer beherrschbare Gefühle – Plasma

Schwermut – Rutilquarz, blauer Chalcedon, Bronzit

Seelische Anspannung – Nephrit, Lazulith, Markasit, Azur-Malachit, Watermelon-Turmalin, Indigolith, Amethyst

Seelische Entwicklung – Turmalinquarz, Dendritenchalcedon, farbloser und weißer Calcit, Ilmenit, Wavellit, Hyazinth

Seelische Erschöpfung – Topas Imperial, Amethyst, Hämatit, Chloropal und Prasopal, Lasurit, Gold

Seelische Frische – Brasilianit, Coelestin

Seelische Reinigung – Diamant, Smaragd, Edelopal, Feueropal, Schörl, Turmalinquarz, Saphir, Aquamarin, weiße und rosa Korallen, Amethyst, Rutilquarz, Kunzit, Heliotrop, Sonnenstein, Girasol, Apophyllit, Petalit, Vesuvian

Seelische Ruhe – Chiastolith, Verdelith, Rutil, Olivin, Jadeit, blauer Chalcedon, Chrysopras, weißer Achat

Seelische Schmerzen – blauer Topas, Achat mit Wassereinschlüssen, Malachit, Manganocalcit, Markasit

Seelische Störungen – Watermelon-Turmalin, Dumortierit, Rauchquarz und Morion, Tigerauge, Chrysopras, Amazonit, Sugilith, Anhydrit, Baryt, Halit, Calcit, Ulexit, Saphir, Fluorit, blauer Spinell, Azurit

Seelische Trägheit – Cavansit, Howlith, Orthoklas, Ulexit

Seelische Unausgeglichenheit – Chiastolith, Starlit (blauer Zirkon), grüner Aventurin, Sugilith, Diopsid

Seelische Verwirrung – violetter Spinell, Sugilith, violetter, blauer und farbloser Fluorit, Rhodochrosit, Calcit, Saphir, Rhodonit

Seelischer Frieden – Azurit, Chrysokoll, Bernstein

Seelisches Erschlaffen – Diamant, Rubin, Hyazinth, Gold, Bergkristall

Seelisches Gleichgewicht – violetter Spinell, Aquamarin, Turmalin (Indigolith und Verdelith), Tigerauge, Quarz-Katzenauge, Rutil, Unakit, Hiddenit, Diamant, Smaragd, rote Korallen, Opal, Staurolith, Olivin, Prasem, weißer Achat, Sternachat, Amazonit, Bronzit, grüner Calcit, Amphibol, Apophyllit, Euklas, Gagat, Howlith, Moqui Marbles, Bergkristall

Selbstachtung – Hiddenit, Lapislazuli, Türkis, Malachit

Selbstaufopferung – Amethyst, weiße Perlen

Selbstbeherrschung – Sarder und Sardonyx, Chalcedon

Selbstbewusstsein – Flint, Honig- und Wachsopal, Gold, Kupfer, Baryt, Rhodonit, Watermelon-Turmalin, Septarien

Selbsterhaltungstrieb – Achat, Rauchquarz und Morion

Selbsterkenntnis – Bergkristall, Rhyolith, Lasurit, Girasol, Boulder-Opal, Covellin, Eudialyt, Markasit, Prehnit

Selbstkontrolle – Turmalin (Watermelon-Turmalin und Schörl), Onyx, Achat, Baumachat, Sugilith

Selbstlose Liebe – Rosenquarz, Amethyst, Kunzit, Jadeit, Mondstein, Tscharoit, Rhodonit, Dioptas, Rhodochrosit, Manganocalcit

Selbstlosigkeit – Amethyst, roter Jaspis, Rubin

Selbstmitleid – Epidot, Olivin

Selbstmordneigungen – Rauchquarz und Morion, Fluorit, Bernstein, Citrin

Selbstständigkeit – Lepidolith

Selbstsucht – Jaspis, Amethyst, rosa Korallen

Selbsttäuschung – Olivin, Gagat

Selbstvertrauen – Alexandrit, Stier- und Falkenauge, rosa Chalcedon, Diamant, Lapislazuli, Sonnenstein, Rhodonit, Sodalith, Gold, Kupfer, Sardonyx, Rubin, Schneeflocken-Obsidian, Fuchsit, Anhydrit

Selbstverwirklichung – Bergkristall, Tigerauge, Rhodonit

Senilität – Diamant

Sexualität – Ziosit mit Rubin

Sexuelle Blockaden – Granat, Melanit, Rutilquarz

Sexuelle Vitalität – Rubin, Granat, Gold, Kupfer

Sich abfinden mit Mängeln – Magnesit

Sicherheit – Hämatit, Lapislazuli, Alexandrit, Citrin, Jadeit, Baumachat, Chrysopras, Pyritsonne, Anhydrit

Sinnlichkeit – Rubin, Granat, Topas Imperial, Kupfer

Sorgen – Sardonyx, Topas, Rubellit, Chrysokoll, Baryt, Gagat

Spießigkeit – Diamant, Purpurit, Wulfenit

Spiritualität – Saphir, Turmalin, Bergkristall, Edelopal, Feueropal

Spontanität – Feueropal

Sprache (Störungen) – Saphir, blauer Topas, Indigolith, blauer Chalcedon, Mookait, Amazonit, Labradorit, Pyrit, Türkis, Disthen, Turmalinquarz, Apatit

Stabilität – Pietersit, Baumachat, Sodalith, Platin, Dolomit, Galenit, Limonit, Calcit

Standhaftigkeit – Platin, Siderit, Schnee-flocken-Obsidian

Starres Denken – Turmalin (Watermelon-Turmalin und Schörl)

Strahlung (kosmische und irdische) – Schörl, Rosenquarz, Baryt, Türkis, Kupfer, Tektit, Meteorite, Apachentränen (Obsidian)

Streitsucht – Serpentin, Titanit

Stress – Bergkristall, violetter Spinell, Smaragd, Morganit, Chiastolith, Turmalin (Elbait, Liddicoatit und Schörl), Dumortierit, Citrin, Amethyst, Ametrin, grüner Aventurin, Thulit, Plasma, Heliotrop, Turitella-Achat, Amazonit, Honig- und Wachsopal, gelber Fluorit, Aragonit, Apachentränen (Obsidian), Dolomit

Systematisches Denken und Handeln – Beryll

Tagträume – Azurit

Tapferkeit – Bornit, Galenit

Tatkraft – Granat, Tigereisen, blauer Aventurin, Olivin, Eisenkiesel, Rhodonit, farbloser und weißer Calcit, Biotit, Eudialyt, Vesuvian

Telepathische Fähigkeiten – Diamant, Bergkristall, Beryll, Olivin, Moldavit

Toleranz – Diamant, Chrysoberyll, Hyazinth, Turmalin (Indigolith und Watermelon-Turmalin), Tiger- und Falkenauge, Quarz-Katzenauge, Kunzit, Jadeit, Kupferchalcedon, Sarder, brauner Achat, Flint, Nephrit, Diopsid, Rhodonit, Chrysokoll, Amphibol, Muskovit, Wulfenit

Träume – Diamant, Bergkristall, Amethyst, Smaragd, Olivin, Rosenquarz, Jadeit, Nephrit, Lasurit, Azurit, Tektit, Meteorite

Trauer – Rubellit, Epidot, Olivin, Eudialyt, Gagat, Smithsonit, Onyx, Amethyst

Traumatische Erlebnisse – Bronzit

Treue – Diamant, Saphir, Rubin, Topas, Aquamarin, Platin, Gold, Siderit

Trost – Rubellit, Amethyst, Rutilquarz, Epidot

Trübsal – Bernstein

Trunksucht – Amethyst, Antimonit, Türkis, gestreifter Fluorit, Manganocalcit, Gold, Vanadinit, Vivianit

Über den eigenen Schatten springen – grüner Calcit

Überarbeitung – Schörl

Überempfindlichkeit – Olivin, Rutilquarz, Chalcedon, Gold, Sodalith, Magnesit

Überheblichkeit – Olivin, Diamant, Edelopal, Alexandrit

Überholte Muster – Bergkristall, Sonnenstein, farbloser Calcit, Meteorite, Prehnit, Wavellit, Wulfenit

Überholtes verändern – Granat, Malachit

Übermäßiges Schwitzen (psychische Ursachen) – grüner und blauer Saphir, Pietersit, Jadeit, Magnetit, Türkis, grüner Calcit

Übersinnliche Liebe – grüner Calcit, Girasol, Lasurit, Azurit

Umgang mit der Zeit – Prasem

Unabänderlichkeit – Vivianit

Unabhängigkeit – Watermelon-Turmalin, Rutil, Bergkristall, Aventurin

Unausgeglichenheit – blauer Chalcedon, Enstatit, Cuprit, Disthen, Limonit, Moqui Marbles, Siderit, Bergkristall, Moosachat, Chrysopras, Jadeit, Onyx, Malachit, Chrysokoll, Aventurin

Unbeherrschbare Bewegungen – Türkis

Unbeherrschbares Handeln – Tigerauge, Sugilith

Unbeständigkeit – Wismut, Schwefel

Unehrlichkeit, Lüge und Unwissenheit – Dolomit

Unerfüllte Sehnsüchte – Girasol

Unermüdlichkeit – Granat

Unfähigkeit, Probleme zu lösen – Muskovit

Unfreundlichkeit – Rosenquarz

Ungeduld – Saphir

Ungelöste und unverarbeitete Probleme – Turmalinquarz, Amethyst, Girasol

Ungesunde Angewohnheiten – Antimonit, Kassiterit

Ungesunde Umgebung – Rosenquarz

Ungesunder Ehrgeiz – Astrophyllit

Ungünstige Umwelteinflüsse – Bronzit

Unklare Beziehungen – Schwefel

Unnatürliche sexuelle Neigungen – Rauchquarz und Morion

Unruhe – blauer Topas, Heliodor, Turmalin (Elbait und Liddicoatit), Citrin, Ametrin,

Rutilquarz, blauer Chalcedon, Chrysopras, Kieselhölzer, Labradorit, Sugilith, Rhodonit, rosa Andenopal, violetter, blauer und farbloser Fluorit, Rhodochrosit, Chrysokoll, grüner Calcit, Aragonit, Euklas, Orthoklas, Variscit, Jadeit

Unruhiges Herz – Prasem, Rhodochrosit, Kupfer, Chrysokoll

Unschlüssigkeit – Aktinolith, Andalusit, Apatit, Variscit

Unsicherheit – blauer und violetter Spinell, blauer Topas, Rutilquarz, Olivin, Chrysopras, Hämatit, Lapislazuli, Apophyllit, Enstatit, Hermanover Kugeln, Diamant

Unterdrückte Emotionen – Rosenquarz, Azur-Malachit

Unterdrückte innere Konflikte – Schwefel

Unterordnung – Markasit

Untreue – Topas, blauer Saphir, Rubin

Unüberlegte Taten – Plasma, Rhodonit

Unverantwortliches Handeln – Galenit

Unverträglichkeit – Septarien

Unzufriedenheit – Citrin, Lazulith, Titanit, Chrysokoll, Sodalith

Unzufriedenheit (chronische) – Titanit

Unzuverlässigkeit – Siderit

Veränderung – Alexandrit, Granat

Veraltete Denkweisen – grüner Calcit

Veraltete Muster – Pyritsonne, Malachit, Meteorite, Halit, Ilmenit, Sphalerit, Wavellit, Wulfenit

Verantwortung – Fluorit, Bergkristall, Pyrit, Indigolith, Gold, Moosachat

Verbitterung – Chrysopras

Verdruss – grüner Chalcedon

Vereinen der Gefühls-, Seelen- und physischen Aspekte – Rhodochrosit

Verfolgungswahn – Turmalin (Dravit und Uvit)

Vergebung – Turmalin- und Rutilquarz, Rutil, Bergkristall, Prasem, Rhodonit, Dioptas, Malachit

Vergesslichkeit – Smaragd, Turmalin, Malachit

Verlässlichkeit – Platin, Coelestin

Verlangen – Chrysopras

Verletzte Eitelkeit – Platin

Verletze Gefühle – Girasol

Verleumdung – rosa Korallen

Verlorenes Gleichgewicht – Calcit

Verlust der eigenen Meinung – Wolframit

Verlust des Willens und der Kontrolle – Howlith

Versöhnung – Flint

Verständigung – Jadeit

Verständnis – Rubellit, Eudialyt, Orthoklas, Wolframit, Diamant, Smaragd, gelber Jaspis

Verstand – weißer und blauer Topas, Magnetit, farbloser und weißer Calcit, Beryll, Citrin, Tigerauge, Rosenquarz, Rhodonit, weiße Korallen, Calcit

Verstörung – Saphir, blauer Topas, Mondstein

Verträglichkeit – gelber Jaspis

Vertrauen – Rosenquarz, Anhydrit, Gagat, Septarien, Ulexit, Perlen, Verdelith, Rubin, Saphir, Sodalith, Lapislazuli

Vertrauen in die Umwelt – rosa Chalcedon

Vertrauen in eigene Fähigkeiten – Dumortierit, Achat, Sodalith, Bornit, Septarien

Verwirrung – Saphir, Indigolith, Rhodonit, violetter, blauer und farbloser Fluorit, Aragonit

Verzweiflung – Bergkristall, Heliodor, Rubellit, Phenakit

Visionen – Turmalin (Elbait und Liddicoatit), Meteorite

Vitalität – Rubin, Granat, Turmalin, Tiger- und Stierauge, Rutil, brauner und roter Chalcedon, Karneol, roter Jaspis, Amazonit, Sonnenstein, Hämatit, Edelopal, Feueropal, orangefarbener Calcit, Meteorite, Baryt, Brasilianit, Halit, Hermanover Kugeln, Markasit, Cinnabarit, Variscit, Vivianit

Vollkommenheit – Diamant, blauer Topas, Chiastolith, Bergkristall, Olivin, weiße Perlen, Platin, Gold

Vollkommenheit in der Einheit – Edelopal

Voreingenommenheit – blauer Topas

Vorsätze – Popjaspis, Sonnenstein

Vorsicht – Zirkon, Beryll, Olivin

Vorstellungskraft – Sodalith, Granat, Türkis

Vorurteile – Turmalinquarz, Jadeit, Sodalith, farbloser Calcit

Vorwürfe – Jadeit

Wachsamkeit – Amethyst

Wahres Ich – Chiastolith, Bergkristall, Citrin, Rhyolith, Pyrit, Sugilith, Tscharoit, Hyalith, Edelopal, Azurit, Moldavit, Girasol

Wahrhaftigkeit (ehrliche Rede) – Rutil, Galenit, Opal

Wahrheit – Rubin, Indigosaphir, Achat

Wahrnehmung – Granat, Beryll, Bergkristall, Edelopal, Azurit

Wehmut – Girasol

Weisheit – Diamant, Rubin, Saphir, Bergkristall, Citrin, Amethyst, Mondstein, Pyrit, Lasurit, Azurit, Jadeit, Rosenquarz

Weisheit des Herzens – Olivin, Jadeit, Mondstein

Wende im gewohnten Denken – Vanadinit

Wetterfühligkeit – Bergkristall, blauer Chalcedon

Widerstandsfähigkeit – Platin, Gold

Wille – Diamant, Tigerauge, Dumortierit, Dendritenchalcedon, Baumachat, Achat, Onyx, roter Jaspis, Hämatit, Sugilith, Magnesit, Bernstein, weiße Perlen, Gold, Meteorite, Regenbogen-Obsidian, Howlith, Kassiterit, Lepidolith

Wissensdurst – Granat

Würde – Hiddenit

Wut – Saphir, Hyazinth, Turmalin (Elbait und Liddicoatit), Amethyst, Plasma, Prasem, Chrysopras, Feuerachat, Rhodonit, Silber

Yin und Yang – Watermelon-Turmalin, Turmalinquarz, Bergkristall, Magnetit

Zärtliche Liebe – Kunzit, Thulit, Jadeit, Rhodochrosit, Manganocalcit

Zärtlichkeit – Rosenquarz, Kunzit, Mondstein, Citrin, Zoisit mit Rubin, blauer Zirkon

Zartheit – Mondstein

Zerrüttung – Amphibol, Orthoklas

Zerstreutheit – Heliodor, Jadeit, Pyrit, Dioptas, Chrysokoll

Ziele, weite – Beryll, Eisenkiesel

Ziellosigkeit – Dolomit, Limonit, Porzellanit, Pyromorphit

Zielstrebigkeit – Diamant, Beryll, Schörl, Rutilquarz, Epidot, Gold, Platin, Silber, Aktinolith, Antimonit, Saphir, Citrin, Granat, Sodalith, Milchopal, Onyx, Biotit, Howlith, Serpentin, Sphalerit, Schwefel

Zorn – Olivin, grüner Calcit, Chrysokoll, Malachit

Zufriedenheit – Aquamarin, Ametrin, Bernstein, Dolomit, Disthen, Limonit, Ulexit

Zugänglichkeit – Watermelon-Turmalin

Zugang zum Unterbewusstsein – Heliodor, Turmalin (Watermelon-Turmalin und Schörl), Turmalinquarz, Rauchquarz und Morion, Amethyst, Unakit, schwarzer Obsidian, Girasol, Petalit, Prehnit, Bergkristall, Fluorit, Ulexit

Zukunftsangst – Amethyst, Kunzit

Zuneigung – Rhodochrosit, Rosenquarz, Kunzit, Jadeit

Zusammengehörigkeit – Chrysoberyll, Quarz-Katzenauge, rosa und rote Korallen

Zwiespalt – Anhydrit

Zwingende Neigungen – schwarzer Obsidian mit Goldreflexen

Zwingende Visionen – Sugilith

Zwischenmenschliche Beziehungen – Diamant, Amethyst, Kunzit, Sarder und Sardonyx, gelber Jaspis, Rhyolith, Flint

Quellenverzeichnis

Bernard, J.H., Rost, R. u. a.: **Enzyklopädische Übersicht der Minerale**. Academia, Prag 1992

Bourgault, L.: **Ganzheitliche Edelsteintherapie** – Wissen nach indianischer Tradition. H. Bauer, Freiburg i. Br. 1999

Duda, R., Rejl, L.: **Der Kosmos-Edelsteinführer** – Edel- und Schmucksteine der Welt und ihre Eigenschaften. Kosmos, Stuttgart 1997

Duda, R., Rejl, L.: **Der Kosmos-Mineralienführer** – Mineralien, Gesteine, Edelsteine. Kosmos, Stuttgart 2001

Gienger, M.: **Lexikon der Heilsteine** – Von Achat bis Zoisit. Neue Erde, Saarbrücken 1999

Kreperat, J.P.: **Heilung durch Edelsteine**. Alba, Prag 1994

Scharamon, S., Baginski, B.J.: **Das Grundbuch über Chakren**. Pragma, Prag 1993

Vacek, J.: **Grundlehre der Yoga und Mystik**. J. Vacek, Prag 1995

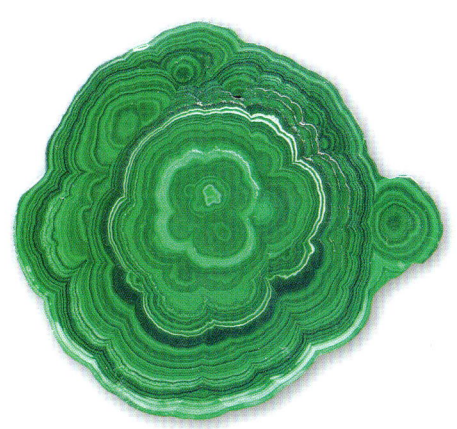

Register

Die Namen der im Text erwähnten Varietäten sind zur schnelleren Auffindung *kursiv* gedruckt.

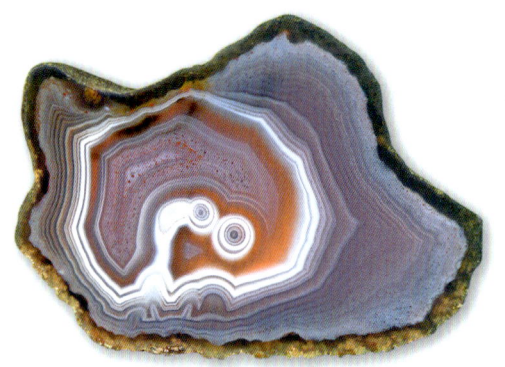

Schöne Welt der Steine

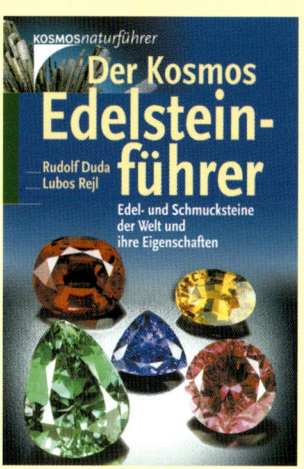

- Die bekanntesten und schönsten Edelsteine nach Härtegrad geordnet

- Alles Wissenswerte, von Geschichte und Vorkommen bis zu Hinweisen auf Astrologie und Pflege der Steine

Duda/Rejl
Der Kosmos-Edelsteinführer
190 Seiten, 296 Abbildungen
€ 19,95; €/A 20,60; sFr 34,80
ISBN 978-3-440-10957-1

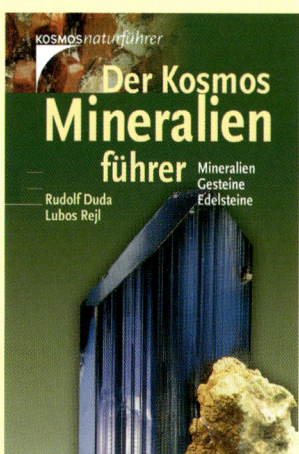

- Über 400 der wichtigsten Mineralien, Gesteine und Edelsteine

- Informationen zu Eigenschaften, Zusammensetzung, Verwendung, Verwechslungsmöglichkeiten und vielem mehr

Duda/Rejl
Der Kosmos-Mineralienführer
320 Seiten, 598 Abbildungen
€ 19,95; €/A 20,60; sFr 34,80
ISBN 978-3-440-09451-8

www.kosmos.de   Preisänderungen vorbehalten

KOSMOS

Die Natur neu entdecken

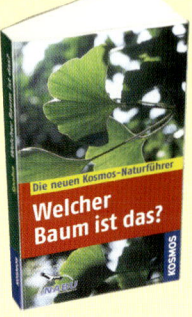 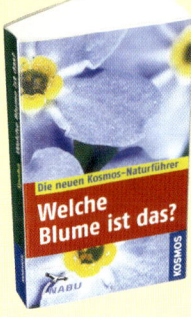 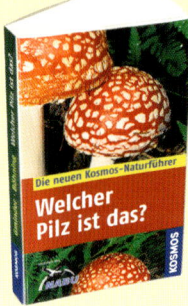

Welcher Baum ist das?
978-3-440-10794-2

Welche Blume ist das?
978-3-440-10795-9

Welcher Pilz ist das?
978-3-440-10797-3

Jeder Band mit 256–320 Seiten, ca. 1800–2200 Fotos und Zeichnungen
Je € 9,95; €/A 10,30; sFr 18,– (Preisänderungen vorbehalten)

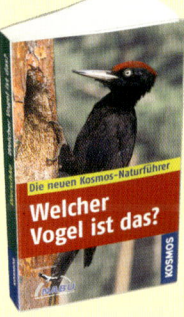 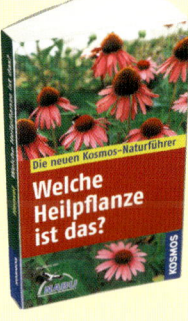 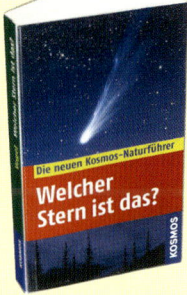

Welcher Vogel ist das?
978-3-440-10796-6

Welche Heilpflanze ist das?
978-3-440-10798-0

Welcher Stern ist das?
978-3-440-10889-5

- Die neuen Kosmos-Naturführer – kompakt, übersichtlich und umfangreich.

- Ideal für unterwegs – handlich und mit praktischer Plastikhülle.

Absolut neu: die wichtigsten Arten auch digital, zum Runterladen auf Smartphone oder MDA

KOSMOS

www.kosmos.de

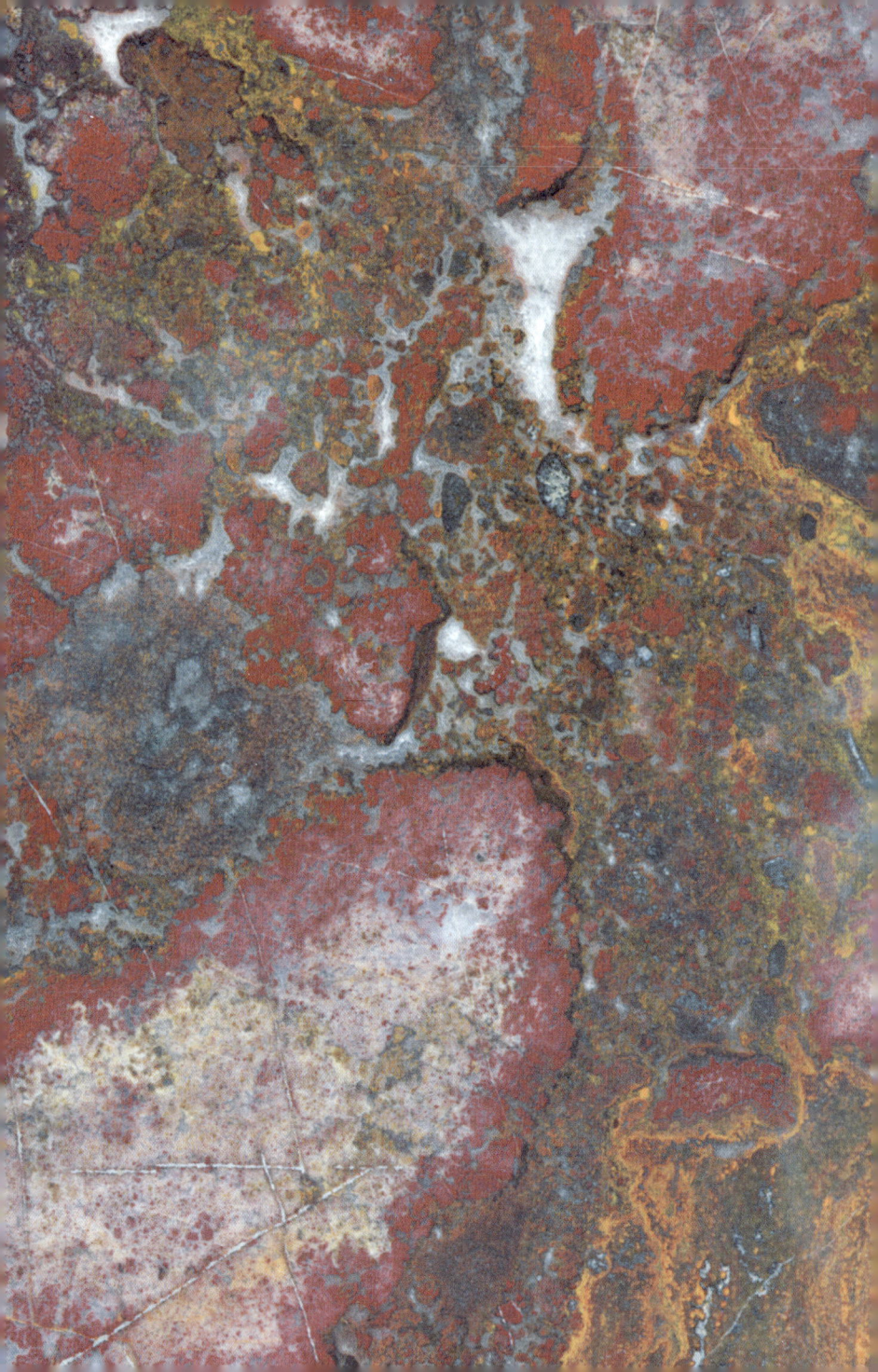